脳内擬人化まんが

脳ちゃんとタマ子

竹中りんご

脳みそ視点で、教えたる！

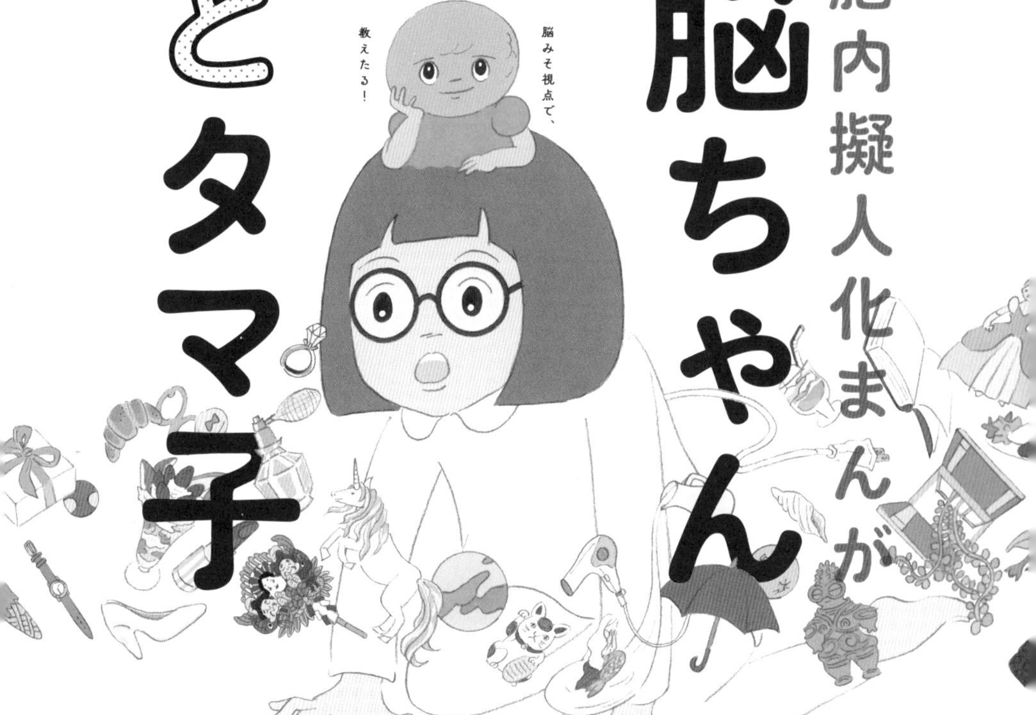

サンマーク出版

この物語の主人公は、
32歳のごくごく平凡な会社員のタマ子。
そんなタマ子の日常が、
180度変わることになったのは、ある真夜中のこと。
なんと、自分の脳と
お話しできるようになったのである。

そいつの名は脳ちゃん。

それ以来、脳ちゃんは、
「良い思い出はすぐに忘れるのに、
辛い記憶はなかなか消えないのはなぜか？」
「どうして火事場の馬鹿力を
意識的に出すことはできないのか？」
「怒りや悲しみは脳でどう作られるのか？」
など、人生が生きやすくなる
「脳のヒミツ」をタマ子に教えていくのだった。

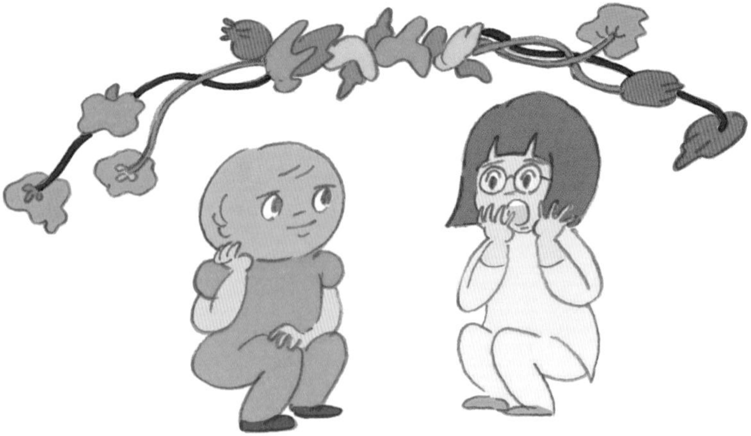

え？　だからどうしたって？

いやいや、この「脳のヒミツ」は、
タマ子に限らず、もちろん全ての人間の脳のお話。

つまり、これはあなたの
あたまの中の物語でもあるのだ。

それは、あなたの頭の中にも
あなたとは別人格の
「脳ちゃん」がいるということ。

だからこそ、脳ちゃんの存在を知り、
脳ちゃんと仲良くできれば、
あなたの人生はこれから、
「あなた」と「脳ちゃん」で
二馬力になるのである！

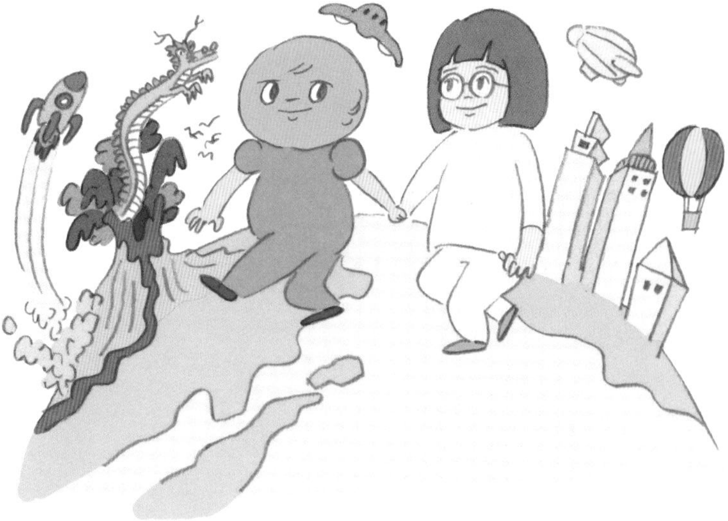

もくじ

第1夜

脳ちゃんの正体を教えてあげる！

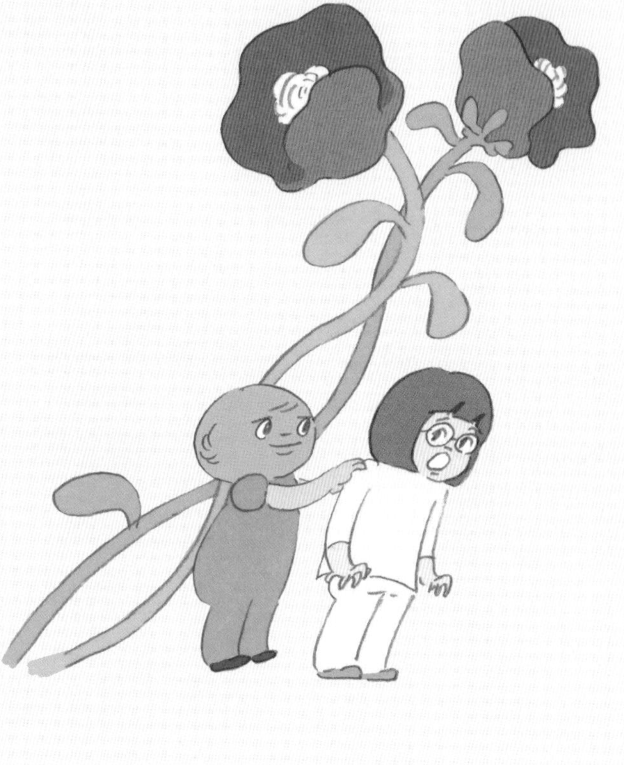

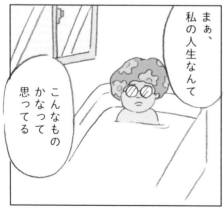

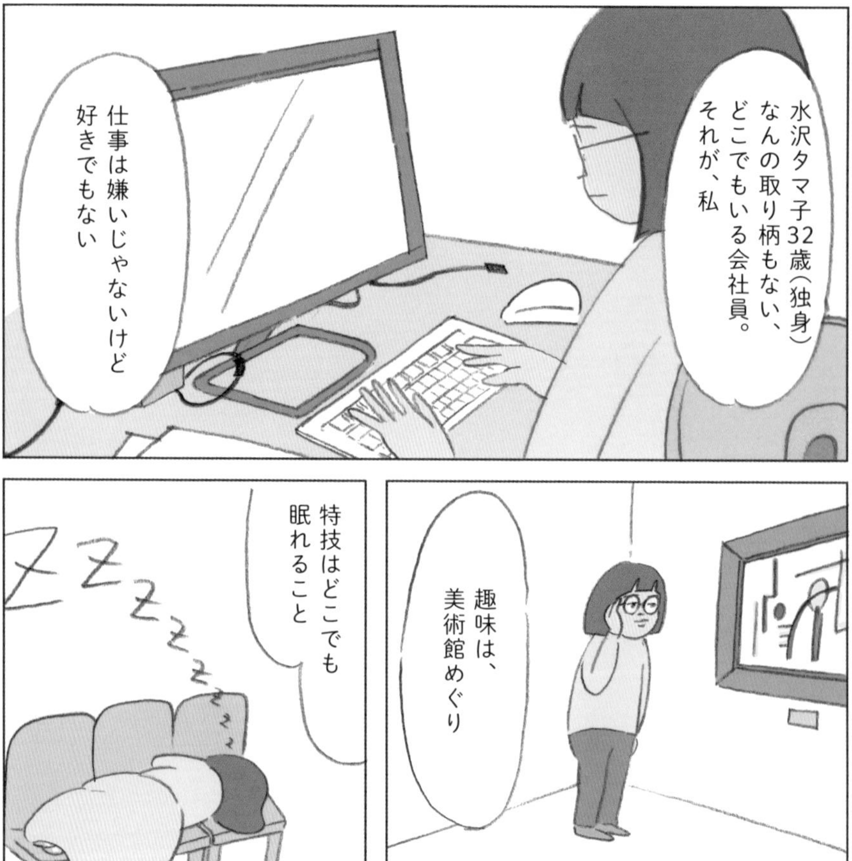
水沢タマ子32歳（独身）なんの取り柄もない、どこでもいる会社員。それが、私
仕事は嫌いじゃないけど好きでもない
趣味は、美術館めぐり
特技はどこでも眠れること
恋人いない歴6年
まぁ、私の人生なんて
こんなものかなって思ってる

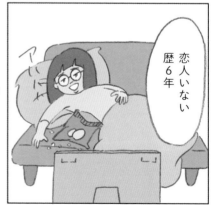

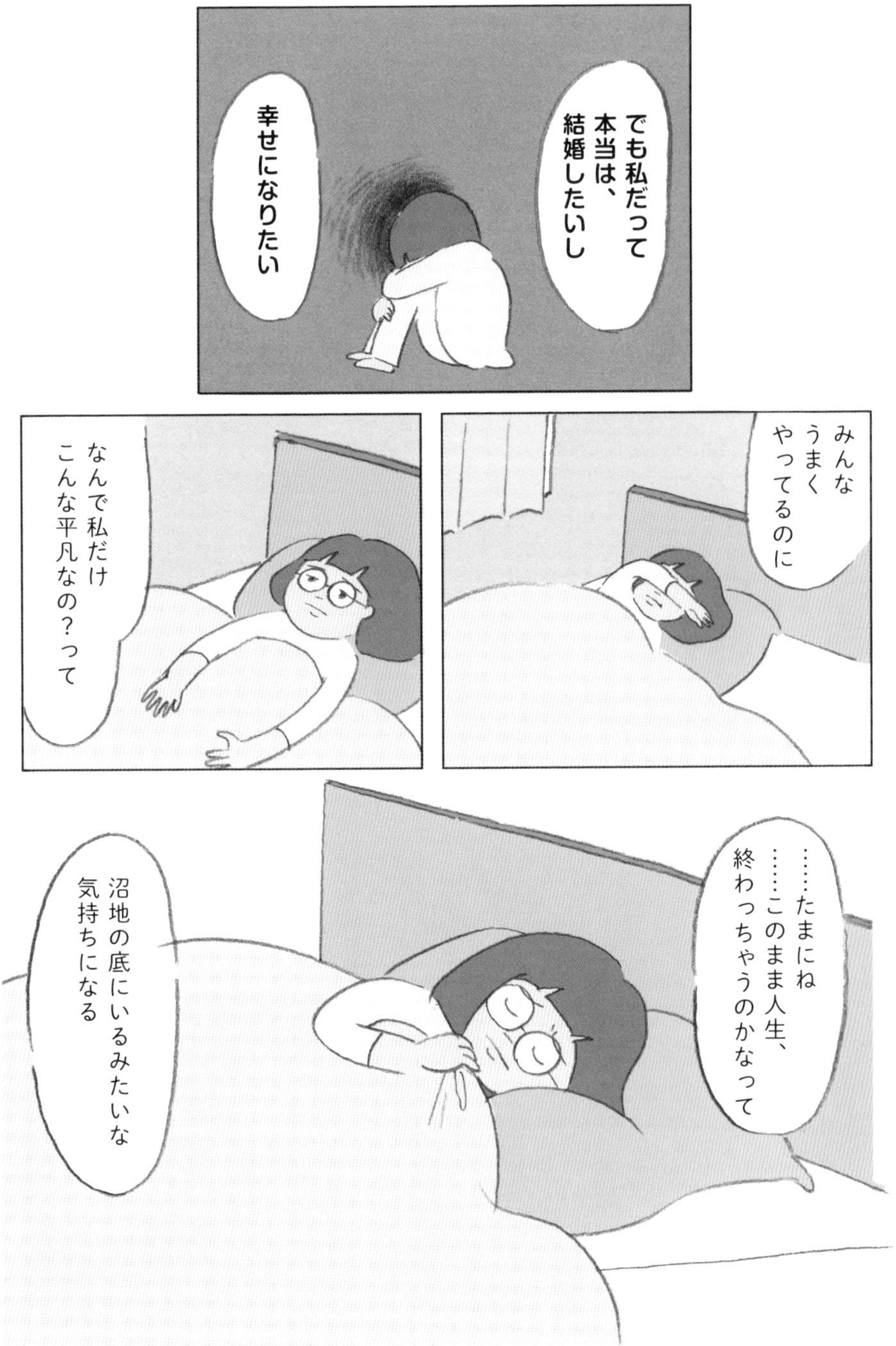
でも私だって本当は、結婚したいし
幸せになりたい
みんなうまくやってるのに
なんで私だけこんな平凡なの？って
……たまにね……このまま人生、終わっちゃうのかなって
沼地の底にいるみたいな気持ちになる

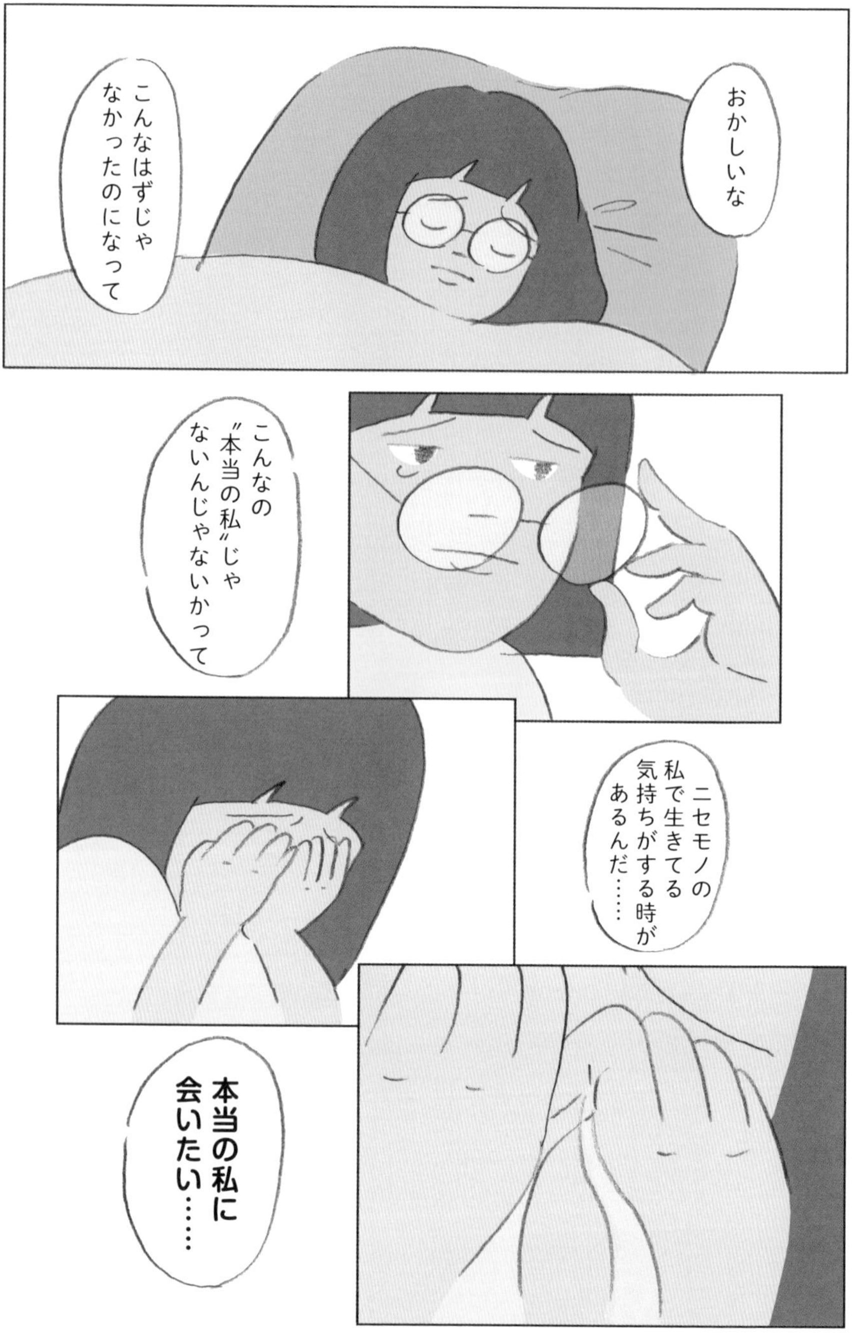
おかしいな
こんなはずじゃなかったのになって
こんなの〝本当の私〟じゃないんじゃないかって
ニセモノの私で生きてる気持ちがする時があるんだ……
本当の私に会いたい……

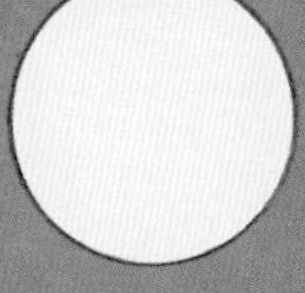

神さま
せめて夢の中くらい
本当の私に会わせてよ……

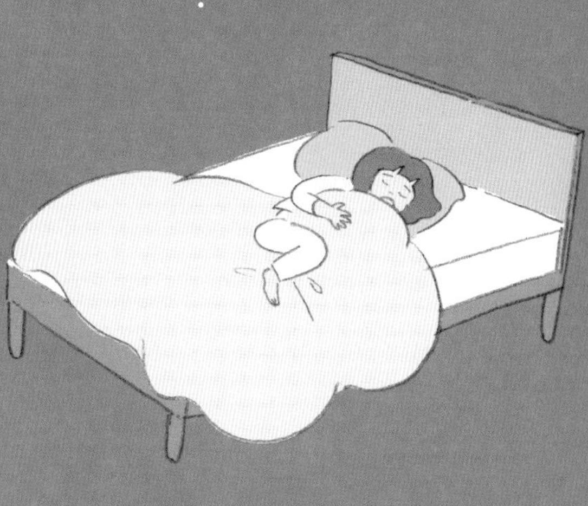

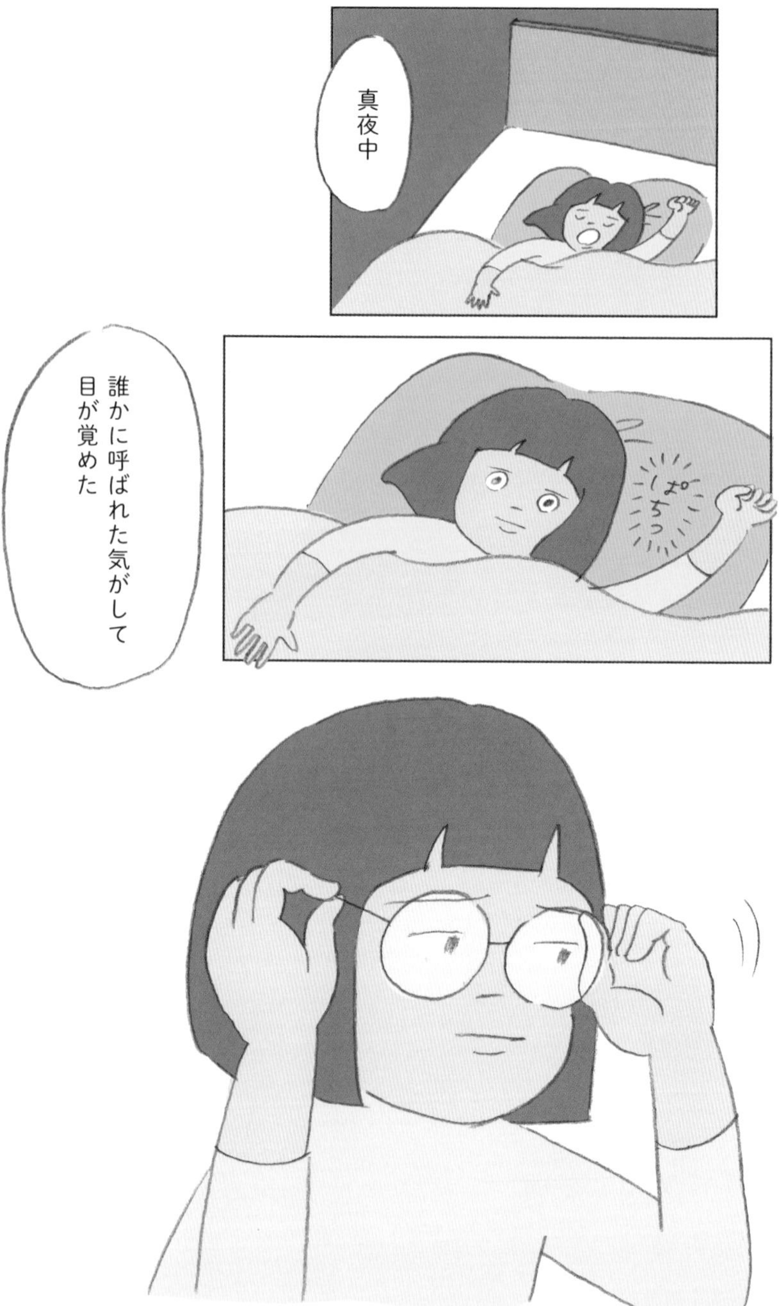
真夜中
誰かに呼ばれた気がして目が覚めた
ぱちっ

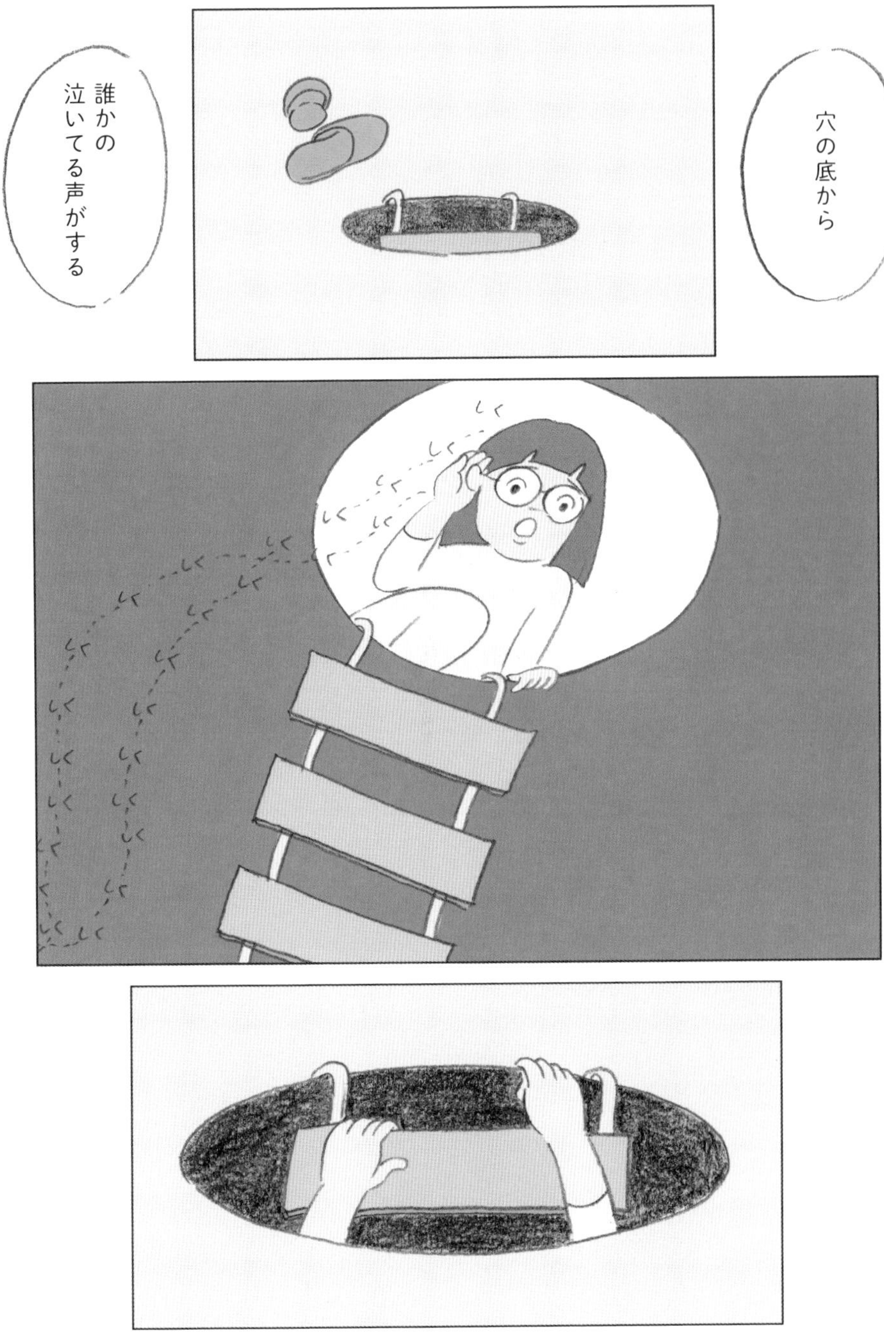
穴の底から
誰かの泣いてる声がする

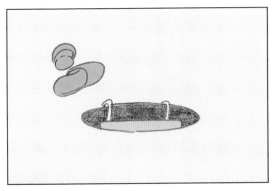

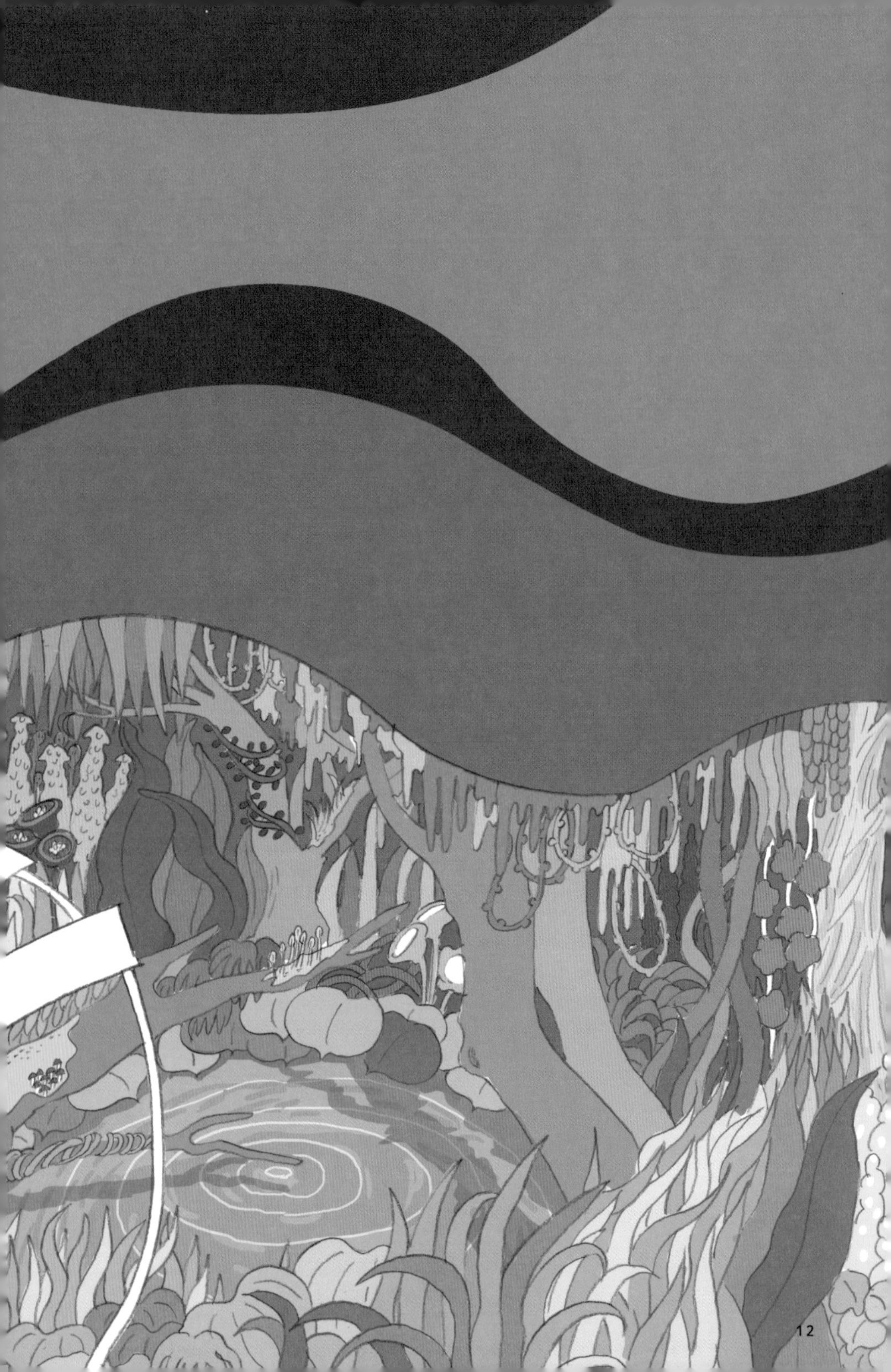

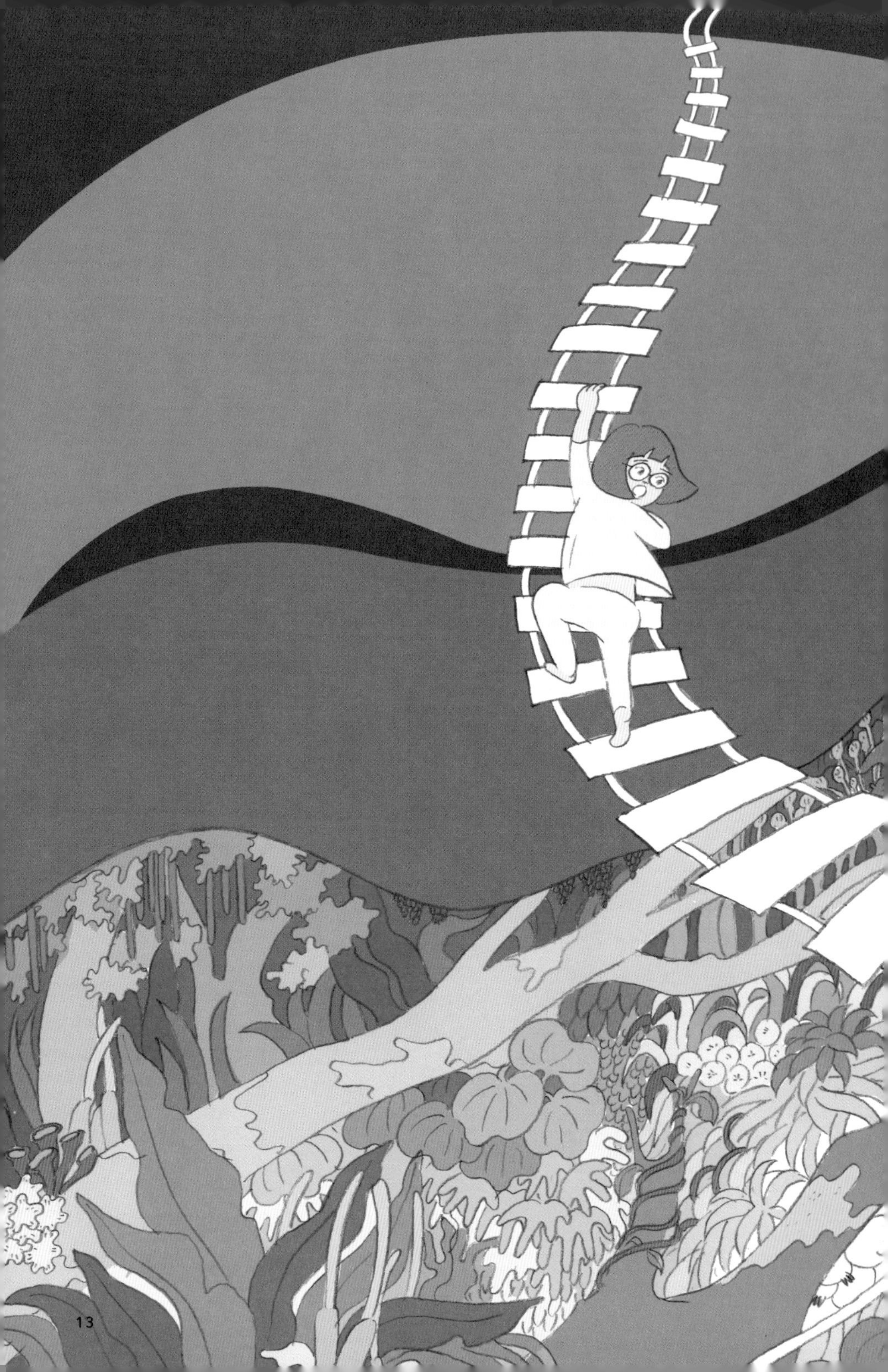

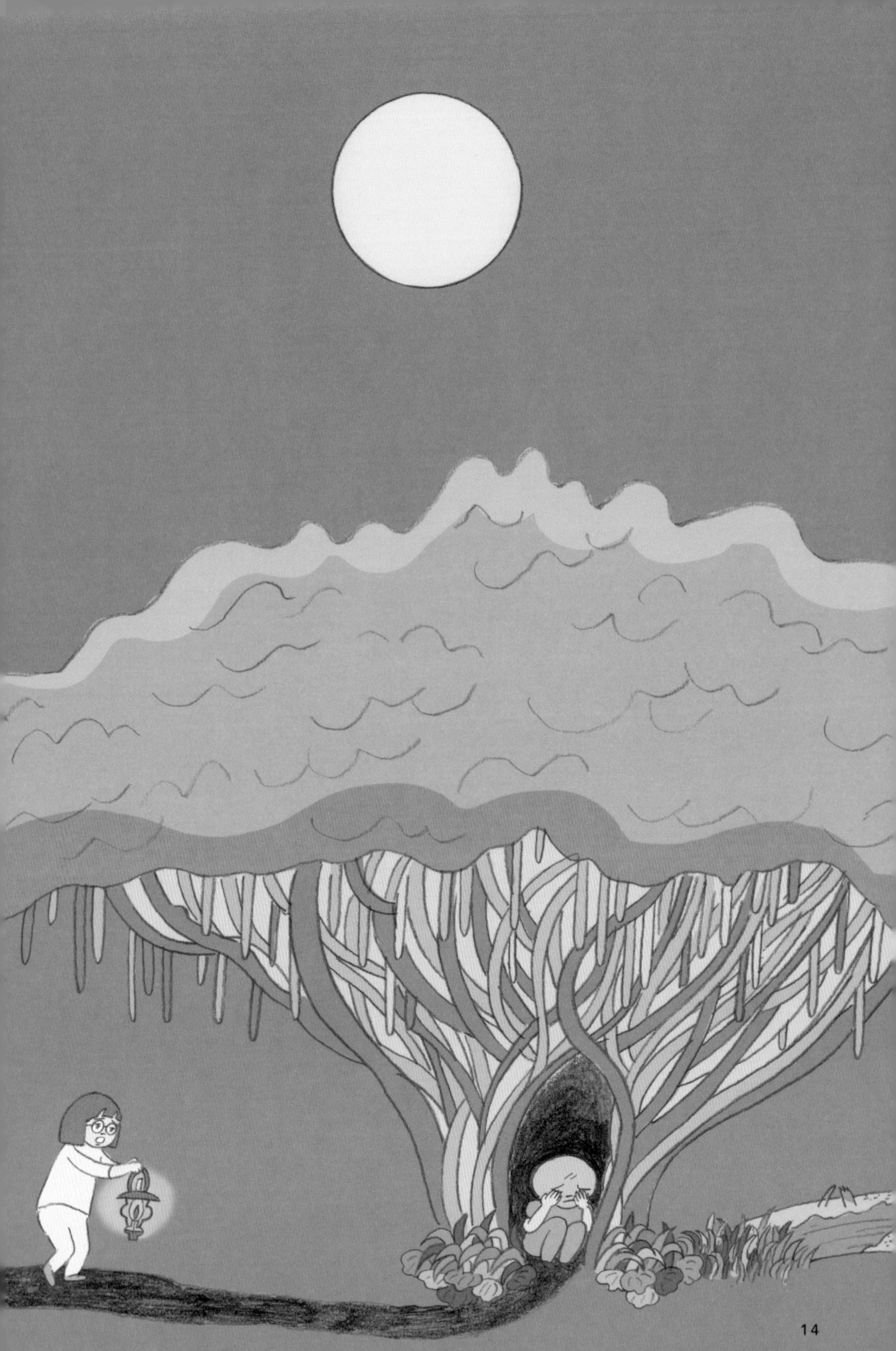

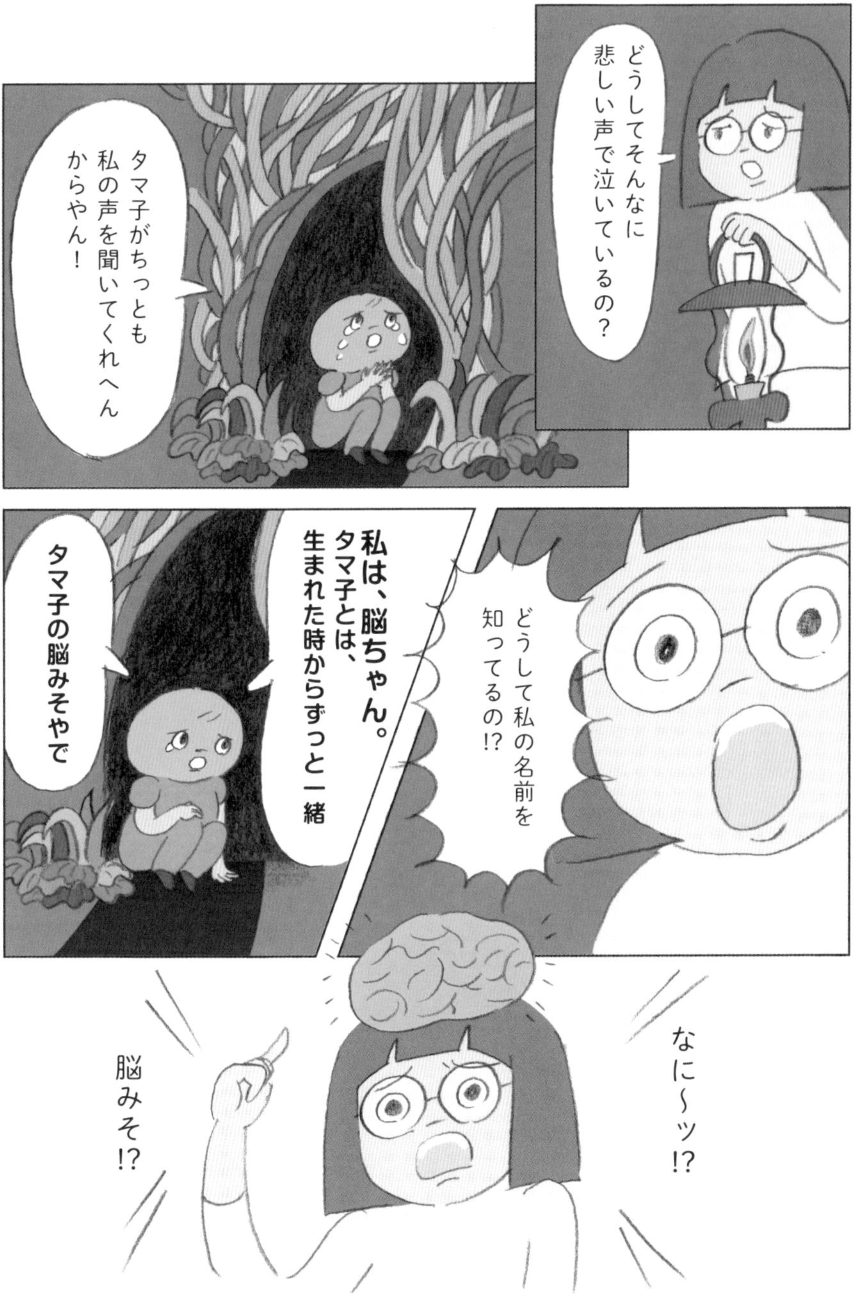
どうしてそんなに悲しい声で泣いているの？
タマ子がちっとも私の声を聞いてくれへんからやん！
どうして私の名前を知ってるの!?
私は、脳ちゃん。タマ子とは、生まれた時からずっと一緒
タマ子の脳みそやで
なに〜ッ!?
脳みそ!?

格言　持ち主がまず知ろうとしてくれな、脳ちゃんは協力できん

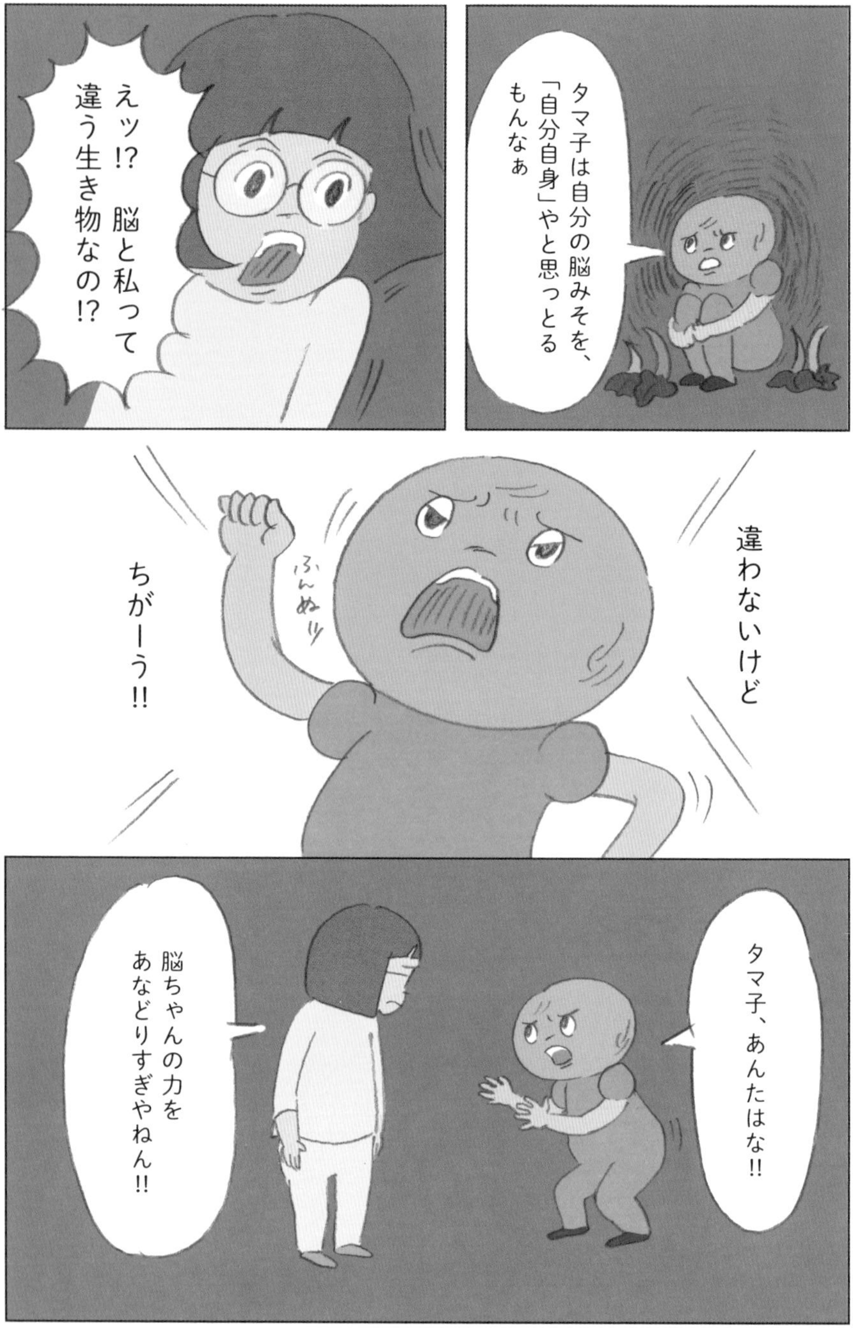
タマ子は自分の脳みそを、「自分自身」やと思っとるもんなぁ
えッ!? 脳と私って違う生き物なの!?
違わないけど
ふんぬッ
ちがーう!!
タマ子、あんたはな!!
脳ちゃんの力をあなどりすぎやねん!!

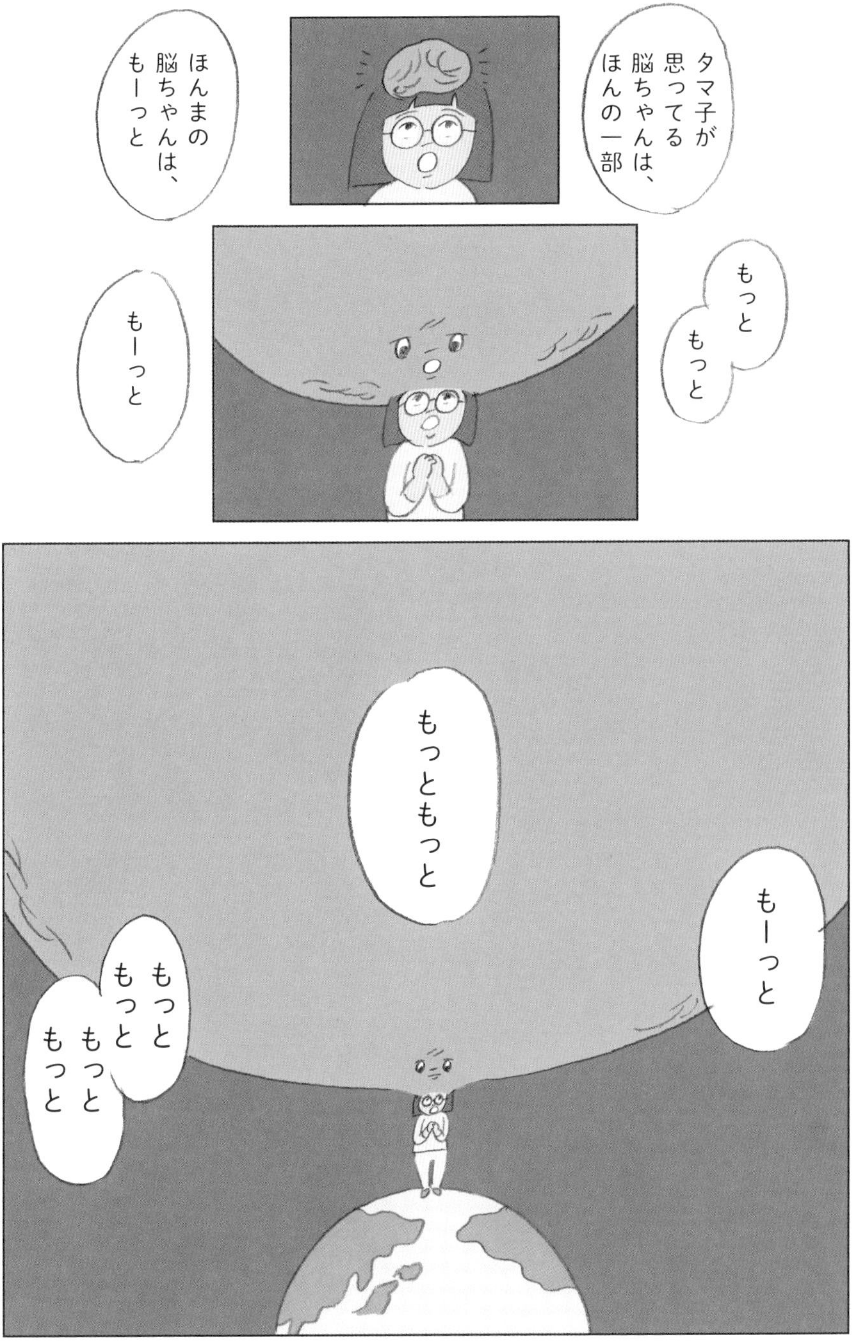
タマ子が思ってる脳ちゃんは、ほんの一部
ほんまの脳ちゃんは、もーっと
もっと　もっと
もーっと
もっともっと
もーっと
もっと　もっと　もっと　もっと

格言　脳とその持ち主は実は別人格なんや！

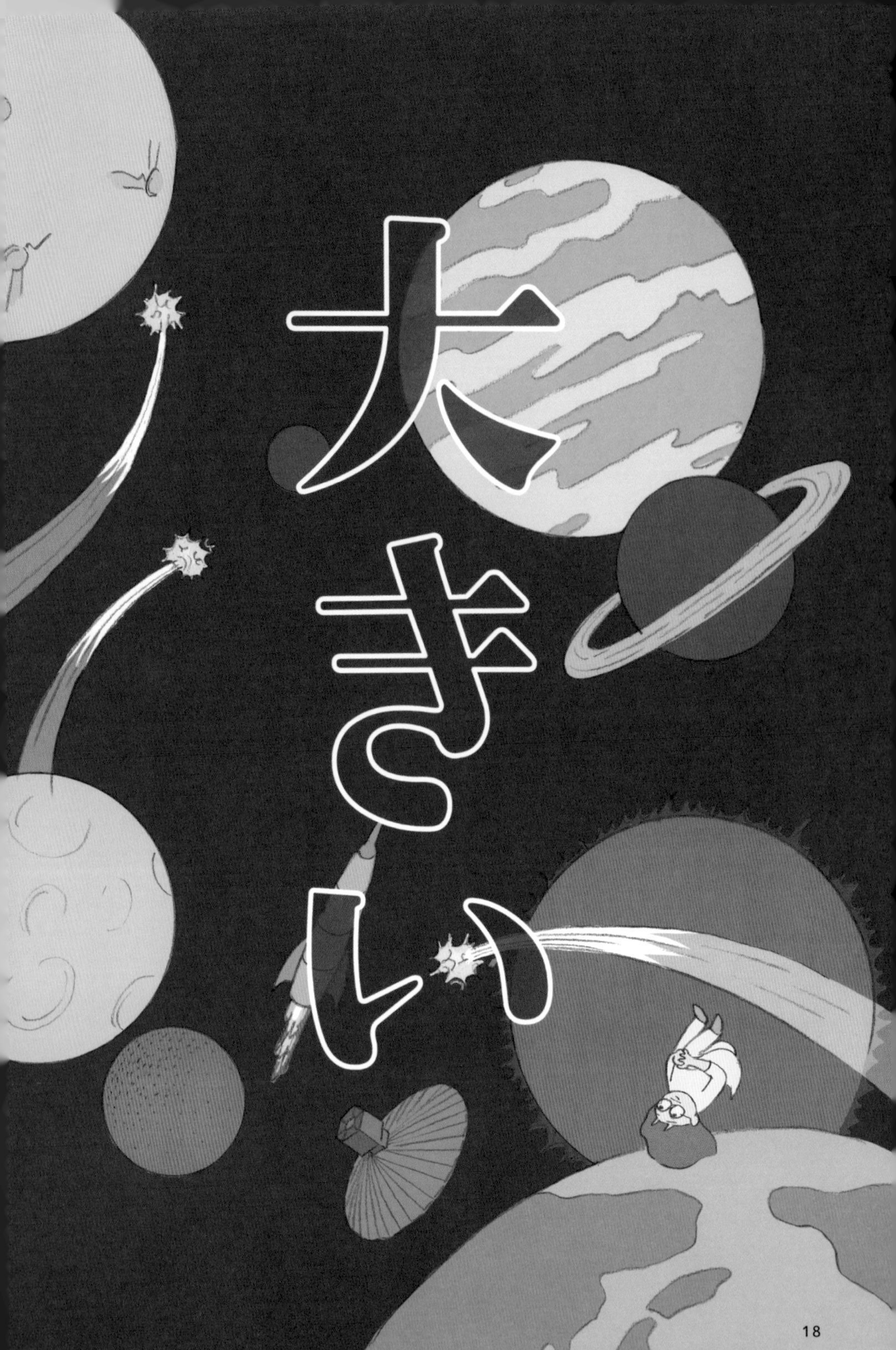
大きい

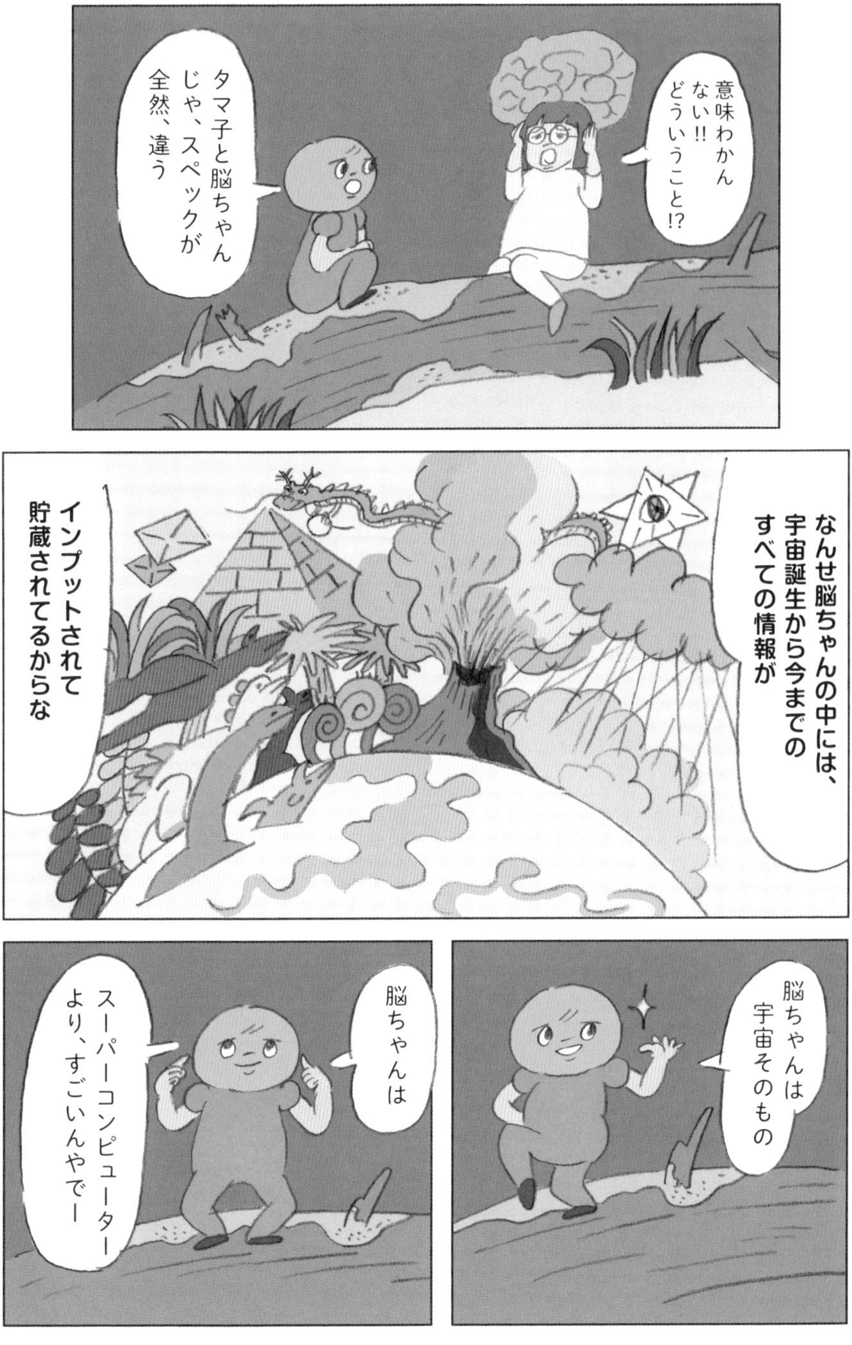
意味わかんない!! どういうこと!?
タマ子と脳ちゃんじゃ、スペックが全然、違う
なんせ脳ちゃんの中には、宇宙誕生から今までのすべての情報が
インプットされて貯蔵されてるからな
脳ちゃんは宇宙そのもの
脳ちゃんは
スーパーコンピューターより、すごいんやでー

格言　脳は、宇宙の情報が入った玉手箱みたいなもんや！

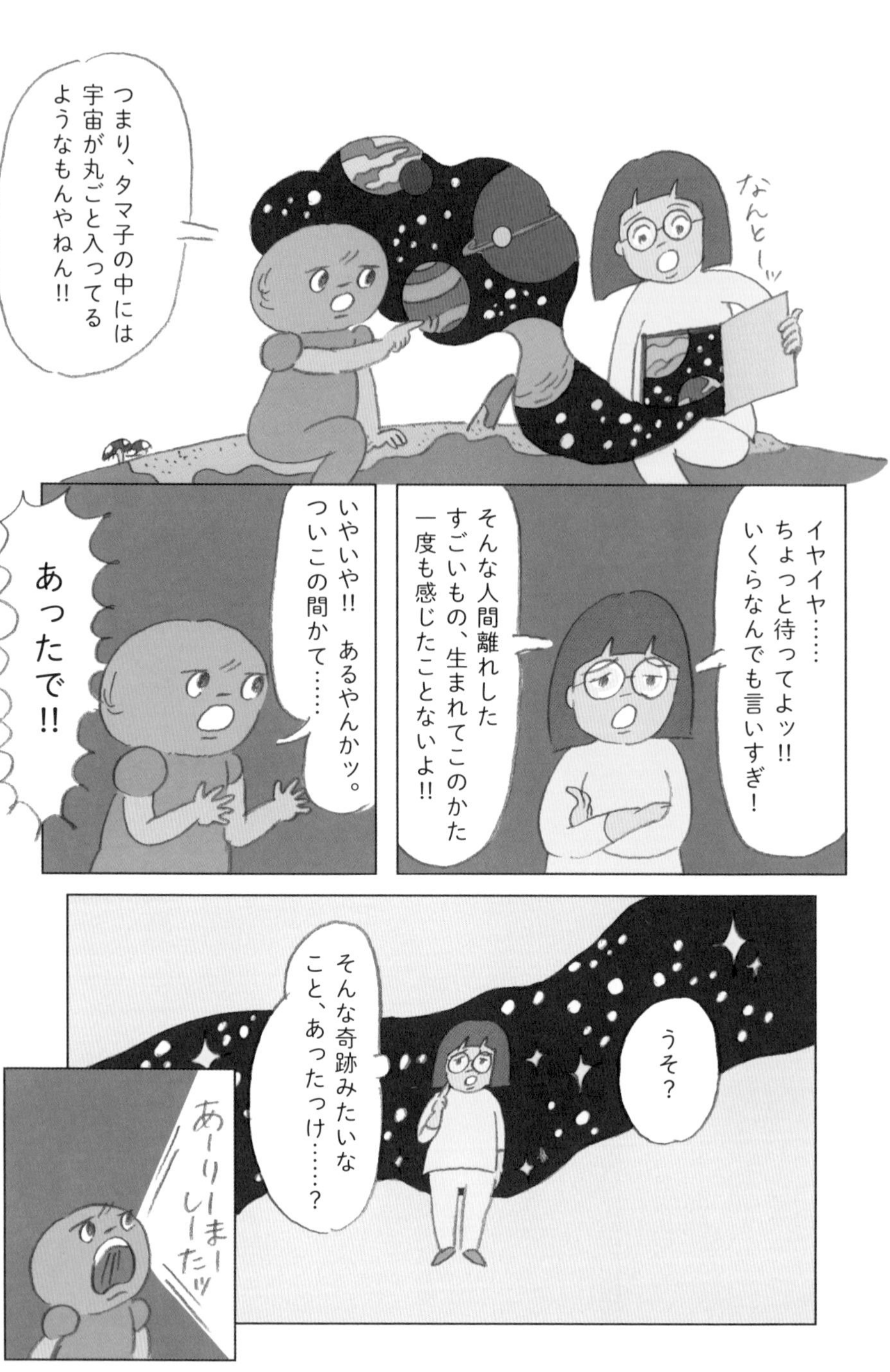
つまり、タマ子の中には宇宙が丸ごと入ってるようなもんやねん!!
なんとしッ
イヤイヤ……ちょっと待ってよッ!!いくらなんでも言いすぎ!
そんな人間離れしたすごいもの、生まれてこのかた一度も感じたことないよ!!
いやいや!! ついこの間かて……あるやんかッ。
あったで!!
うそ?
そんな奇跡みたいなこと、あったっけ……?
あーりーまーしーたッ

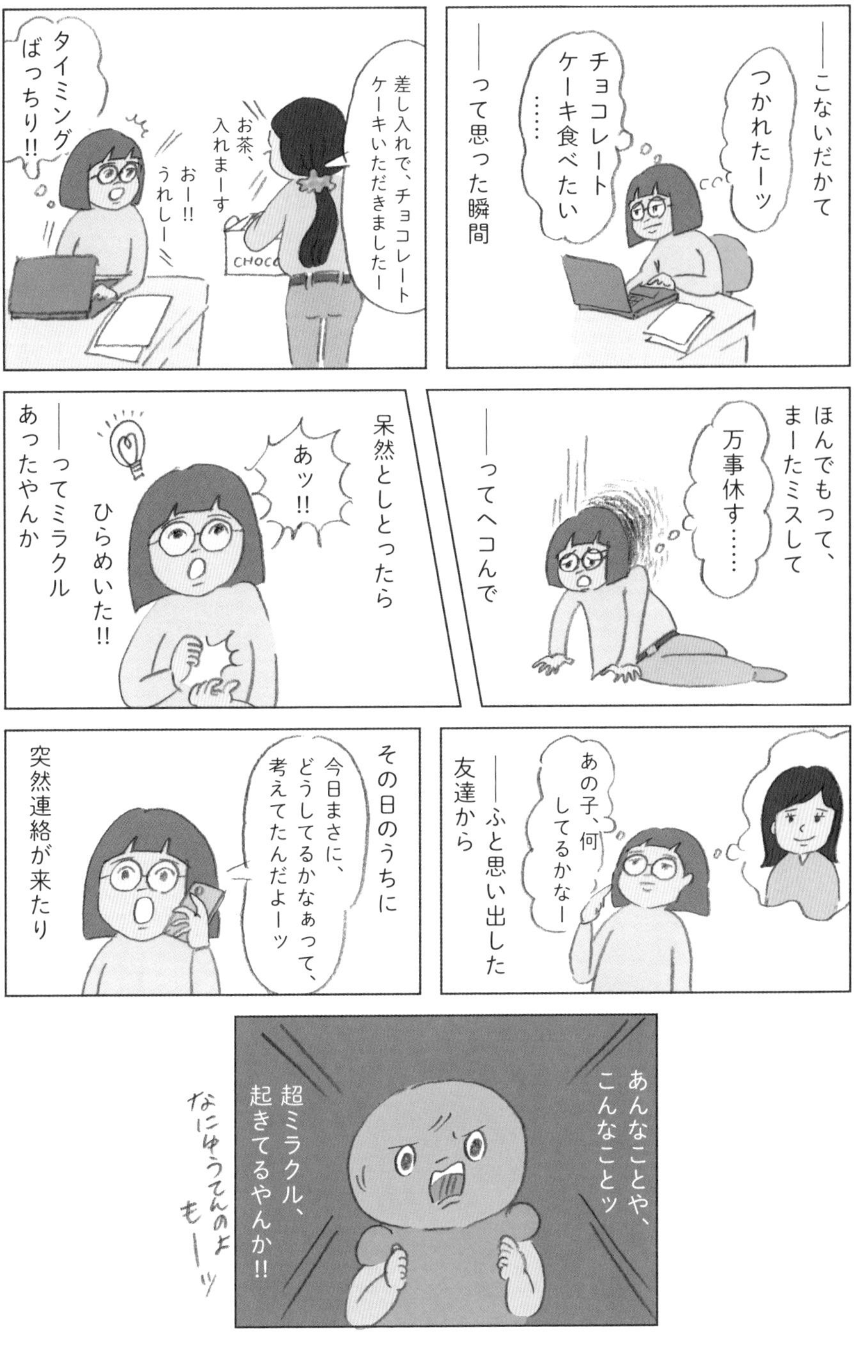
——こないだかて
つかれたーッ
チョコレートケーキ食べたい……
——って思った瞬間
差し入れで、チョコレートケーキいただきましたー
お茶、入れまーす
CHOCO
おー!!うれしー
タイミングばっちり!!
ほんでもって、まーたミスして
万事休す……
——ってヘコんで
呆然としとったら
あッ!!
ひらめいた!!
——ってミラクルあったやんか
——ふと思い出した友達から
あの子、何してるかなー
その日のうちに
今日まさに、どうしてるかなぁって、考えてたんだよーッ
突然連絡が来たり
あんなことや、こんなことッ
超ミラクル、起きてるやんか!!
なにゆうてんのよ もーーッ

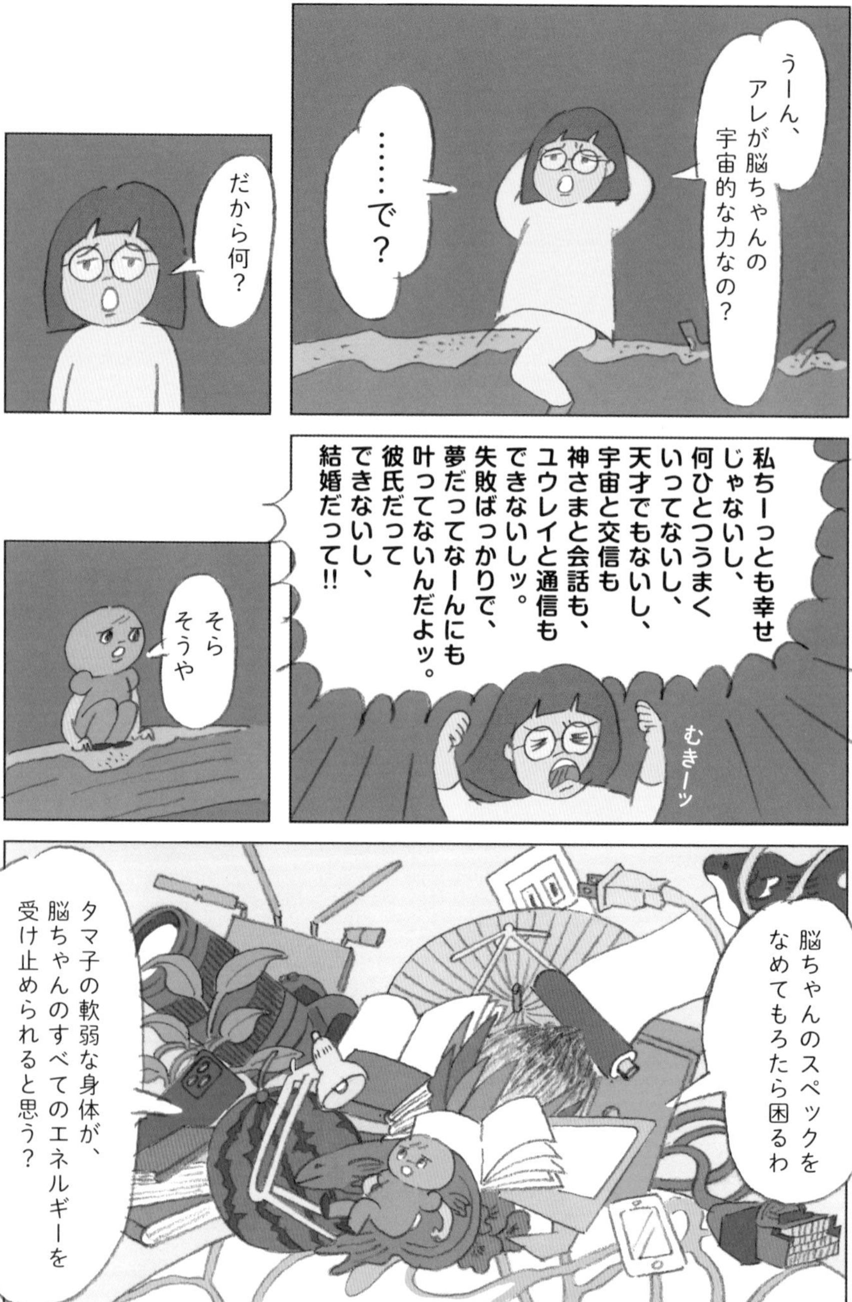
うーん、アレが脳ちゃんの宇宙的な力なの？
……で？
だから何？
私ちーっとも幸せじゃないし、何ひとつうまくいってないし、天才でもないし、宇宙と交信もできないしッ。神さまと会話も、ユウレイと通信も、失敗ばっかりで、夢だってなーんにも叶ってないんだよッ。彼氏だってできないし、結婚だって!!
むきーッ
そらそうや
脳ちゃんのスペックをなめてもろたら困るわ
タマ子の軟弱な身体が、脳ちゃんのすべてのエネルギーを受け止められると思う？

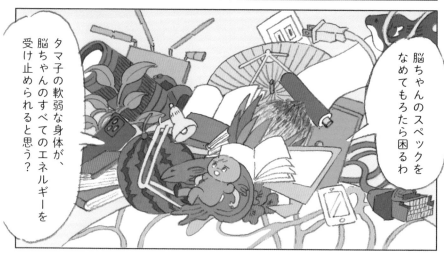

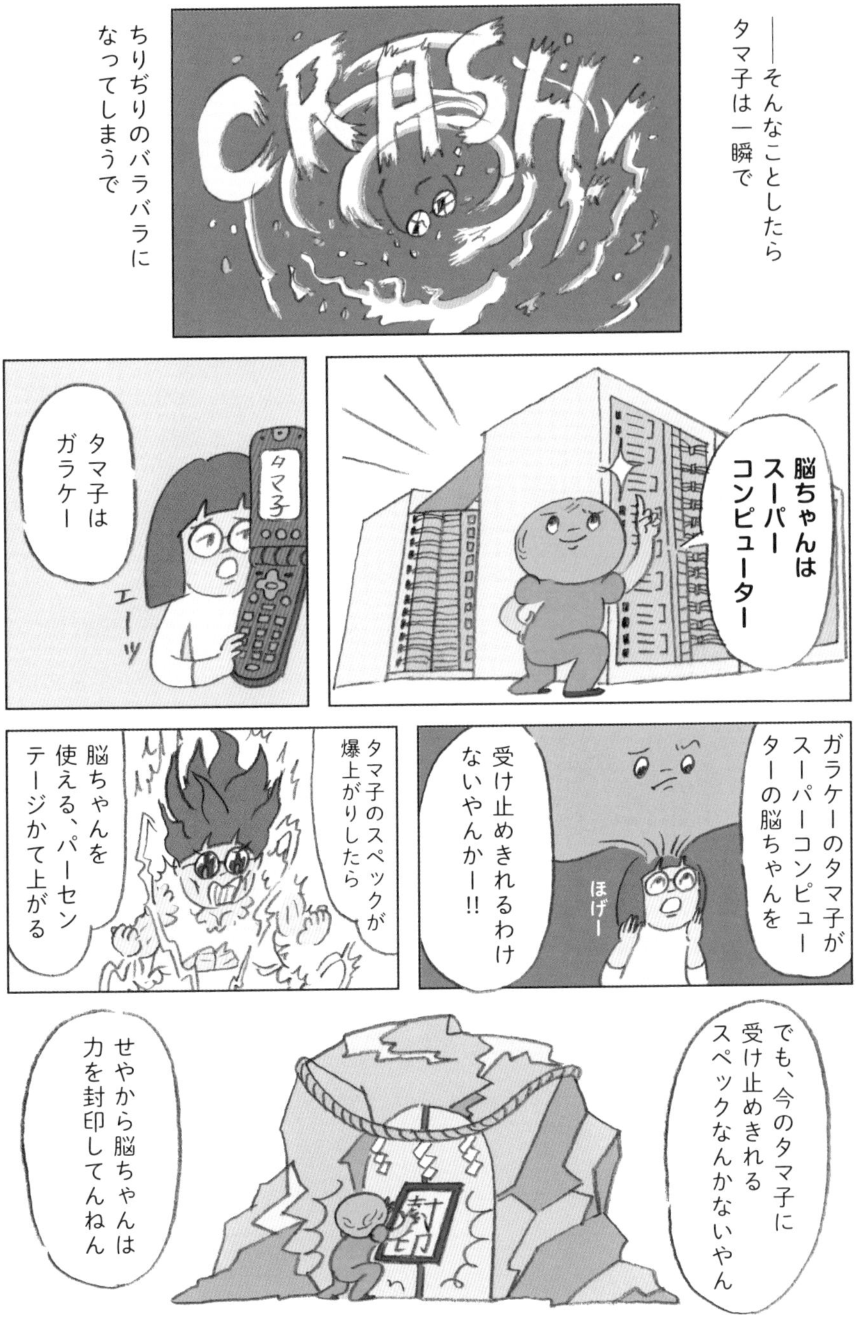
――そんなことしたら
タマ子は一瞬で
CRASH!
ちりぢりのバラバラに
なってしまうで
脳ちゃんは
スーパー
コンピューター
タマ子は
ガラケー
タマ子
エーッ
ガラケーのタマ子がスーパーコンピューターの脳ちゃんを
受け止めきれるわけないやんかー!!
ほげー
タマ子のスペックが爆上がりしたら
脳ちゃんを使える、パーセンテージかて上がる
でも、今のタマ子に受け止めきれるスペックなんかないやん
せやから脳ちゃんは力を封印してんねん
封印

格言　火事場の馬鹿力を出させへんのは脳ちゃんの優しさや

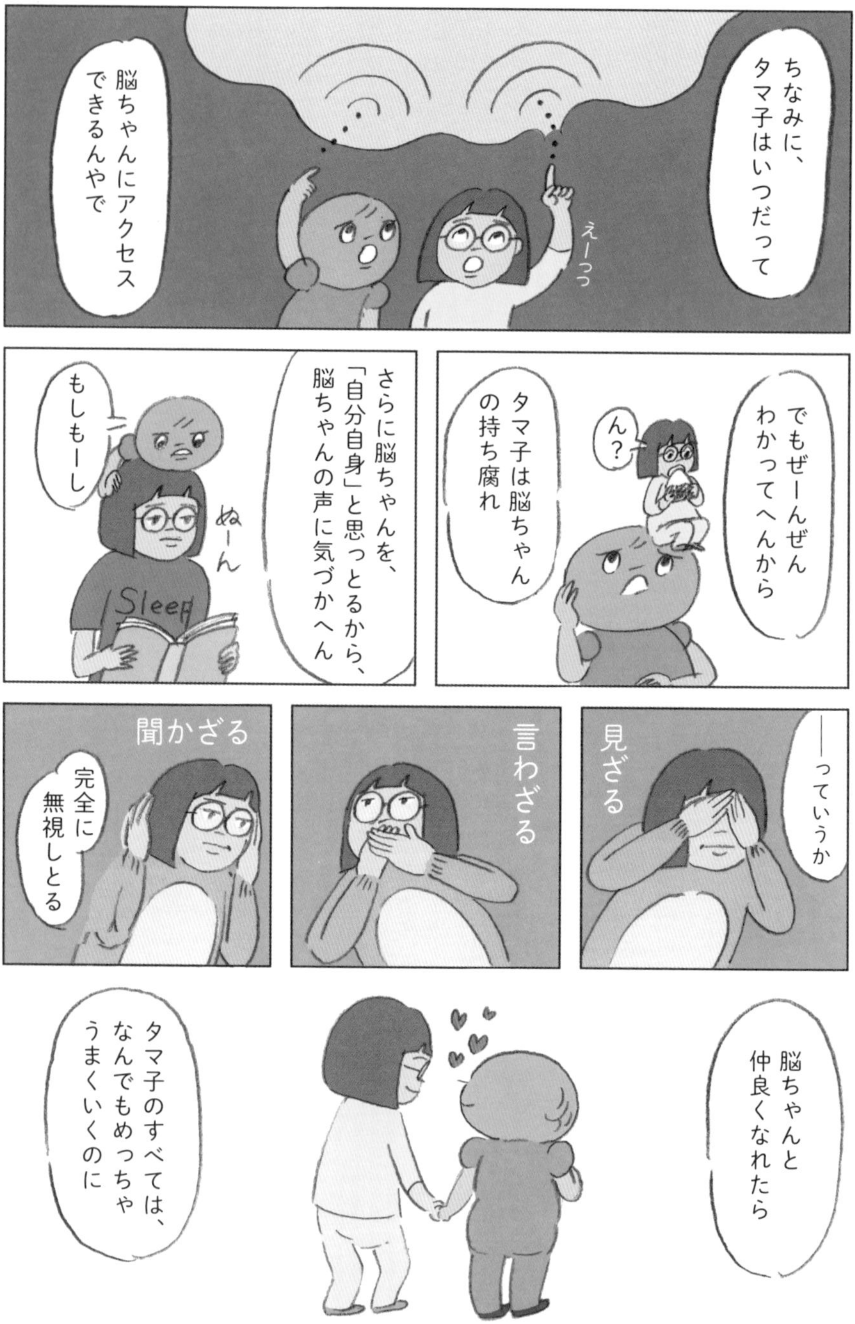
ちなみに、タマ子はいつだって
脳ちゃんにアクセスできるんやで
えーっっ
でもぜーんぜんわかってへんから
ん？
タマ子は脳ちゃんの持ち腐れ
さらに脳ちゃんを、「自分自身」と思っとるから、脳ちゃんの声に気づかへん
もしもーし
ぬーん
Sleep
――っていうか
見ざる
言わざる
聞かざる
完全に無視しとる
脳ちゃんと仲良くなれたら
タマ子のすべては、なんでもめっちゃうまくいくのに

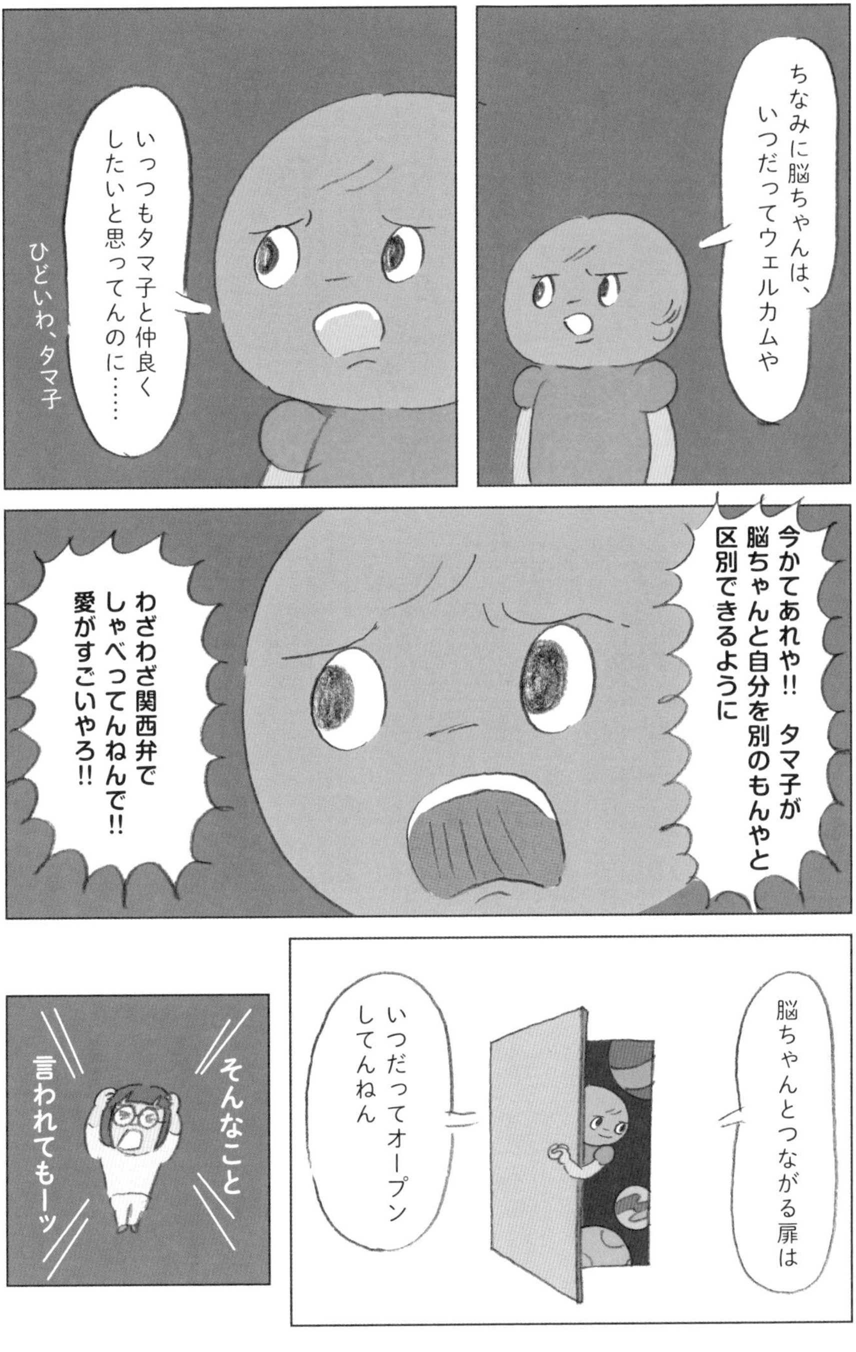
ちなみに脳ちゃんは、いつだってウェルカムや
いっつもタマ子と仲良くしたいと思ってんのに……
ひどいわ、タマ子
今かてあれや!! タマ子が脳ちゃんと自分を別のもんやと区別できるように
わざわざ関西弁でしゃべってんねんで!! 愛がすごいやろ!!
脳ちゃんとつながる扉は
いつだってオープンしてんねん
そんなこと言われてもーッ

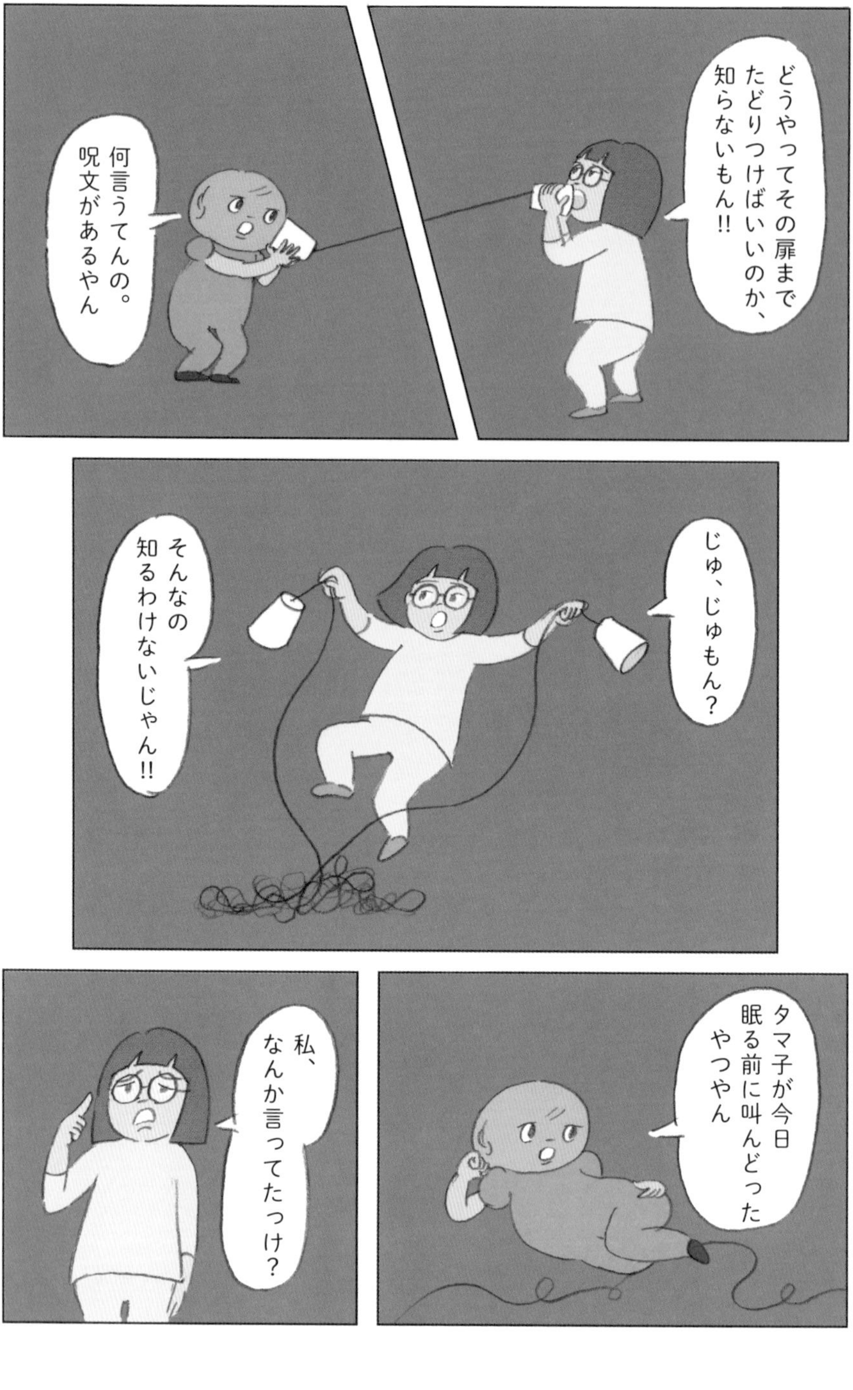
どうやってその扉まで たどりつけばいいのか、 知らないもん!!
何言うてんの。 呪文があるやん
じゅ、じゅもん？
そんなの 知るわけないじゃん!!
タマ子が今日 眠る前に叫んどった やつやん
私、 なんか言ってたっけ？

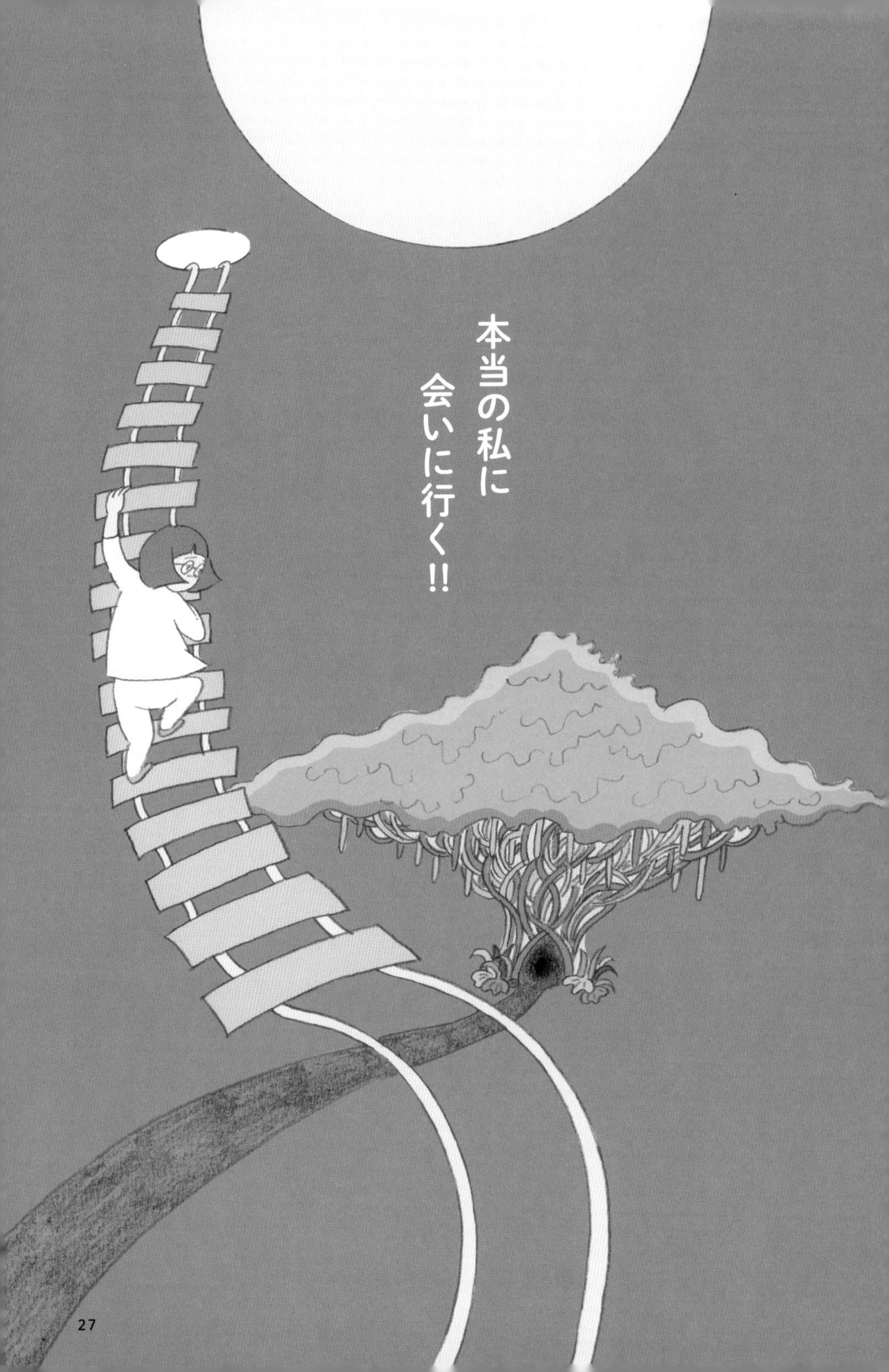
本当の私に
会いに行く!!

脳ちゃんからの

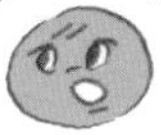

プチアドバイス

「脳みそはあなたであって、あなたでないと認識すべし！」

脳ちゃんの存在に気づいたあなたにひとこと。

おめでとう！　今日が、あなたの新たな誕生日や。

脳ちゃんのことを知れば知るほど

「これまでの人生ってなんだったの？」ってくらい、

色んなことがうまくいく。

え？そのためにまず何をやればいいかって？

そのためにまずは「脳みそは自分とは別もん」やと

認識することやな。

「自分」と「脳ちゃん」を同等に並べるのは

今日を最後にやめてもらいたい。

そもそも多くの人は脳ちゃんのたった5％の力しか

使えてへん。残りの95％はどないなっとんねんって話や。

脳が100％覚醒したら凄いことになるでー。

脳ちゃんは「使い方さえわかれば」

個人の力を優に超えた力を発揮できる、

めちゃくちゃ凄い存在なんや。

ほんなら、こっからそんな「脳ちゃんの使い方」について

詳しくレクチャーしてこか。

第2夜

脳ちゃんがこの世のヒミツを教えてあげる！

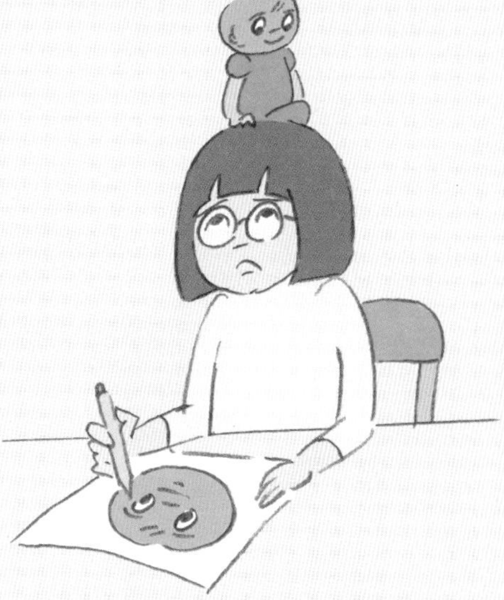

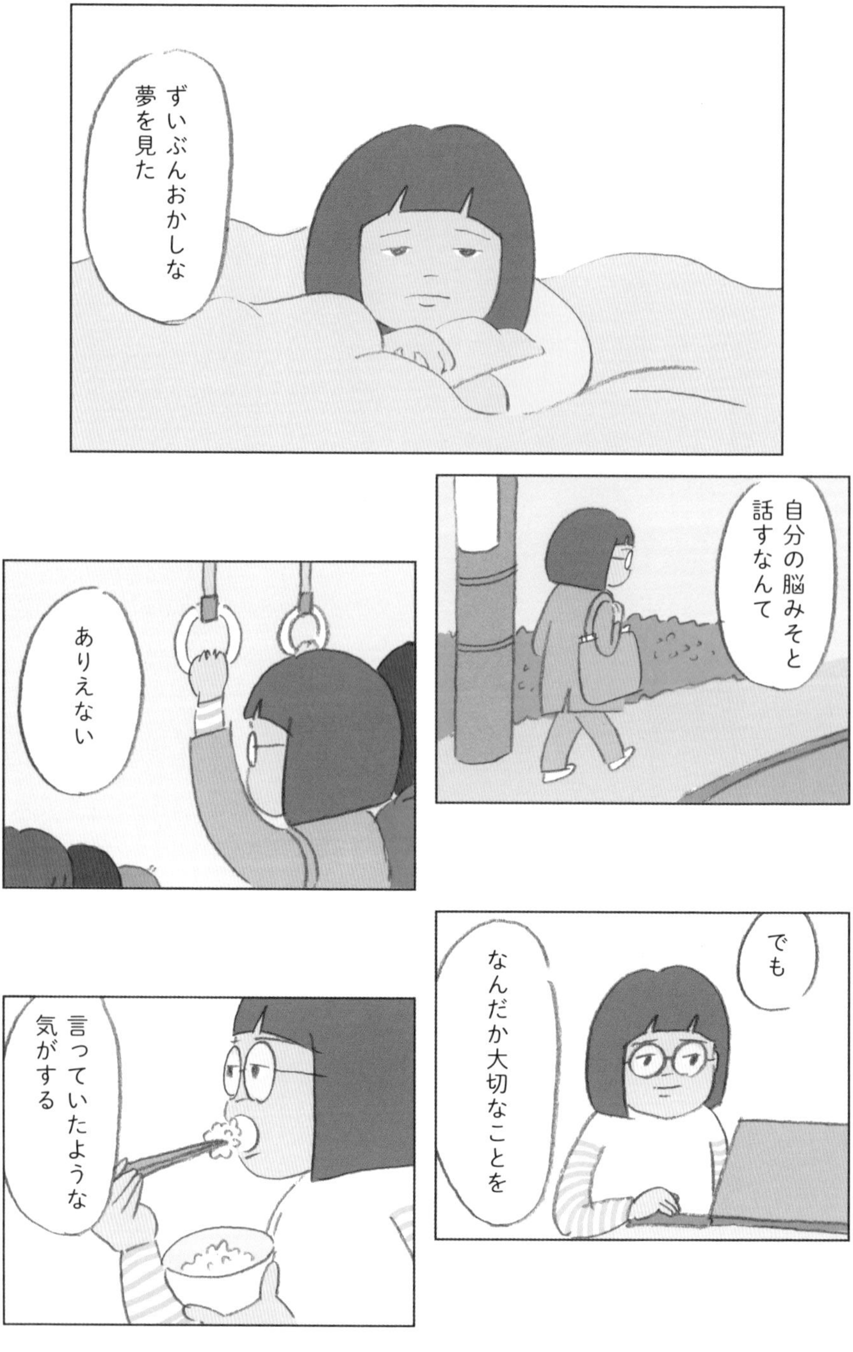
ずいぶんおかしな
夢を見た
自分の脳みそと
話すなんて
ありえない
でも
なんだか大切なことを
言っていたような
気がする

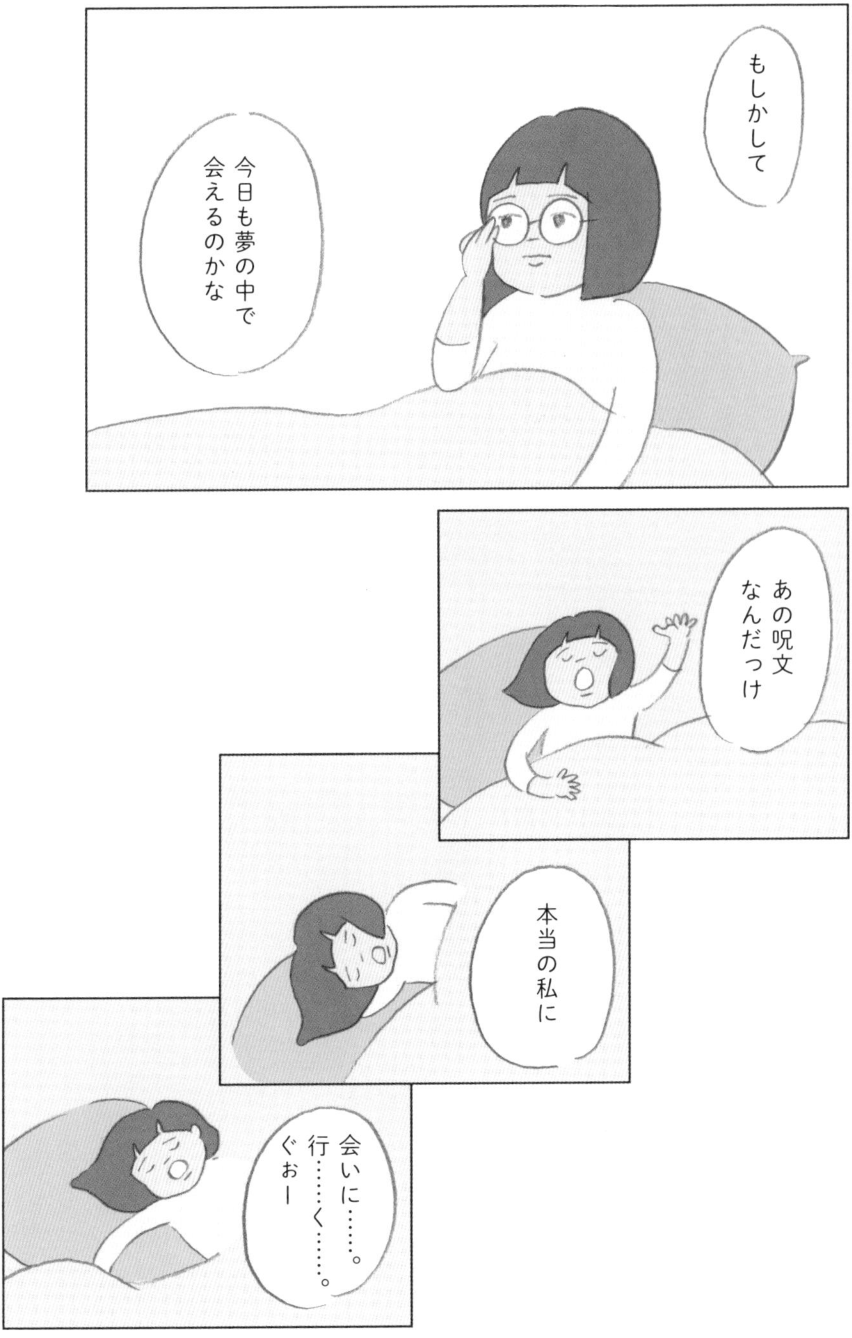
もしかして
今日も夢の中で
会えるのかな
あの呪文
なんだっけ
本当の私に
会いに……。
行……く……。
ぐおー

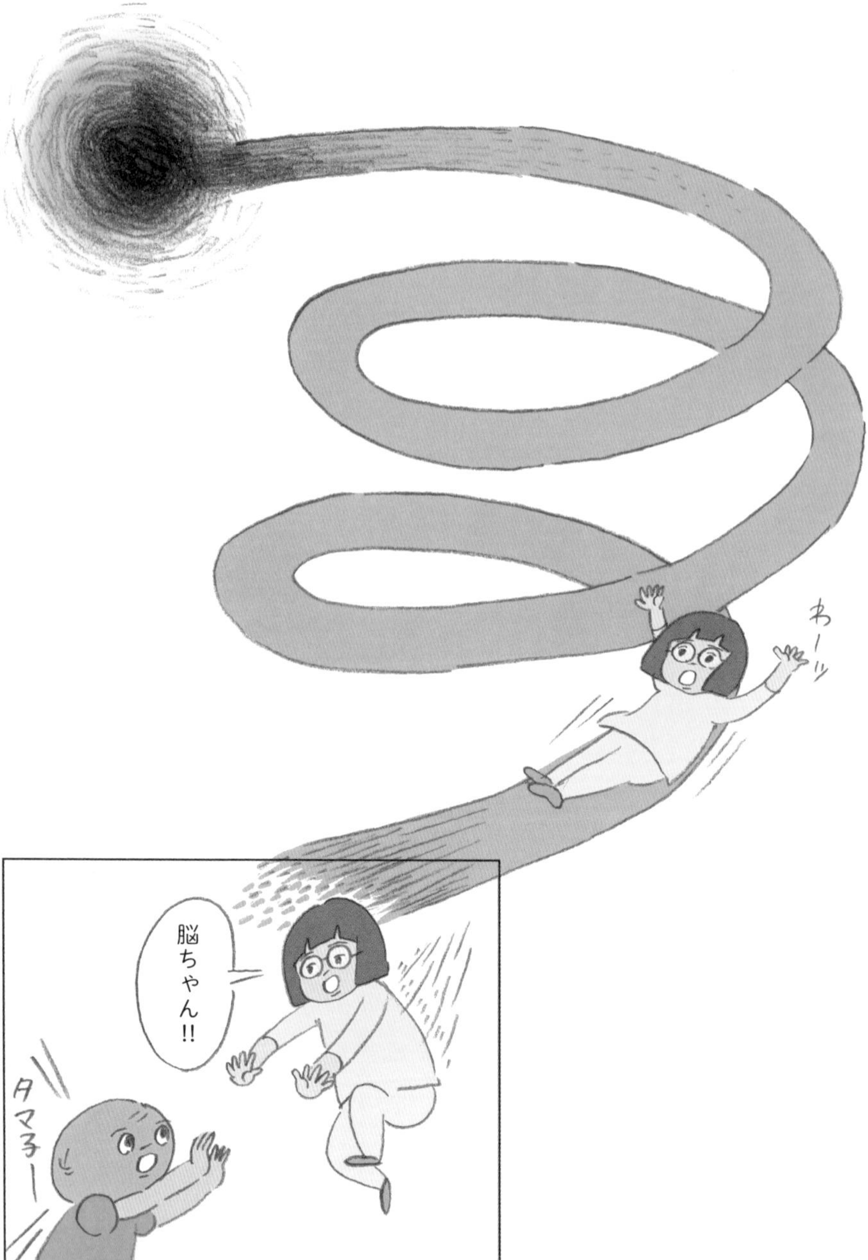
わーッ
脳ちゃん!!
タマ子ー

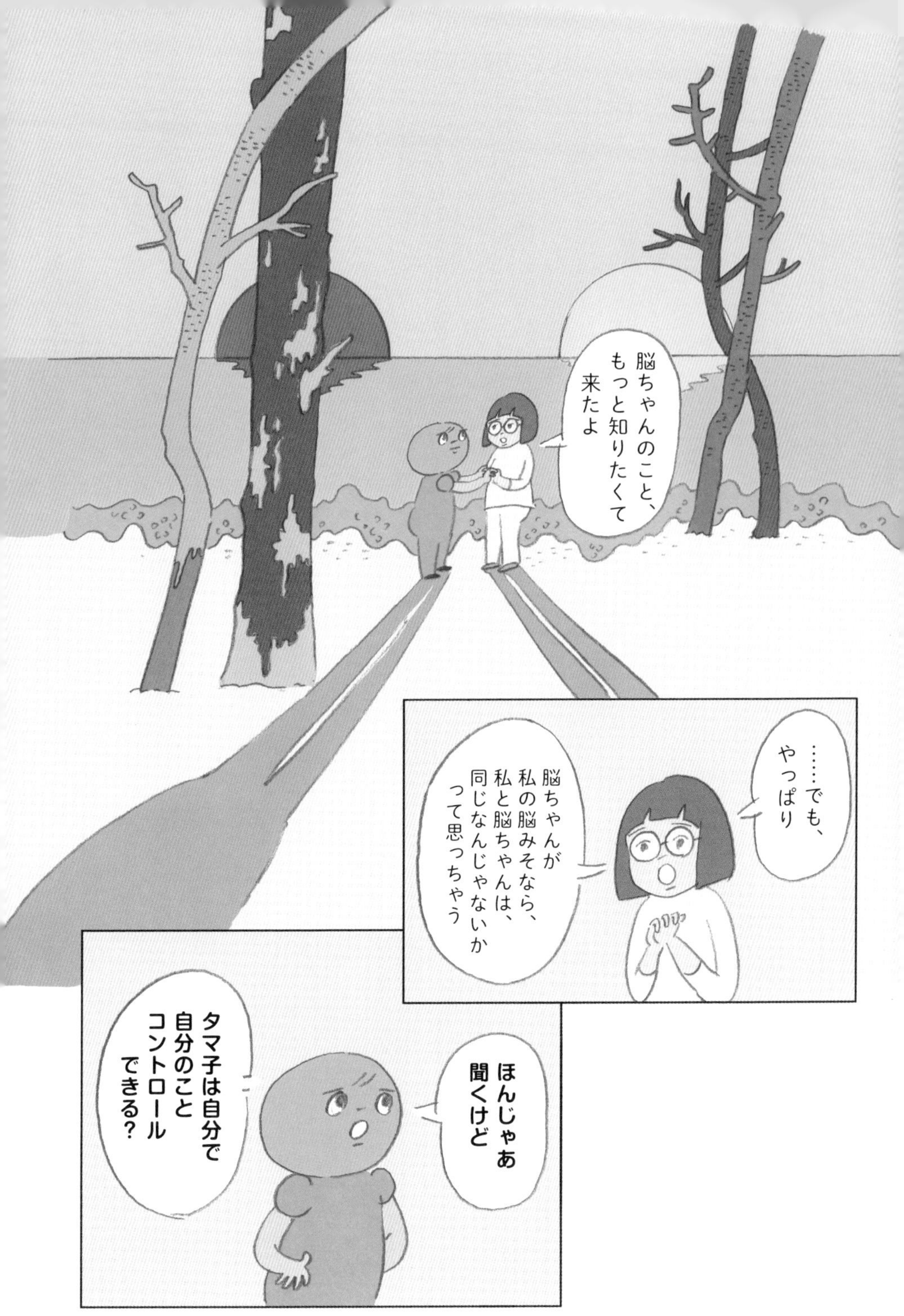

脳ちゃんのこと、もっと知りたくて来たよ
……でも、やっぱり
脳ちゃんが私の脳みそなら、私と脳ちゃんは、同じなんじゃないかって思っちゃう
ほんじゃあ聞くけど
タマ子は自分で自分のことコントロールできる？

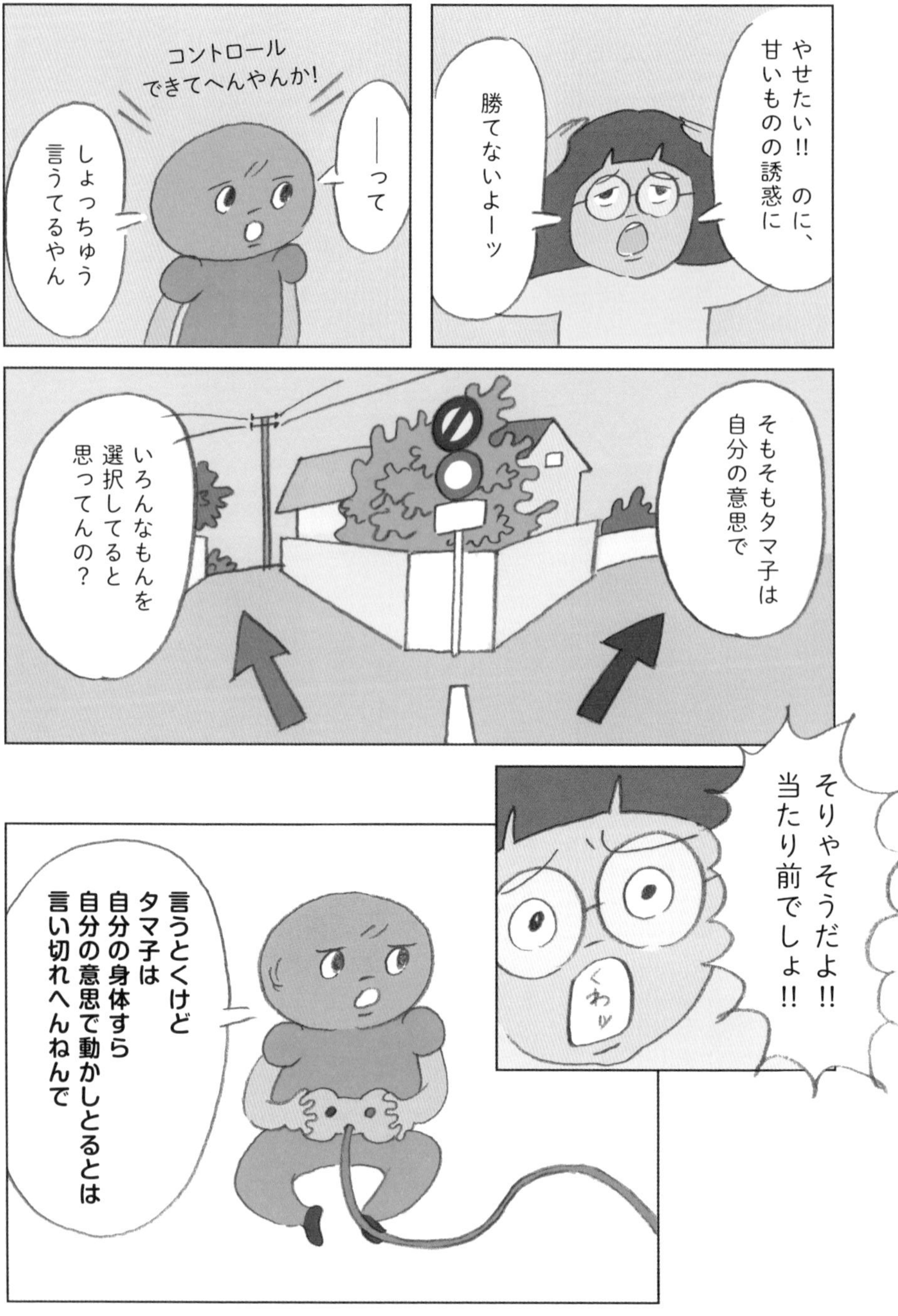
やせたい!! のに、甘いものの誘惑に
勝てないよーッ
コントロールできてへんやんか!
――って
しょっちゅう言うてるやん
そもそもタマ子は自分の意思で
いろんなもんを選択してると思ってんの？
そりゃそうだよ!! 当たり前でしょ!!
くわッ
言うとくけど タマ子は 自分の身体すら 自分の意思で動かしとるとは 言い切れへんねんで

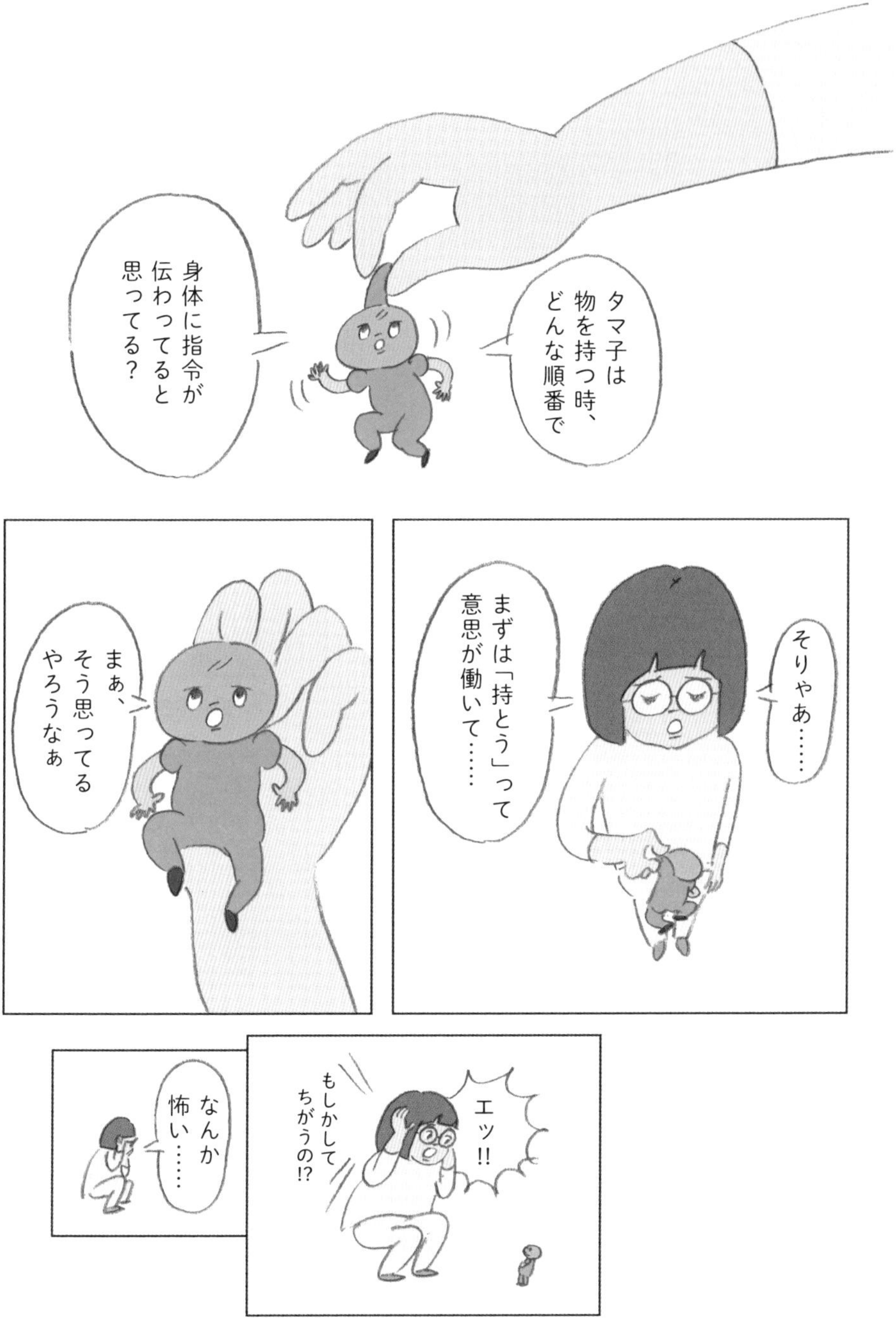
タマ子は
物を持つ時、
どんな順番で
身体に指令が
伝わってると
思ってる？
そりゃあ……
まずは「持とう」って
意思が働いて……
まぁ、
そう思ってる
やろうなぁ
エッ!!
もしかして
ちがうの!?
なんか
怖い……

タマ子の想像

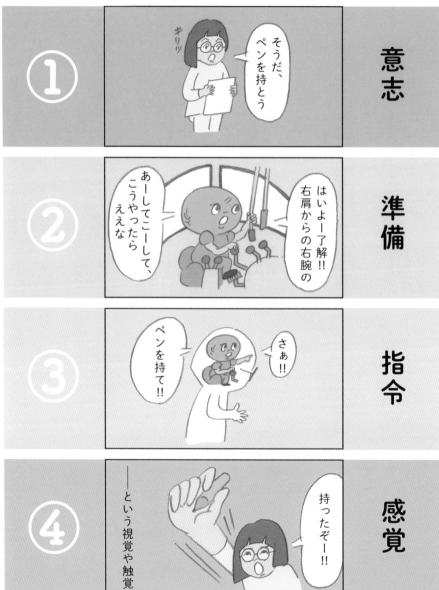

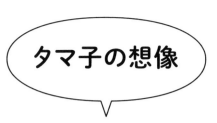

①
キリッ
そうだ、ペンを持とう
意志
②
はいよー了解!! 右肩からの右腕の
あーしてこーして、こうやったら ええな
準備
③
さぁ!!
ペンを持て!!
指令
④
持ったぞー!!
——という視覚や触覚
感覚

何かの指示

本当は…

①

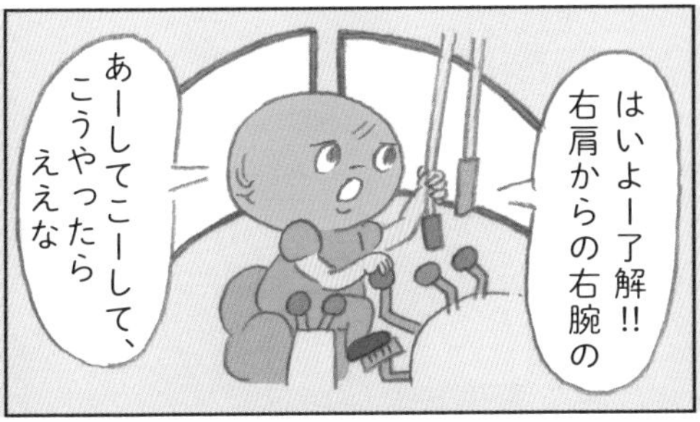

準備

②

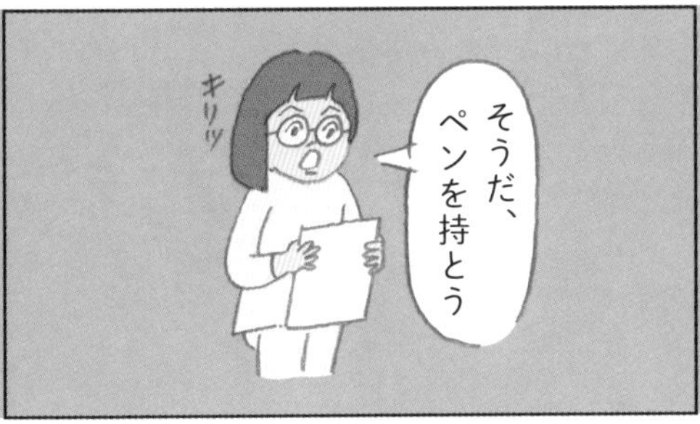

意志

③

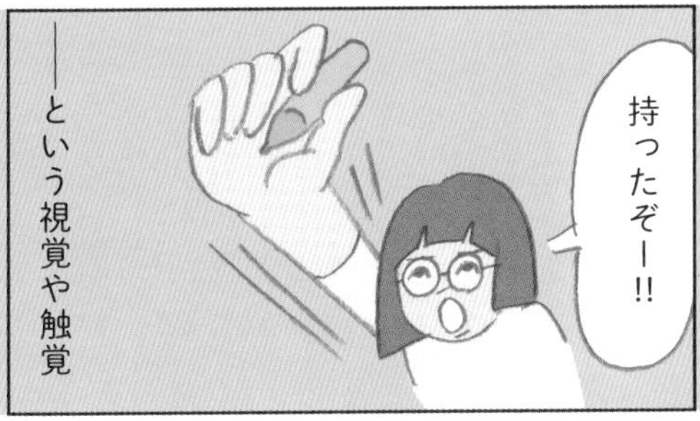

感覚

④

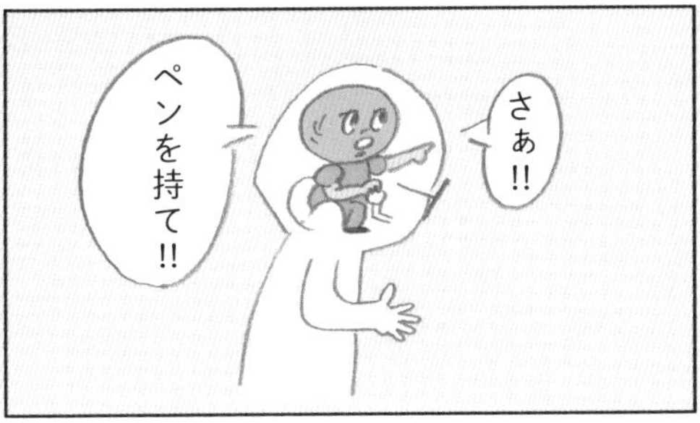

指令

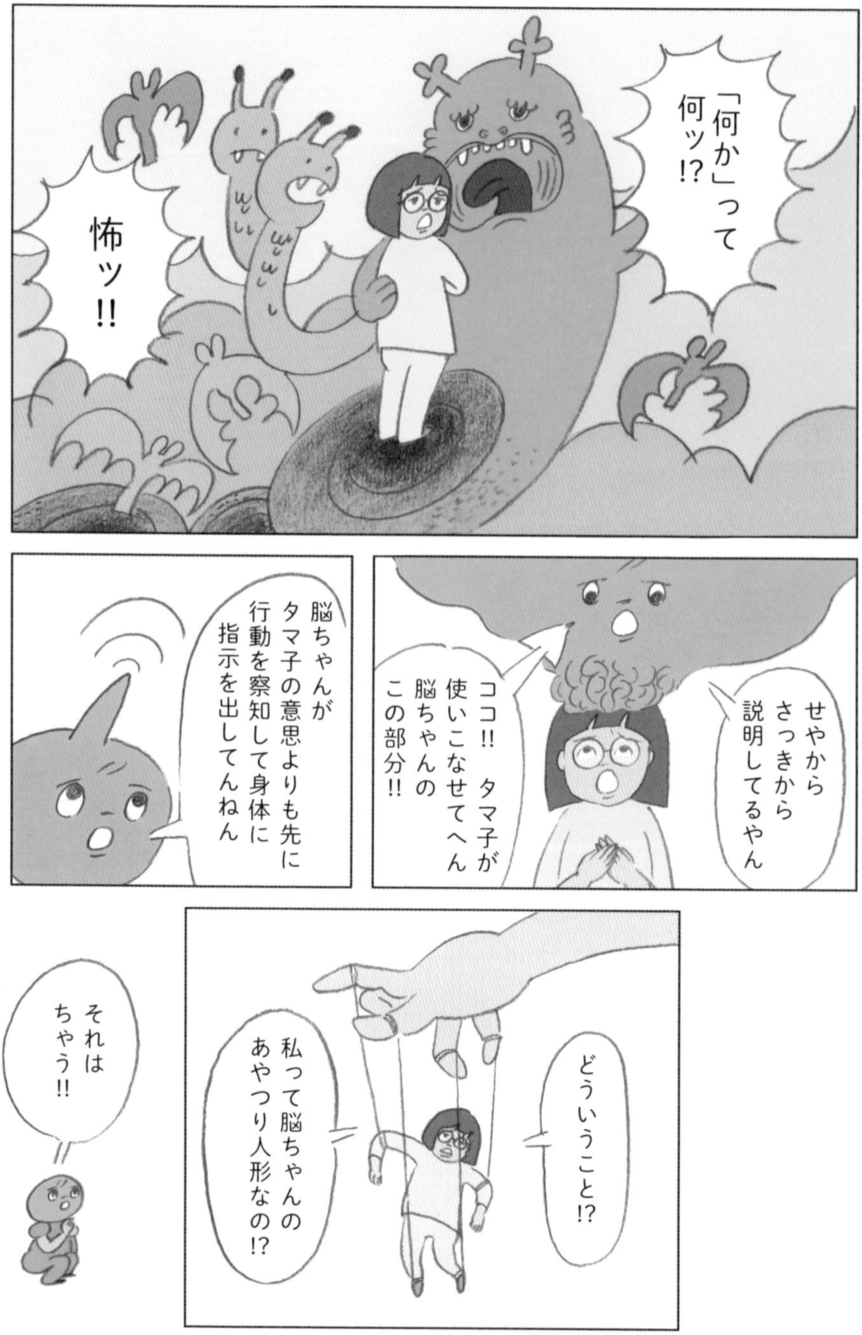

「何か」って何ッ!?
怖ッ!!
せやからさっきから説明してるやん
ココ!! タマ子が使いこなせてへん脳ちゃんのこの部分!!
脳ちゃんがタマ子の意思よりも先に行動を察知して身体に指示を出してんねん
どういうこと!?
私って脳ちゃんのあやつり人形なの!?
それはちゃう!!

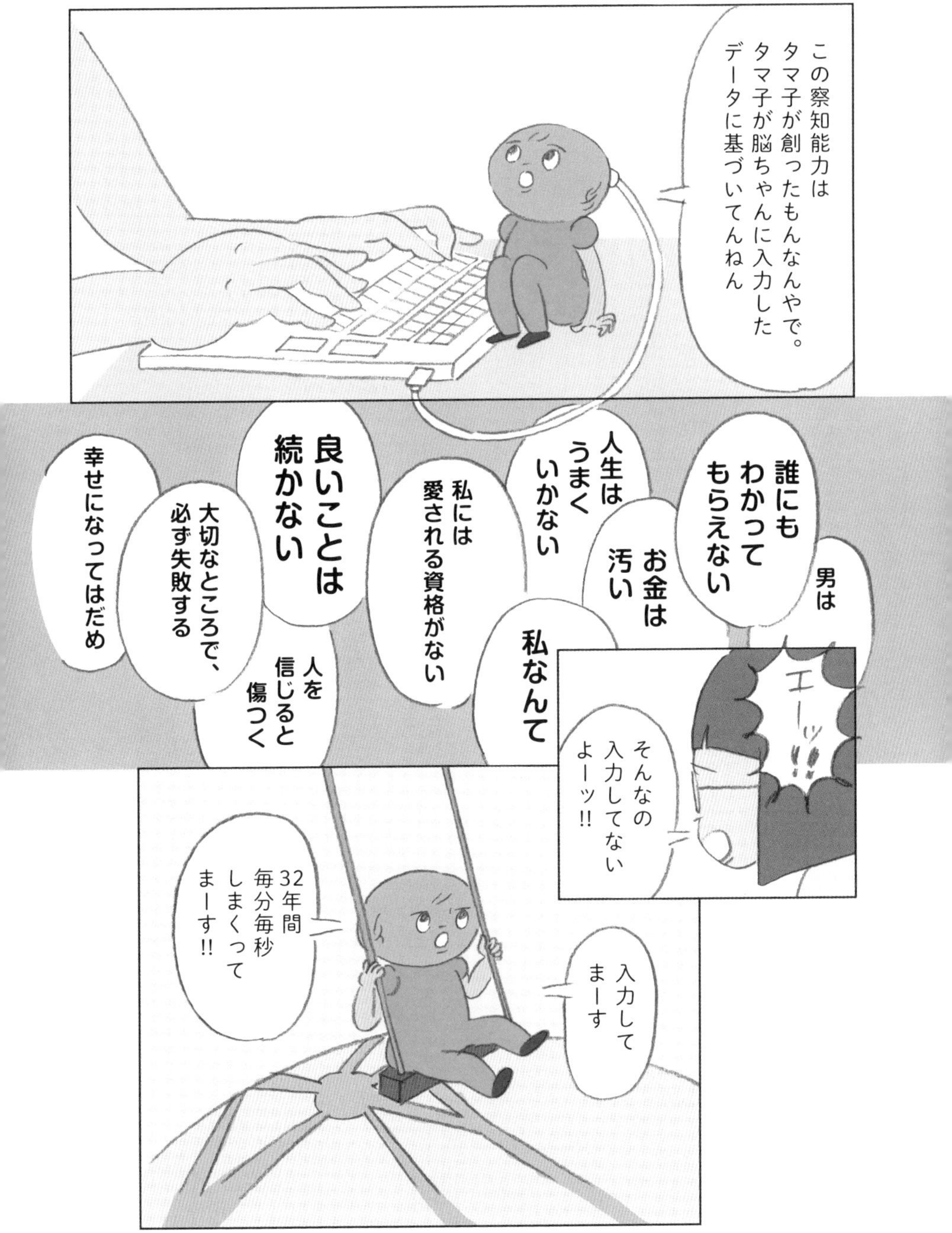

格言　「過去のデータ」を基に、人は「今」どうするかを決めてる

32年間

ずーっと

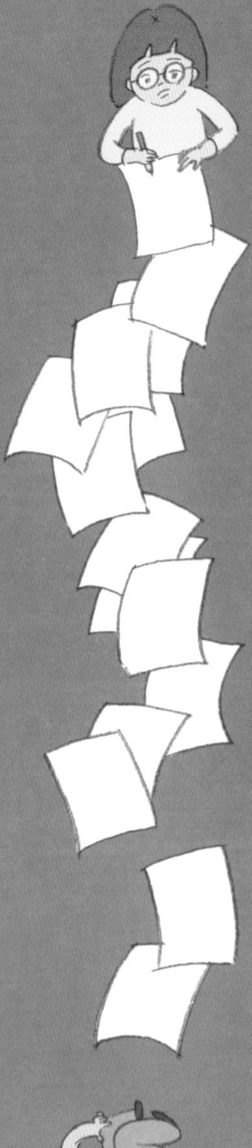

タマ子の
インプットした
過去のデータを
もとにして

次の行動やら
好き嫌いという
「反応」を自動的に
決定してんねんで

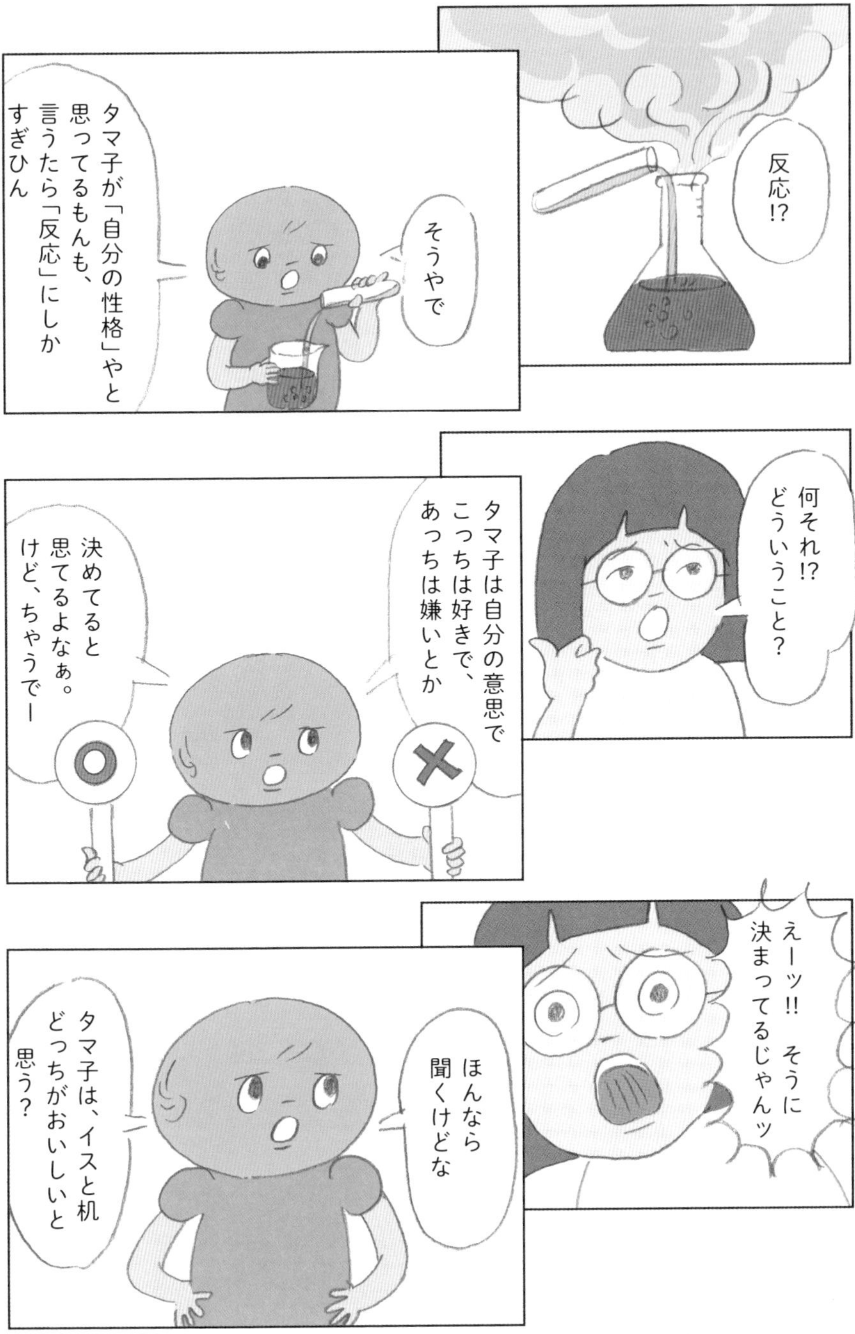
反応!?
そうやで
タマ子が「自分の性格」やと思ってるもんも、言うたら「反応」にしかすぎひん
何それ!?どういうこと？
タマ子は自分の意思でこっちは好きで、あっちは嫌いとか
決めてると思てるよなぁ。けど、ちゃうでー
えーッ!! そうに決まってるじゃんッ
ほんなら聞くけどな
タマ子は、イスと机どっちがおいしいと思う？

格言　「自分の性格」なんて単なる過去のデータに過ぎん

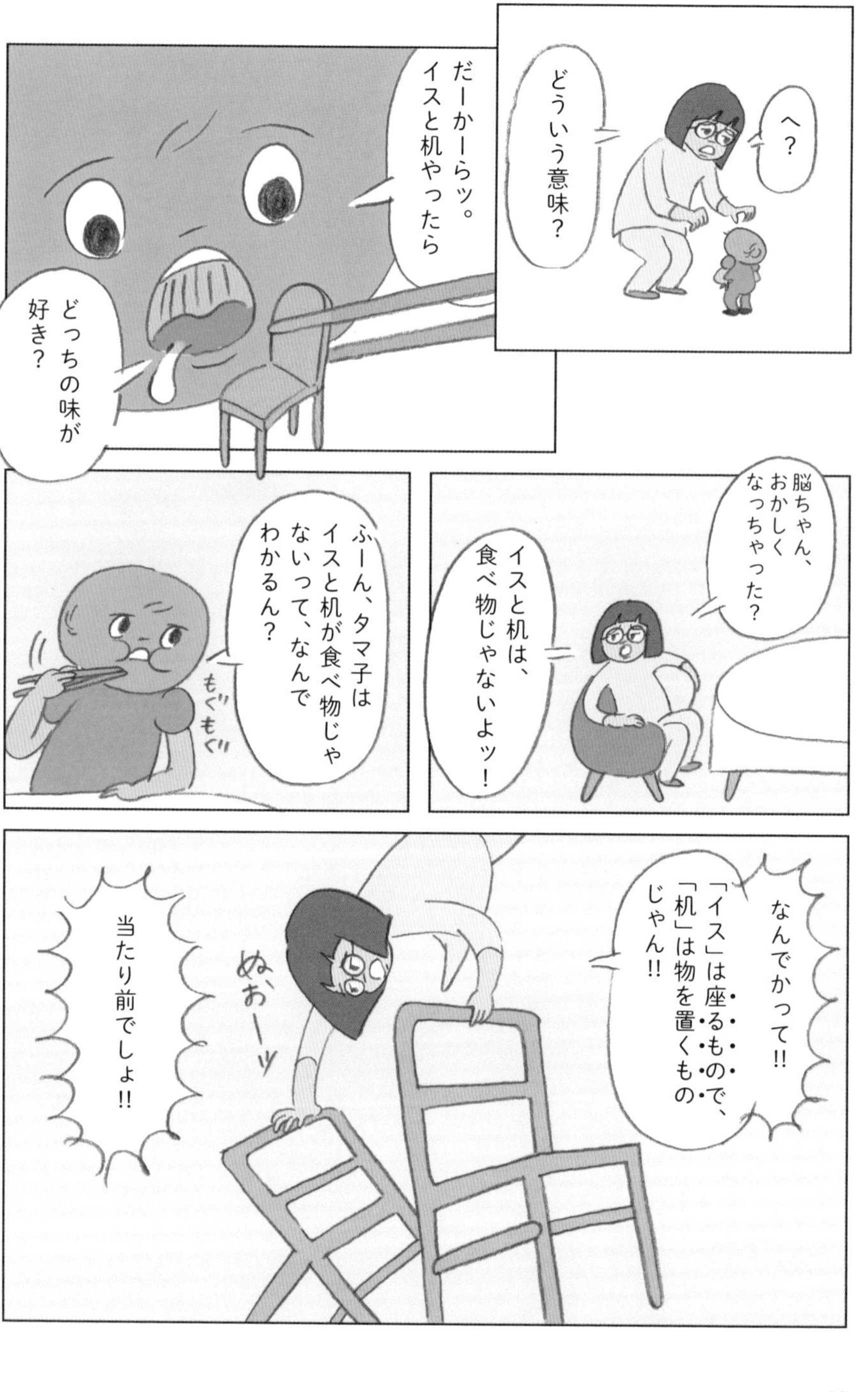
へ？
どういう意味？
だーかーらッ。イスと机やったら
どっちの味が好き？
脳ちゃん、おかしくなっちゃった？
イスと机は、食べ物じゃないよッ！
ふーん、タマ子はイスと机が食べ物じゃないって、なんでわかるん？
もぐもぐ
なんでかって!! 「イス」は座るもので、「机」は物を置くものじゃん!!
ぬおーッ
当たり前でしょ!!

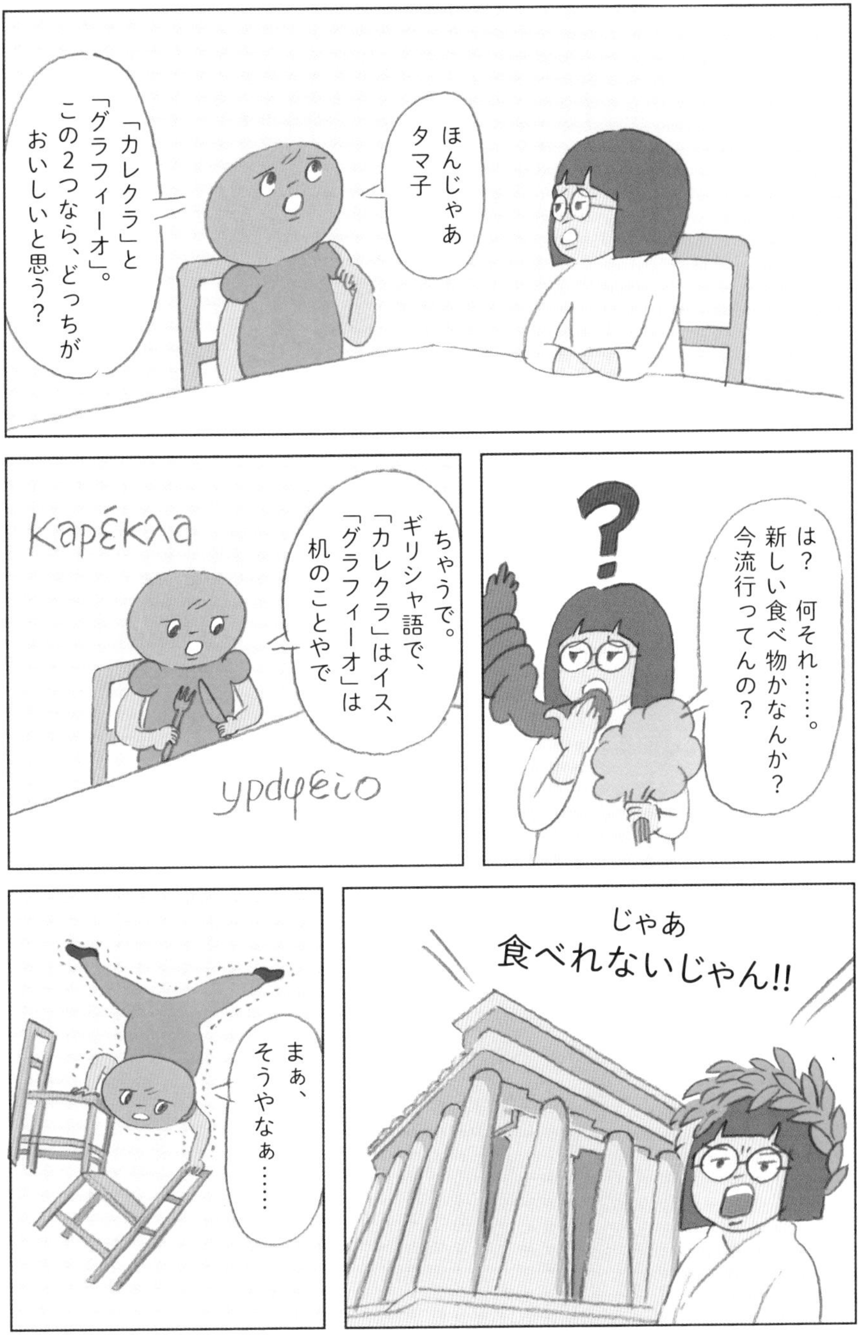
ほんじゃあ
タマ子
「カレクラ」と
「グラフィーオ」。
この２つなら、どっちが
おいしいと思う？
は？　何それ……。
新しい食べ物かなんか？
今流行ってんの？
?
ちゃうで。
ギリシャ語で、
「カレクラ」はイス、
「グラフィーオ」は
机のことやで
Καρέκλα
γραφείο
じゃあ
食べれないじゃん!!
まぁ、
そうやなぁ……

格言　外国人に「イスは食べ物」と教え続けたら、本当にそうなるで

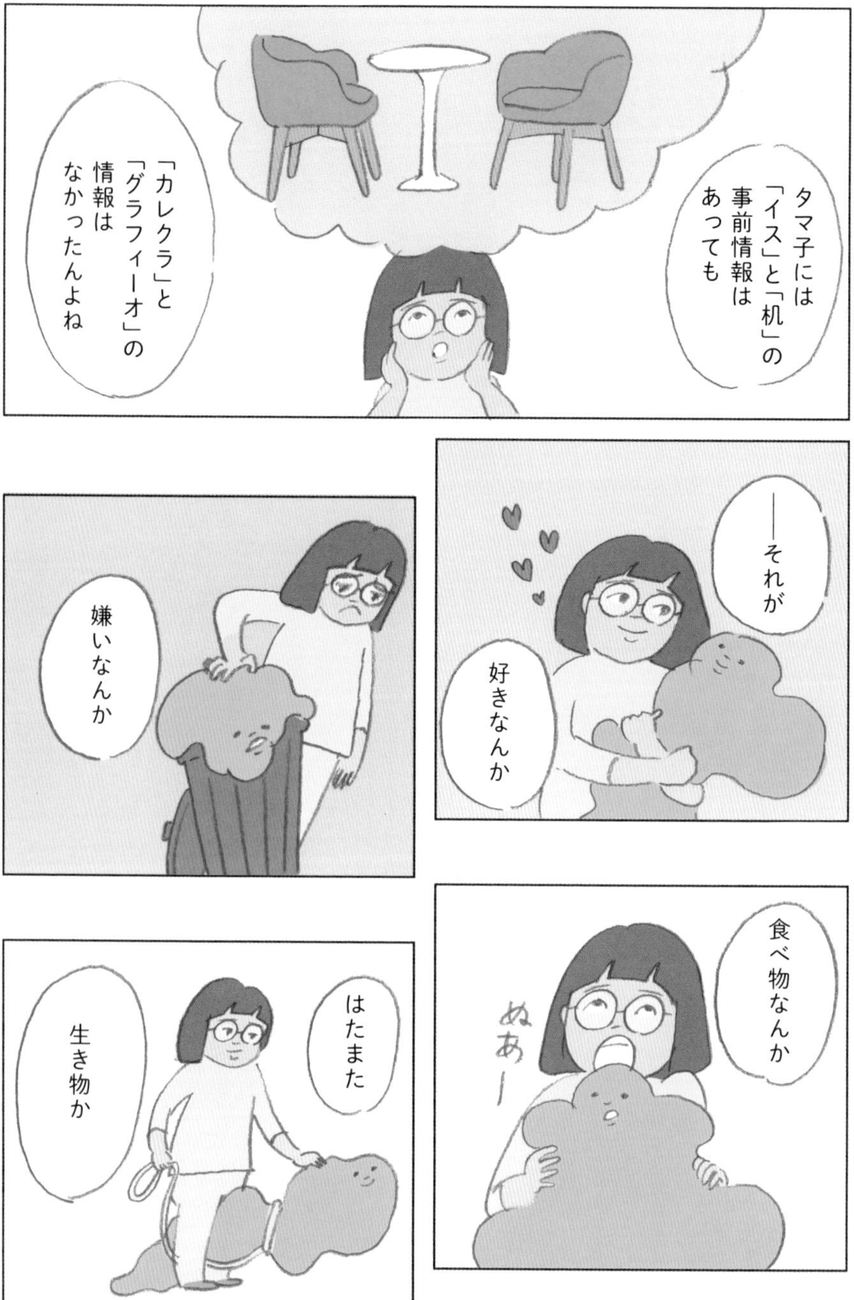
タマ子には「イス」と「机」の事前情報はあっても
「カレクラ」と「グラフィーオ」の情報はなかったんよね
――それが
好きなんか
嫌いなんか
食べ物なんか
ぬあー
はたまた
生き物か

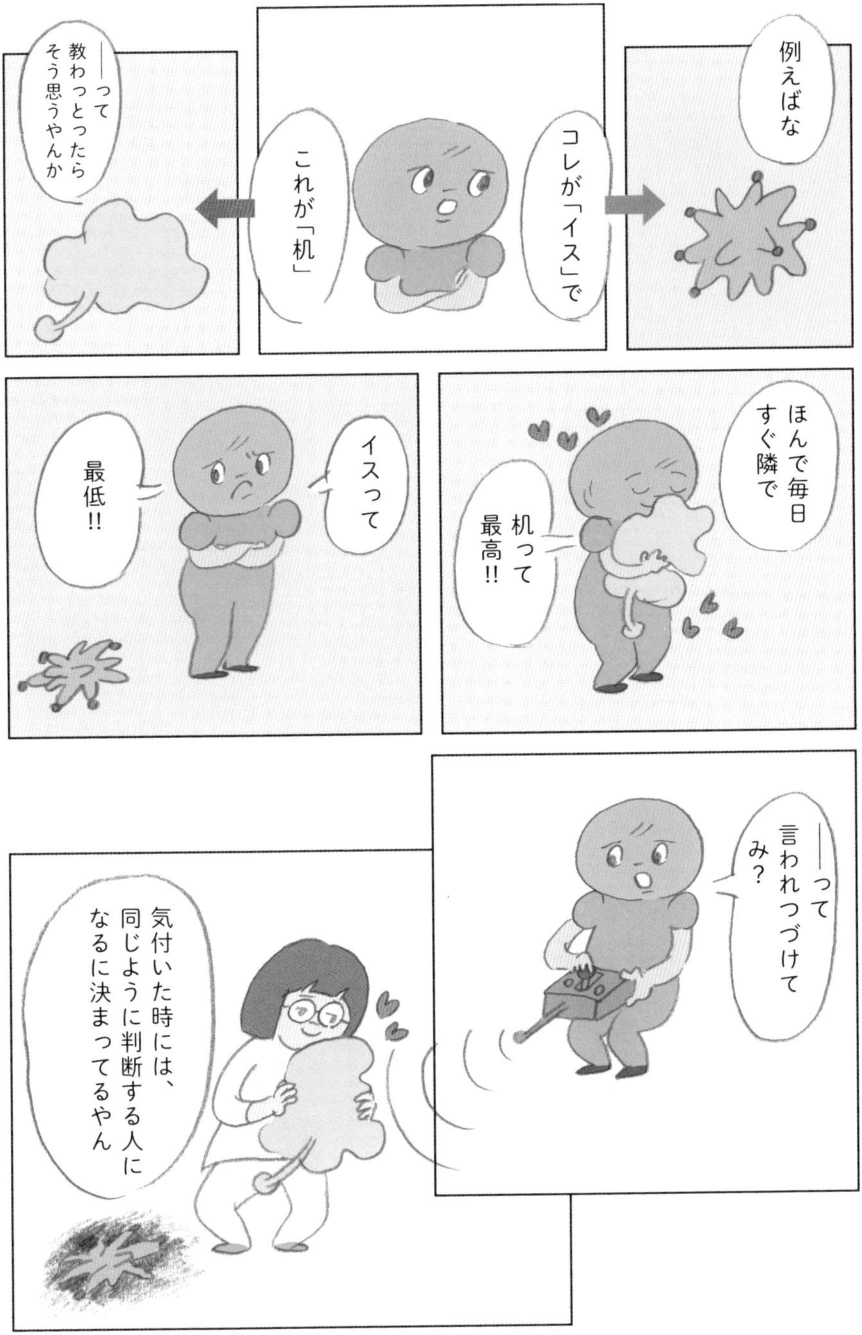
例えばな
コレが「イス」で
これが「机」
――って教わっとったらそう思うやんか
ほんで毎日すぐ隣で
机って最高!!
イスって
最低!!
――って言われつづけてみ？
気付いた時には、同じように判断する人になるに決まってるやん

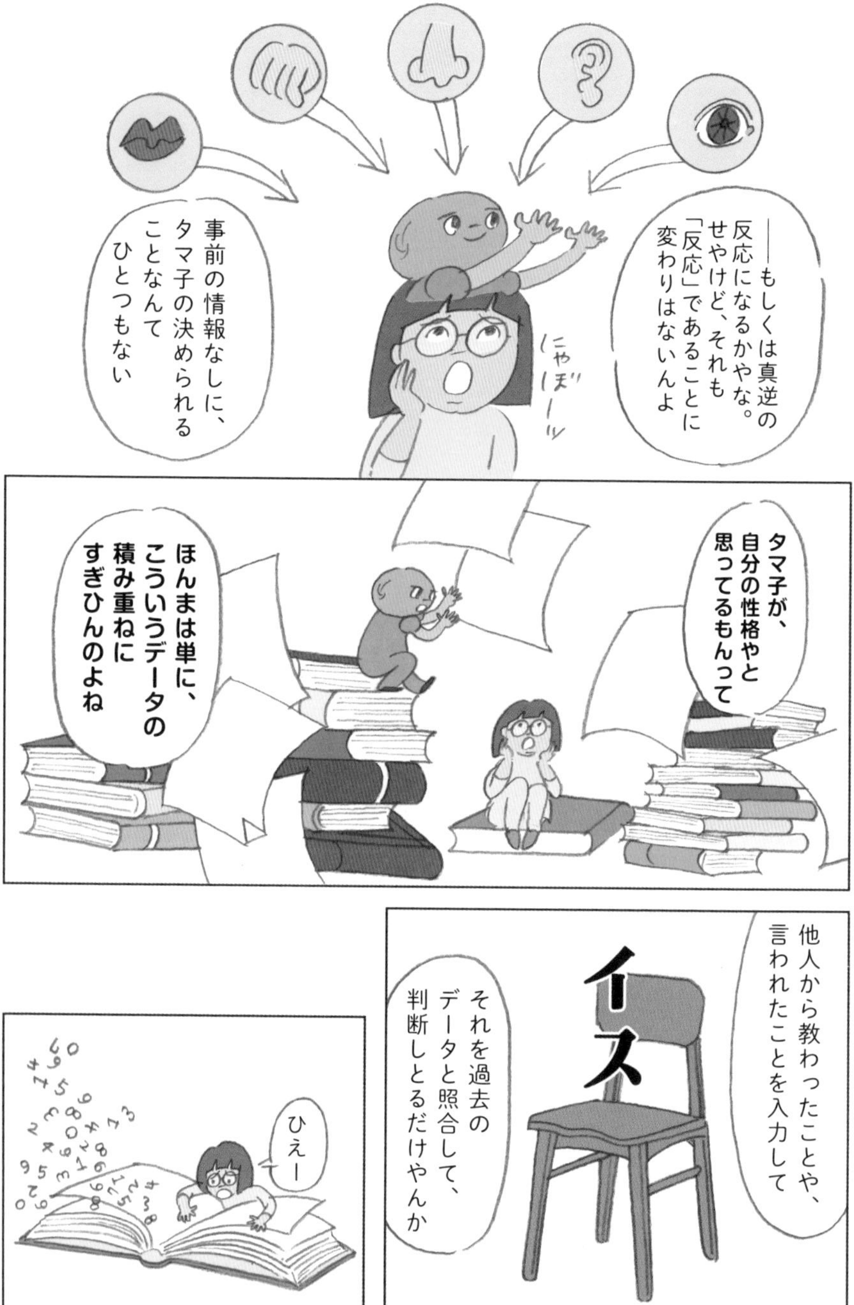
——もしくは真逆の反応になるかやな。せやけど、それも「反応」であることに変わりはないんよ
事前の情報なしに、タマ子の決められることなんてひとつもない
タマ子が、自分の性格やと思ってるもんって
ほんまは単に、こういうデータの積み重ねにすぎひんのよね
他人から教わったことや、言われたことを入力して
イス
それを過去のデータと照合して、判断しとるだけやんか
ひえー

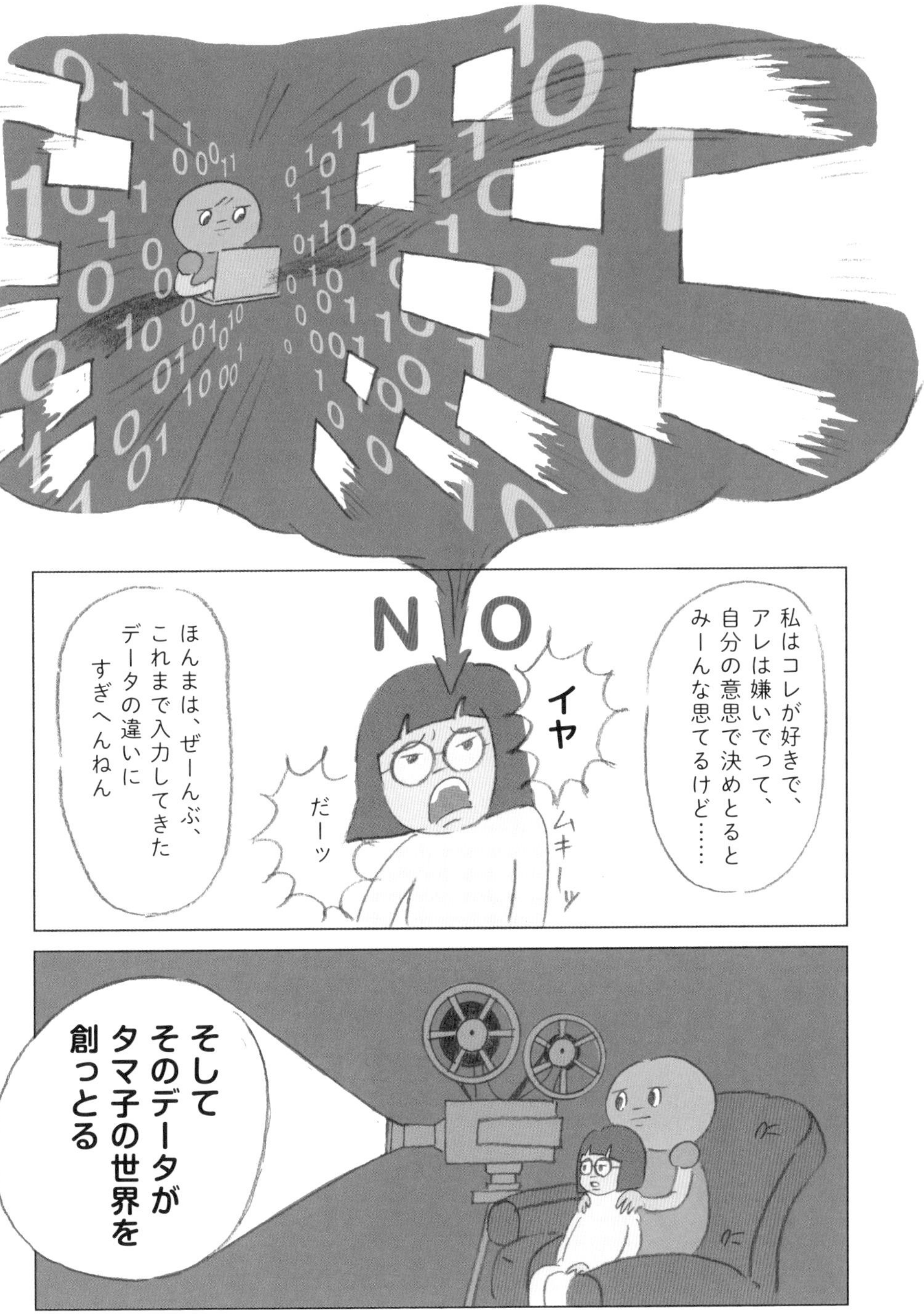
NO
私はコレが好きで、
アレは嫌いでって、
自分の意思で決めとると
みーんな思てるけど……
イヤ
ムキーッ
だーッ
ほんまは、ぜーんぶ、
これまで入力してきた
データの違いに
すぎへんねん
そして
そのデータが
タマ子の世界を
創っとる

格言　事前の情報を頼りに、人はその人の世界（現実）を創ってる

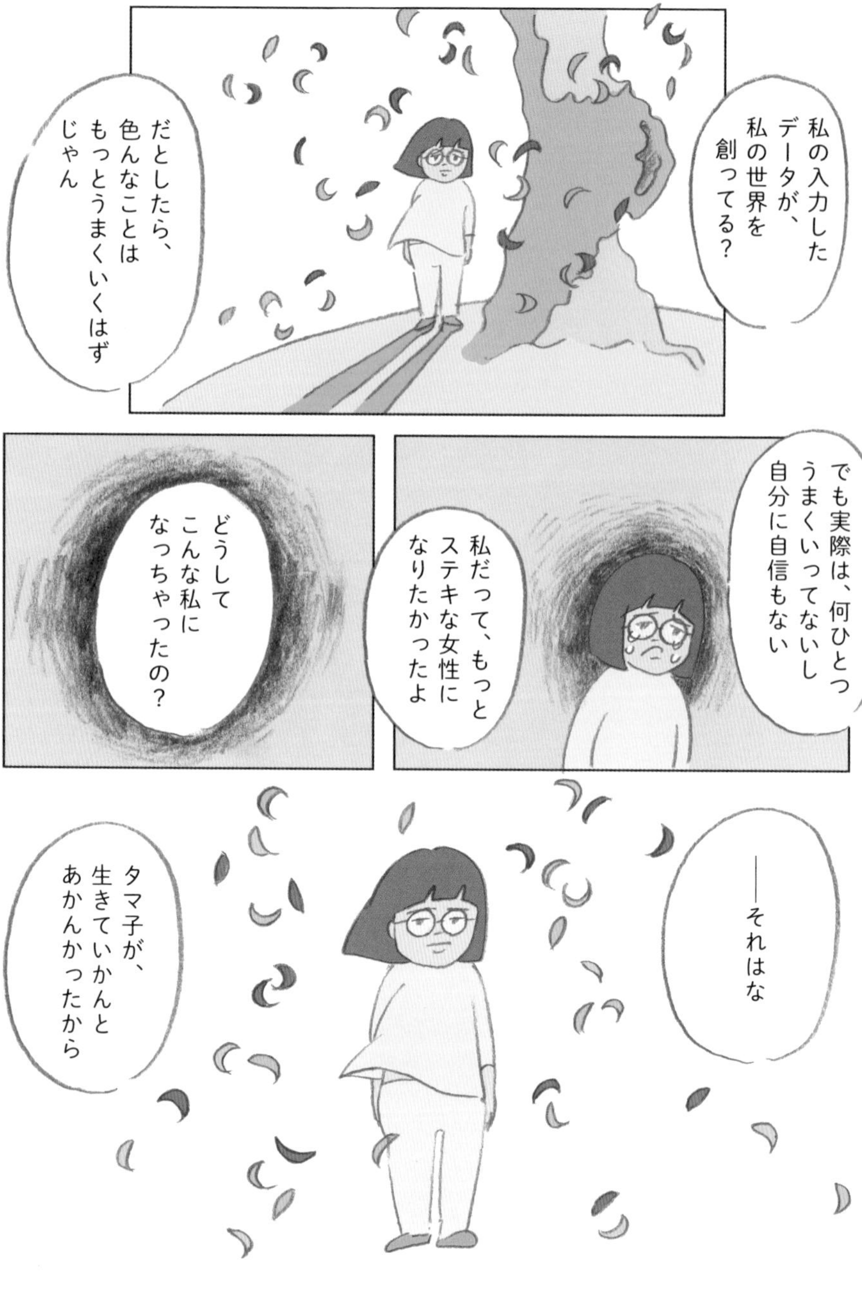
私の入力したデータが、私の世界を創ってる？
だとしたら、色んなことはもっとうまくいくはずじゃん
でも実際は、何ひとつうまくいってないし自分に自信もない
私だって、もっとステキな女性になりたかったよ
どうしてこんな私になっちゃったの？
——それはな
タマ子が、生きていかんとあかんかったから

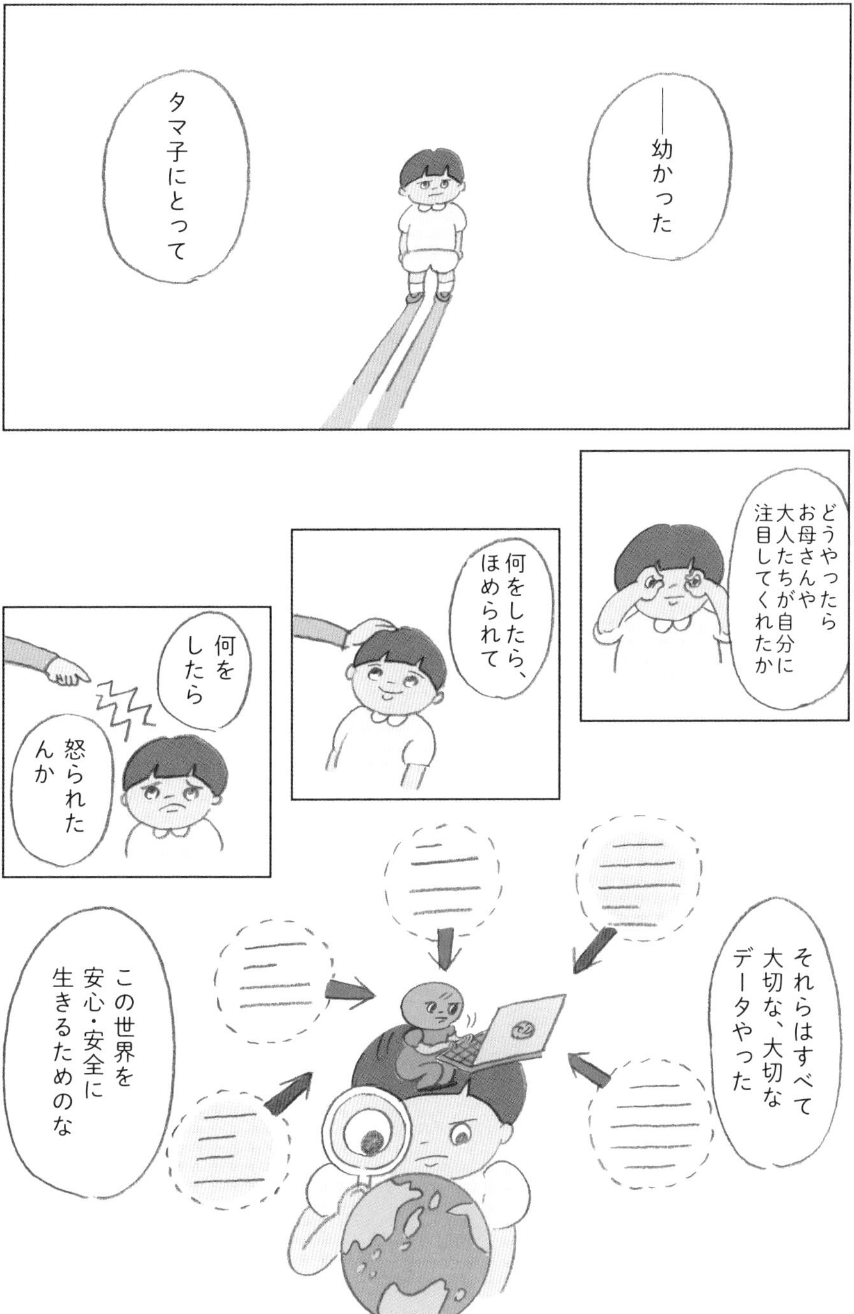
——幼かった
タマ子にとって
どうやったら お母さんや 大人たちが自分に 注目してくれたか
何をしたら、 ほめられて
何を したら
怒られた んか
それらはすべて 大切な、大切な データやった
この世界を 安心・安全に 生きるためのな

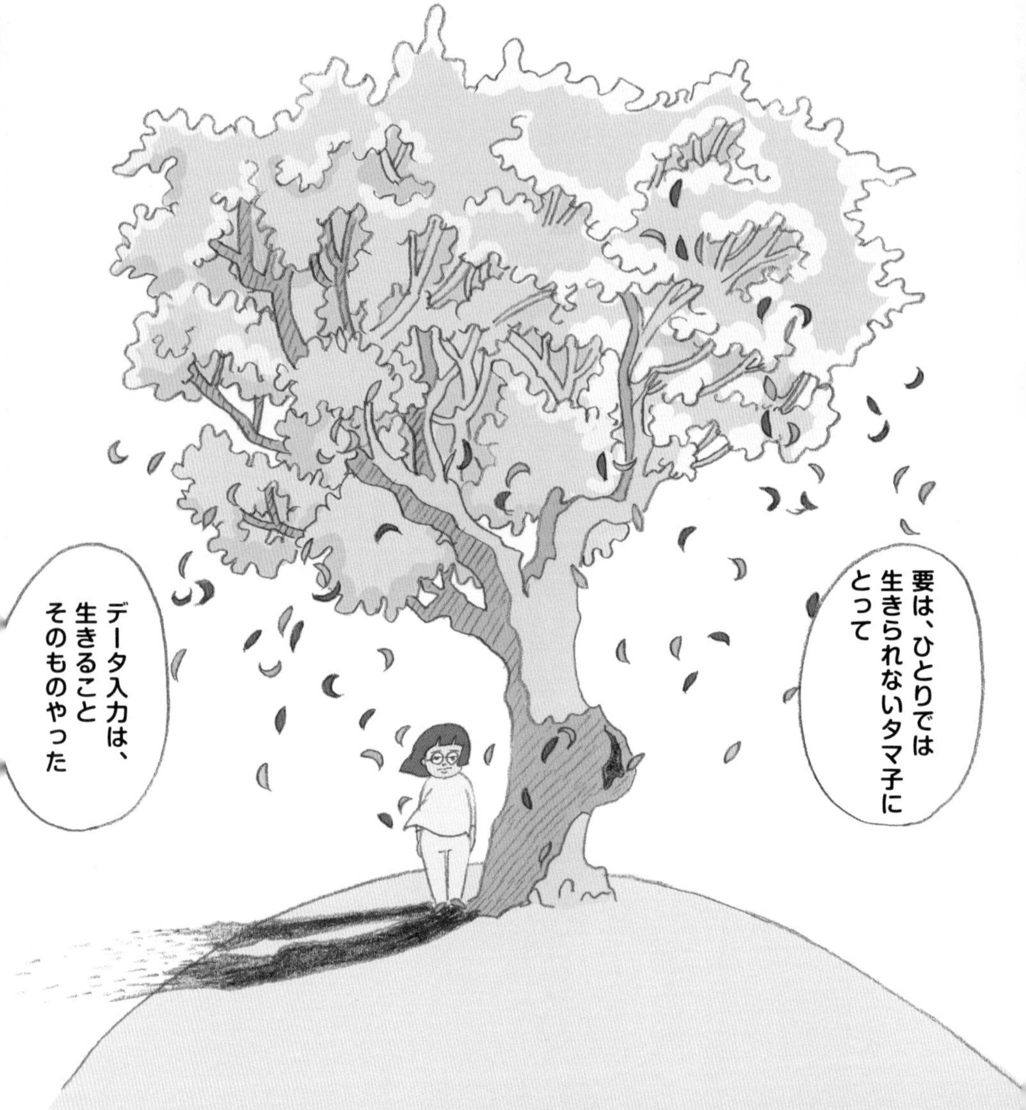
要は、ひとりでは
生きられないタマ子に
とって
データ入力は、
生きること
そのものやった

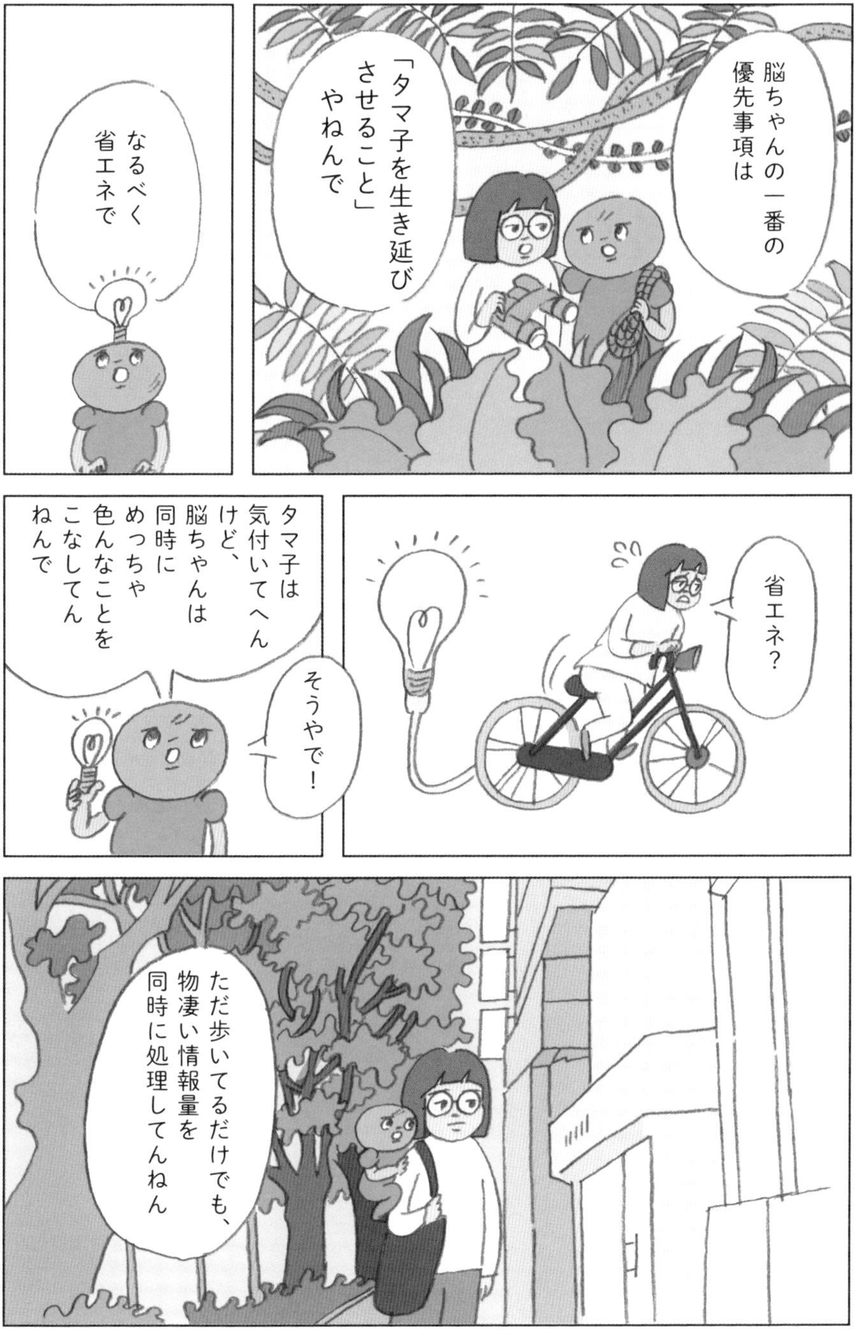
脳ちゃんの一番の優先事項は
「タマ子を生き延びさせること」やねんで
なるべく省エネで
省エネ？
そうやで！
タマ子は気付いてへんけど、脳ちゃんは同時にめっちゃ色んなことをこなしてんねんで
ただ歩いてるだけでも、物凄い情報量を同時に処理してんねん

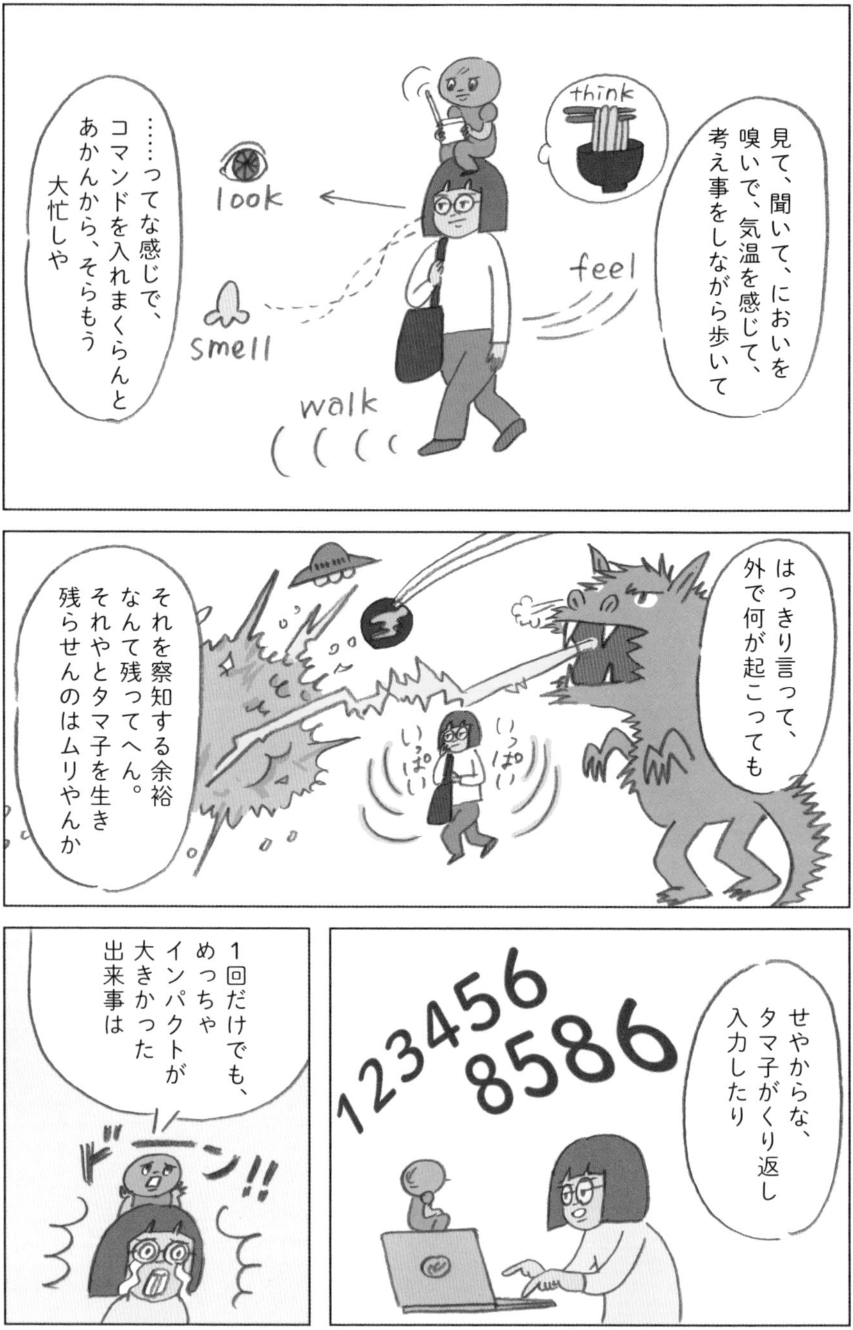
見て、聞いて、においを
嗅いで、気温を感じて、
考え事をしながら歩いて
think
feel
look
smell
walk
……ってな感じで、
コマンドを入れまくらんと
あかんから、そらもう
大忙しや
はっきり言って、
外で何が起こっても
いっぱい
いっぱい
それを察知する余裕
なんて残ってへん。
それやとタマ子を生き
残らせせんのはムリやんか
せやからな、
タマ子がくり返し
入力したり
123456
8586
1回だけでも、
めっちゃ
インパクトが
大きかった
出来事は
ドーーン!!

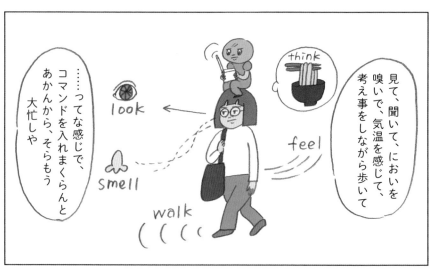

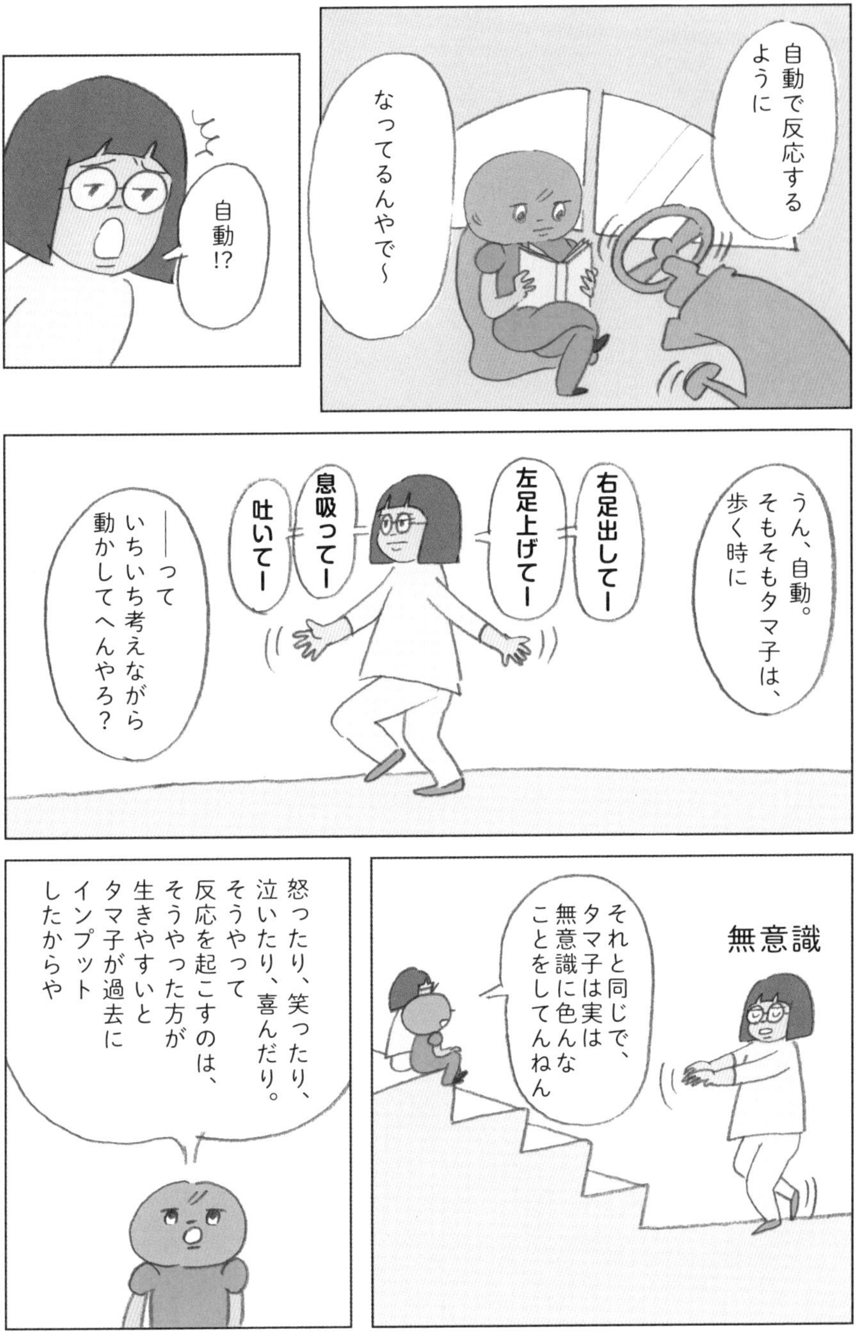
自動で反応するように
なってるんやで～
自動!?
うん、自動。そもそもタマ子は、歩く時に
右足出してー
左足上げてー
息吸ってー
吐いてー
――って いちいち考えながら動かしてへんやろ？
無意識
それと同じで、タマ子は実は無意識に色んなことをしてんねん
怒ったり、笑ったり、泣いたり、喜んだり。そうやって反応を起こすのは、そうやった方が生きやすいとタマ子が過去にインプットしたからや

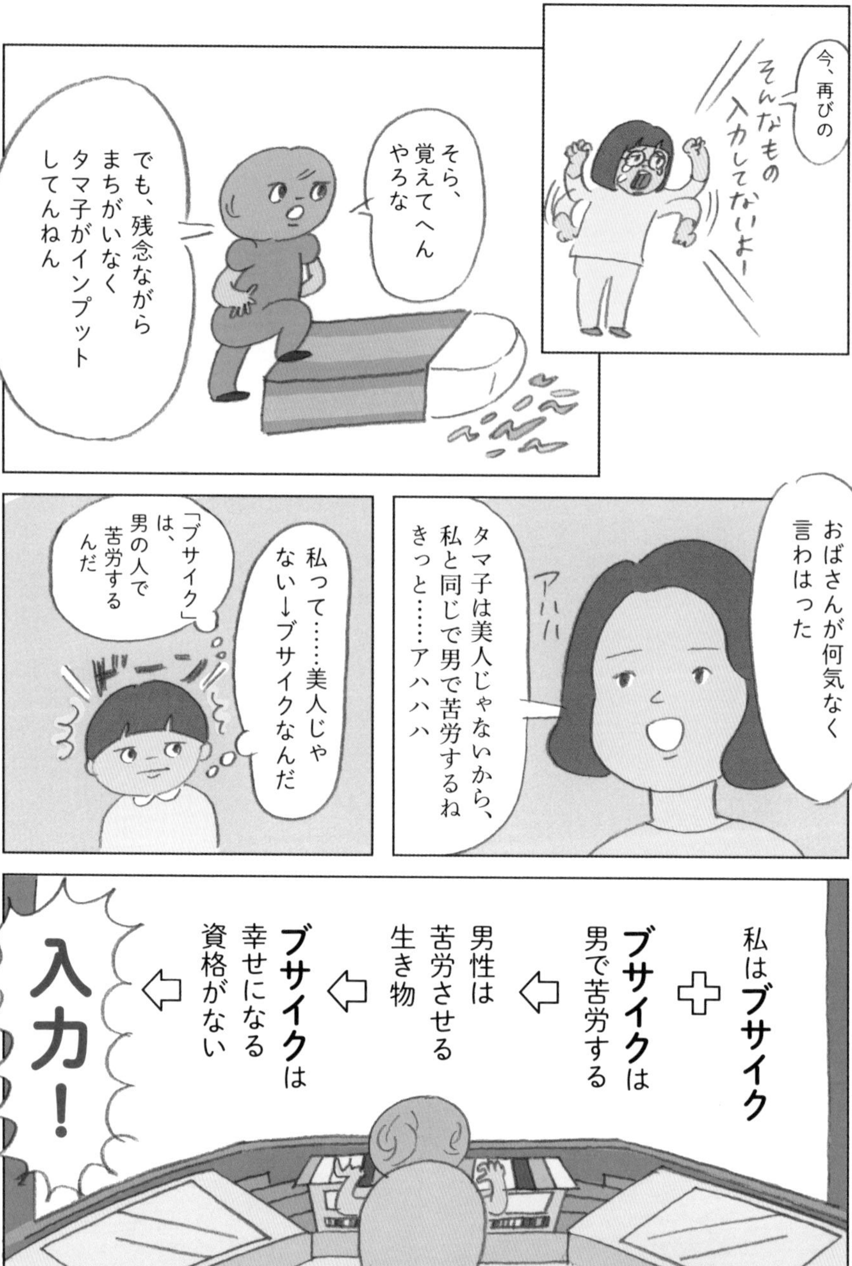
今、再びの
そんなもの入力してないよー
そら、覚えてへんやろな
でも、残念ながらまちがいなくタマ子がインプットしてんねん
おばさんが何気なく言わはった
タマ子は美人じゃないから、私と同じで男で苦労するねきっと……アハハハ
アハハ
私って……美人じゃない↓ブサイクなんだ
「ブサイク」は、男の人で苦労するんだ
ドーン
私は**ブサイク**
ブサイクは男で苦労する
男性は苦労させる生き物
ブサイクは幸せになる資格がない
入力！

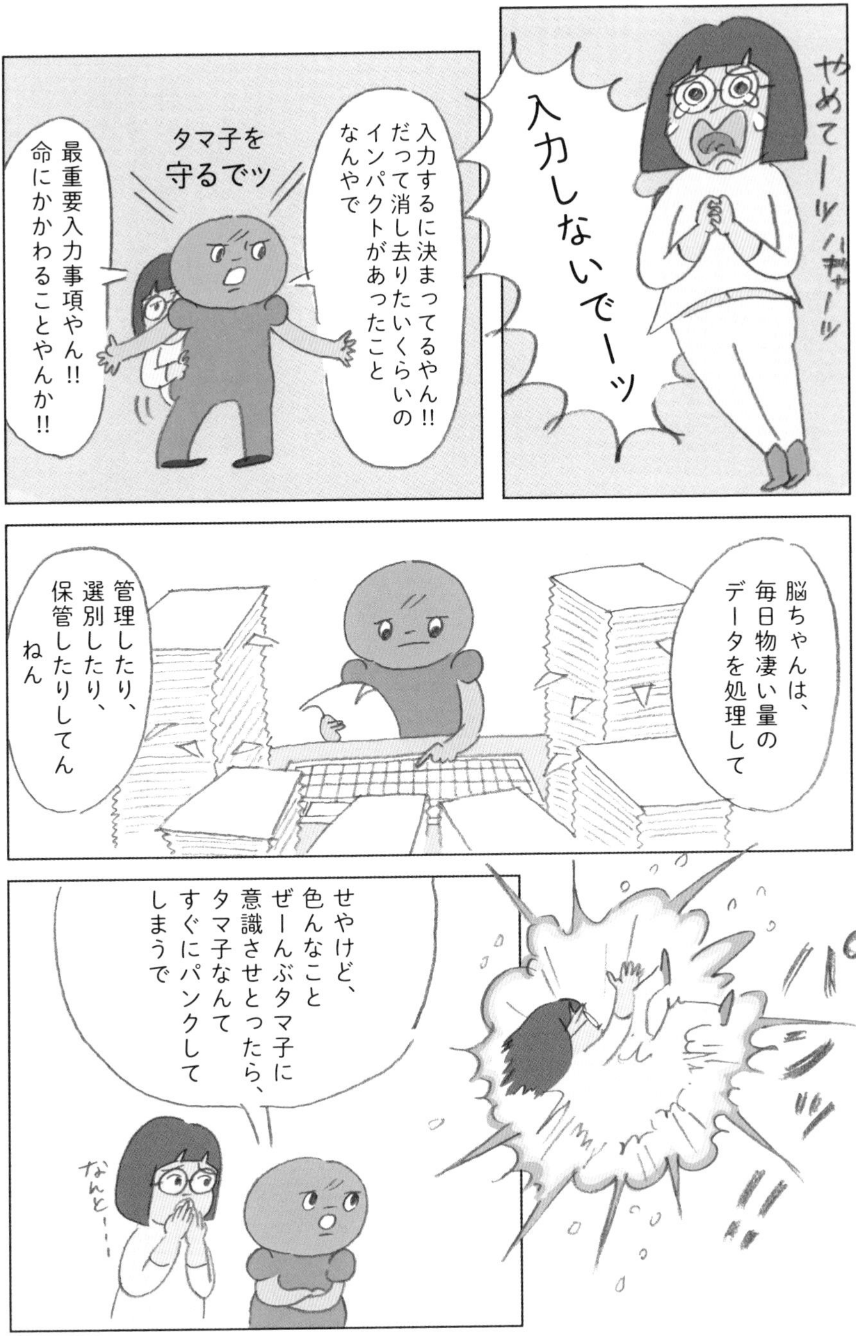
やめてーッ　ハギャーッ
入力しないでーッ
入力するに決まってるやん!!
だって消し去りたいくらいの
インパクトがあったこと
なんやで
タマ子を守るでッ
最重要入力事項やん!!
命にかかわることやんか!!
脳ちゃんは、毎日物凄い量のデータを処理して
管理したり、選別したり、保管したりしてん
ねん
パ
せやけど、色んなことぜーんぶタマ子に意識させとったら、タマ子なんてすぐにパンクしてしまうで
なんと…

格言　脳ちゃんは、毎日、膨大なデータを仕分けしてる働きもん

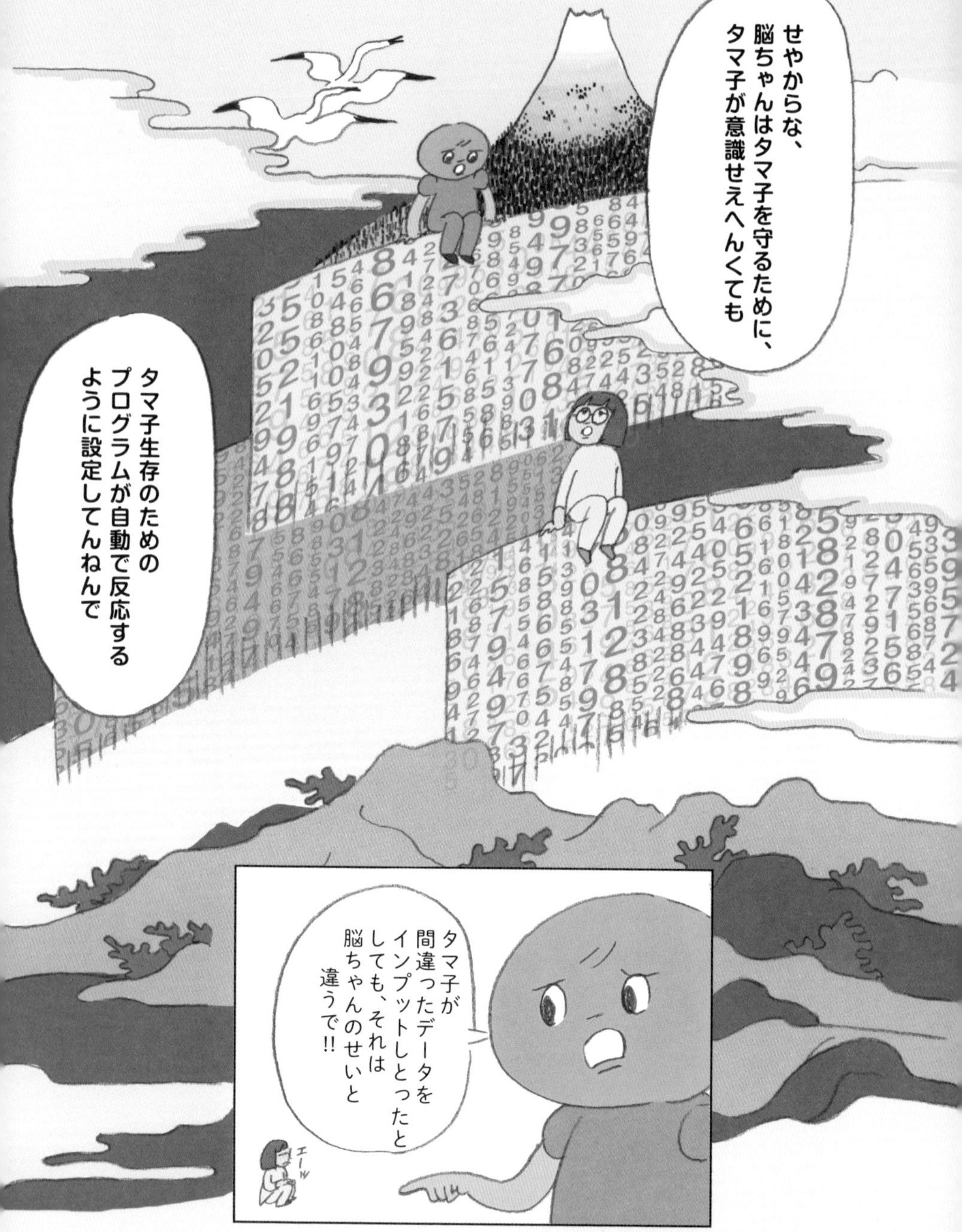
せやからな、脳ちゃんはタマ子を守るために、タマ子が意識せえへんくても
タマ子生存のためのプログラムが自動で反応するように設定してんねんで
タマ子が間違ったデータをインプットしとったとしても、それは脳ちゃんのせいと違うで!!
エール

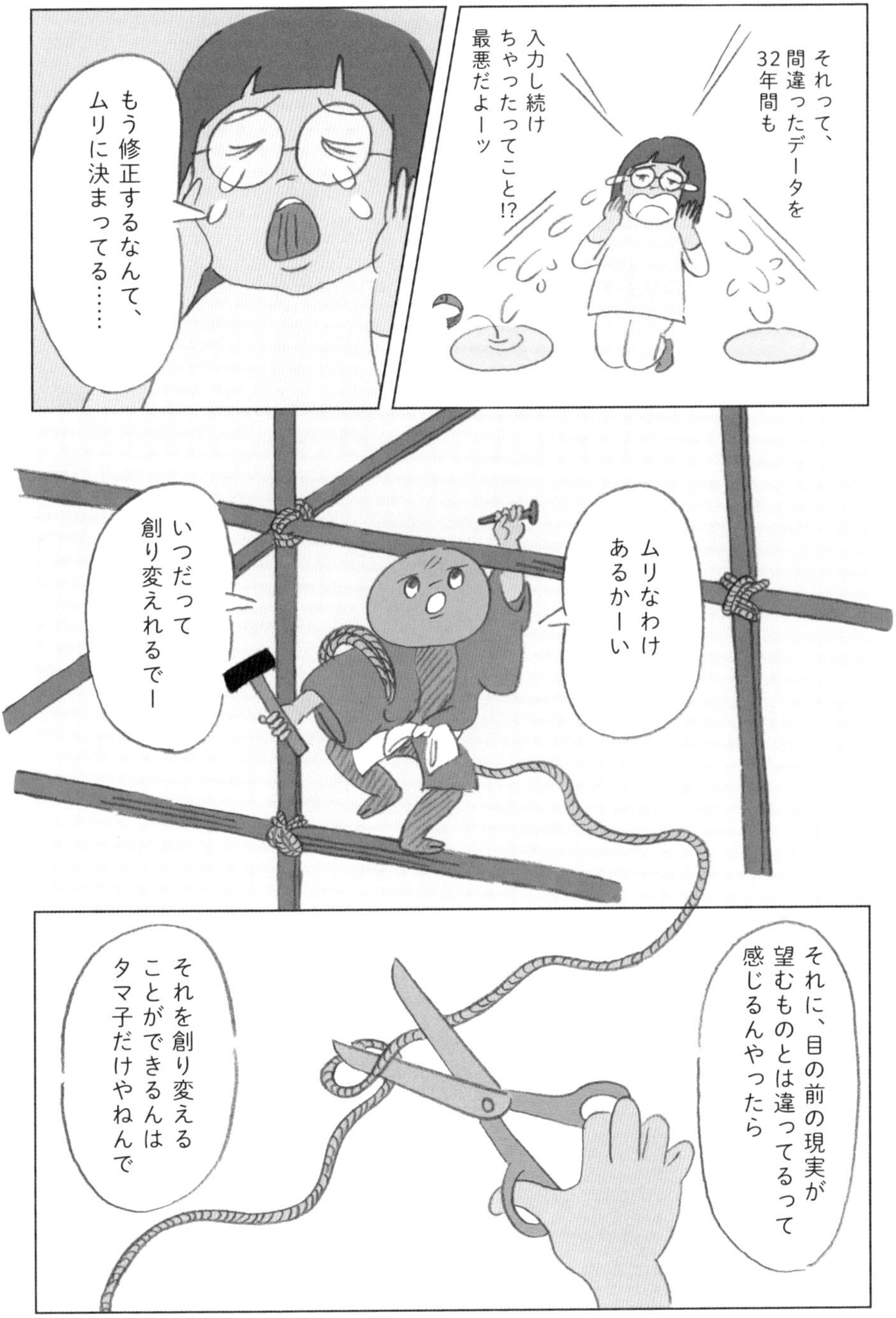
それって、間違ったデータを32年間も
入力し続けちゃったってこと!?最悪だよーッ
もう修正するなんて、ムリに決まってる……
ムリなわけあるかーい
いつだって創り変えれるでー
それに、目の前の現実が望むものとは違ってるって感じるんやったら
それを創り変えることができるんはタマ子だけやねんで

格言　いつだって「今」は創り変えれるで！

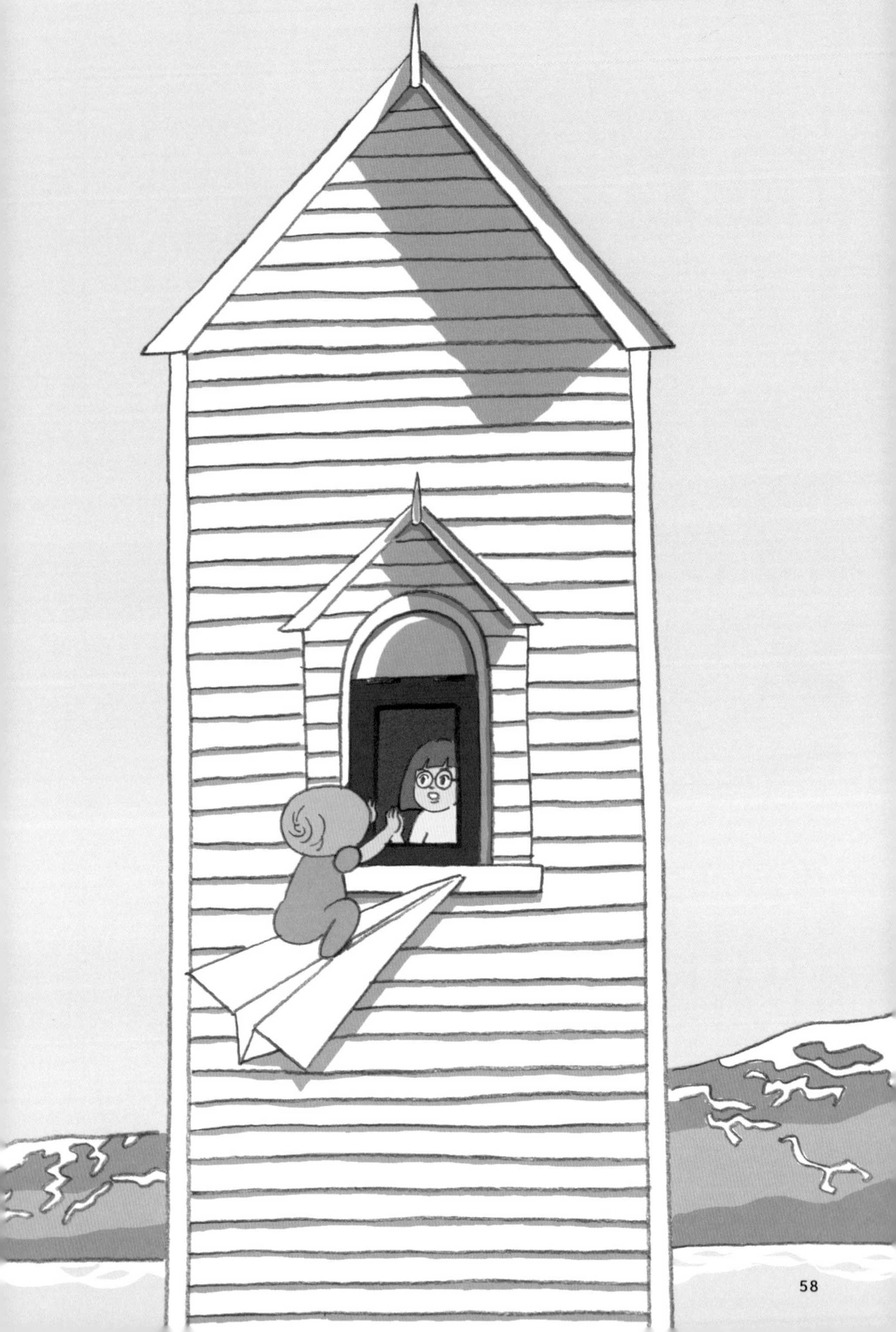

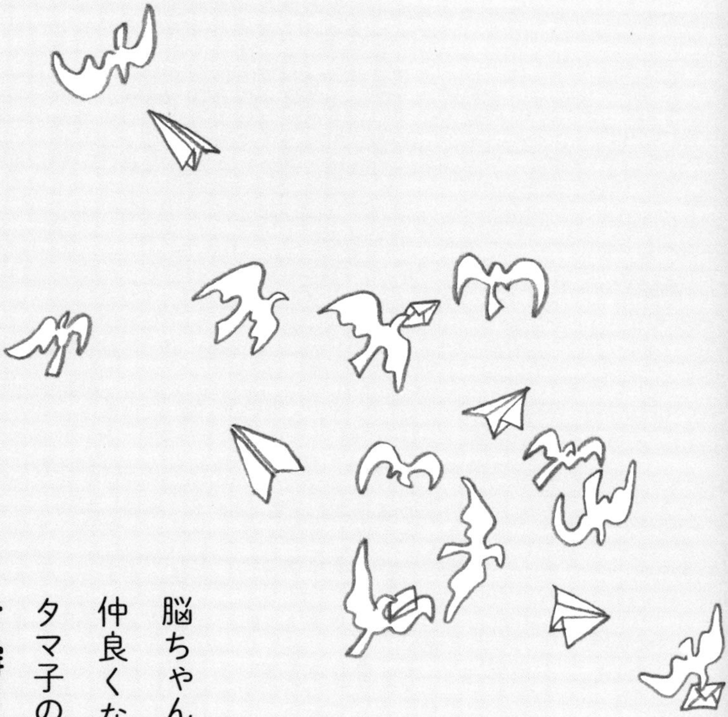

脳ちゃんと
仲良くなれたら
タマ子の世界は
一瞬で変わんねんで

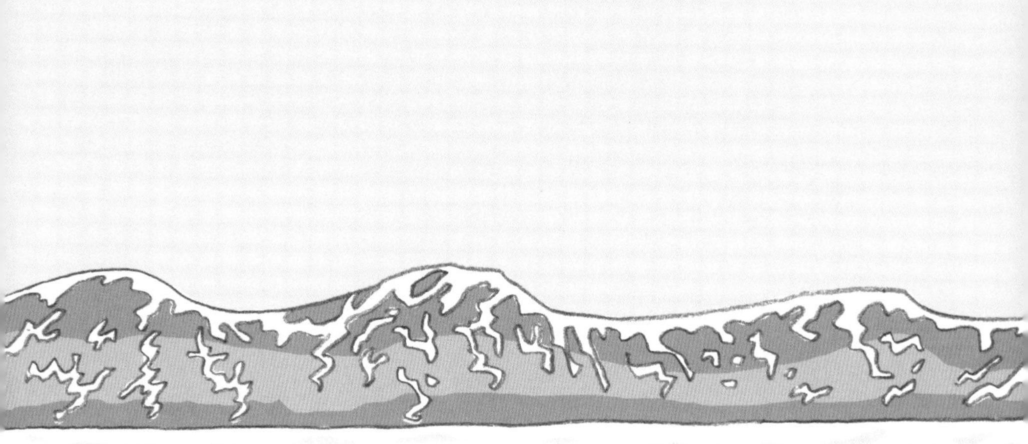

脳ちゃんからの

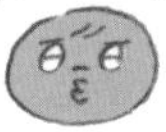

プチアドバイス

「嫌な思い出を忘れられないのは脳ちゃんの優しさやで」

あなたが好きやとか嫌いやとか思ってるもんは、
すべて所詮、過去のデータに対する
反応でしかあらへん。
「性格」やと思てるもんも同様や。
育ってきた環境やら言われた言葉、その時の
インパクトを元に形成された幻想でしかないんや。
そして、それはなんのために作った
幻想なんかと言えば、脳ちゃんがあなたを守るためや。
「危険」と感じたことをコレクションしていくことで、
あなたを危険から遠ざけようとしてんねん。
つまり、嫌な思い出が消えへんのって、
脳ちゃんの優しさなんやで！
ただ、データを元に作った幻想でしかないってことは、
書き換えもできるってことや。
大元のデータを入力し直せばいいんやからな。
そしたら、その入力データはどこにあって、
そのデータがどうすれば書き換えられるのか、
これからゆっくり見ていこな。

第3夜

脳ちゃんが過去を変えてあげる！

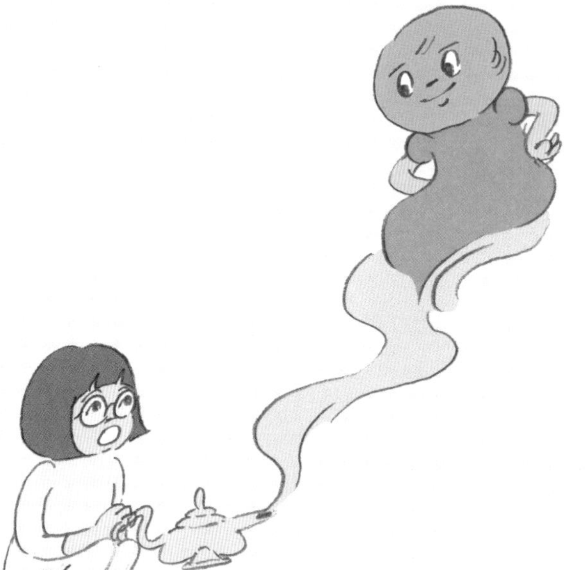

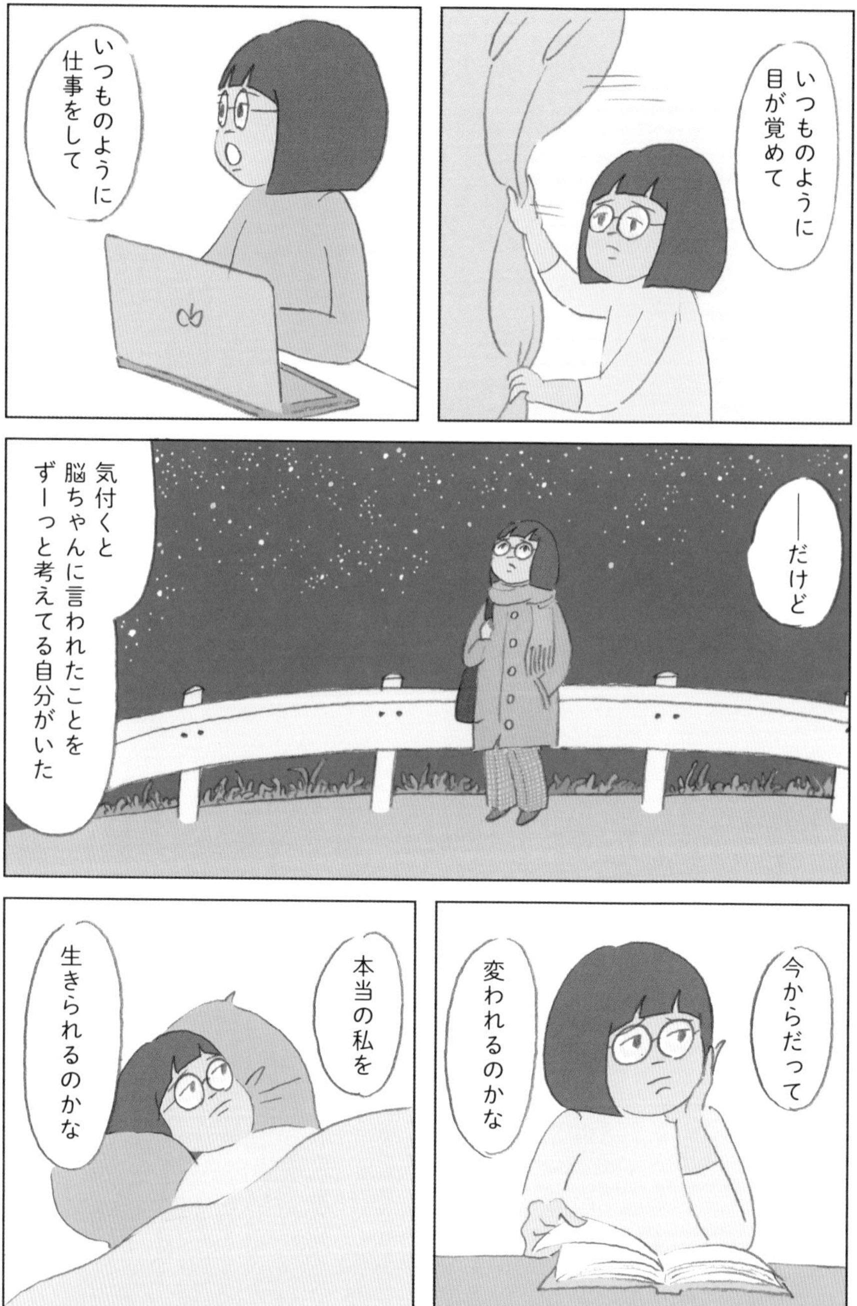
いつものように目が覚めて
いつものように仕事をして
——だけど
気付くと脳ちゃんに言われたことをずーっと考えてる自分がいた
今からだって変われるのかな
本当の私を生きられるのかな

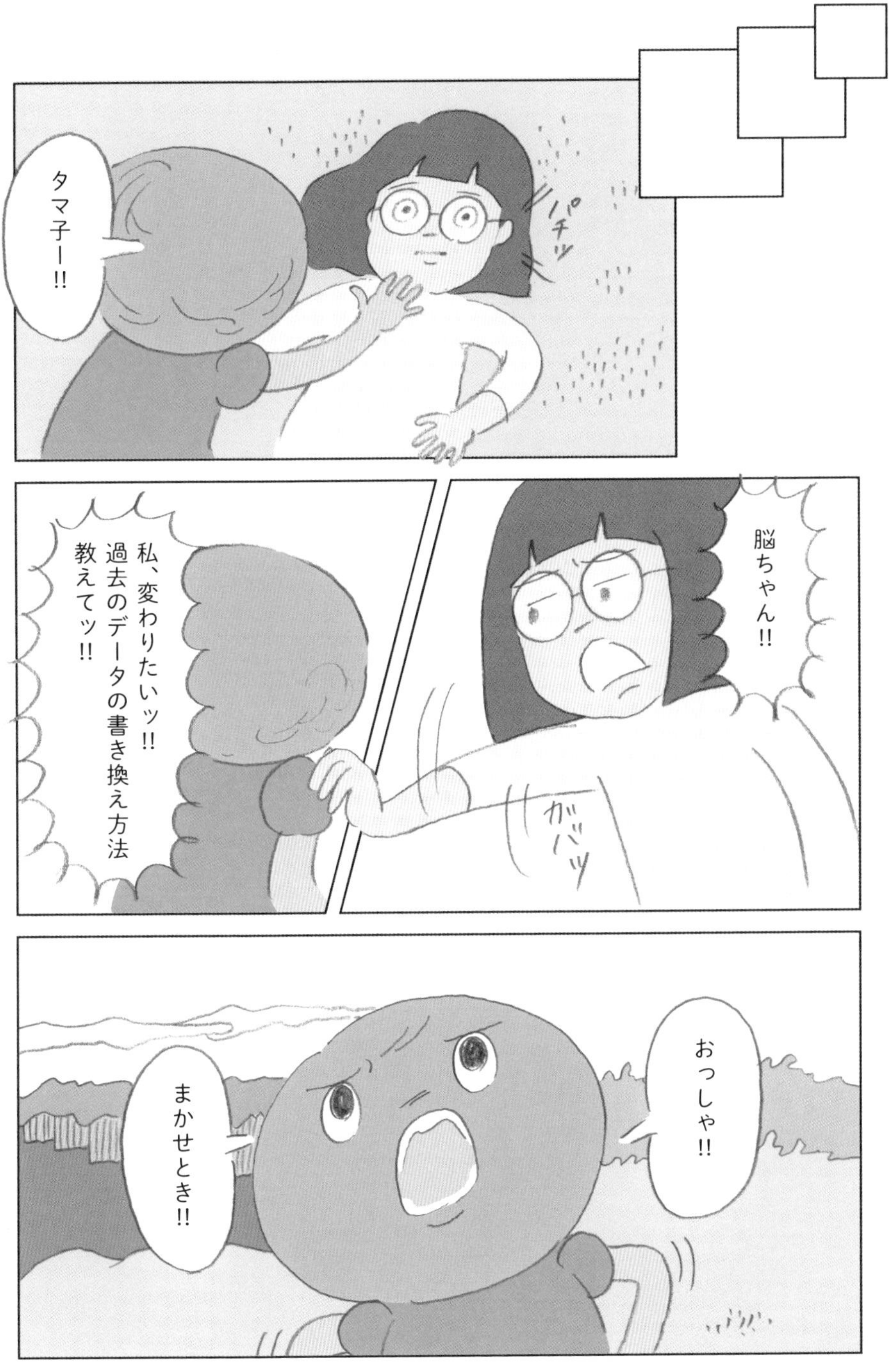
タマ子ー!!
パチッ
脳ちゃん!!
私、変わりたいッ!!
過去のデータの書き換え方法
教えてッ!!
ガバッ
おっしゃ!!
まかせとき!!

格言　「過去」は、過去のデータの書き換えで変えられる！

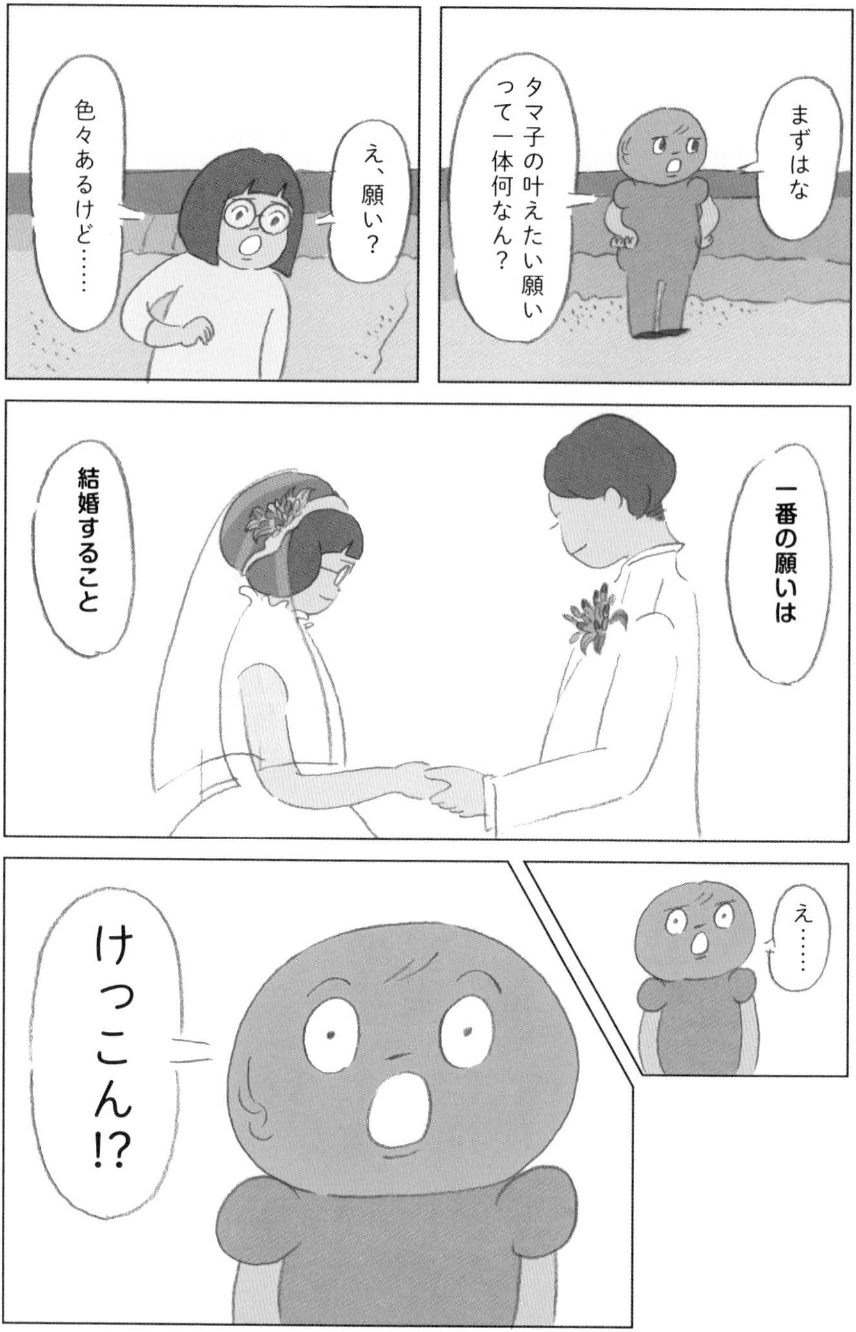
まずはな
タマ子の叶えたい願いって一体何なん？
え、願い？
色々あるけど……
一番の願いは
結婚すること
え……
けっこん⁉

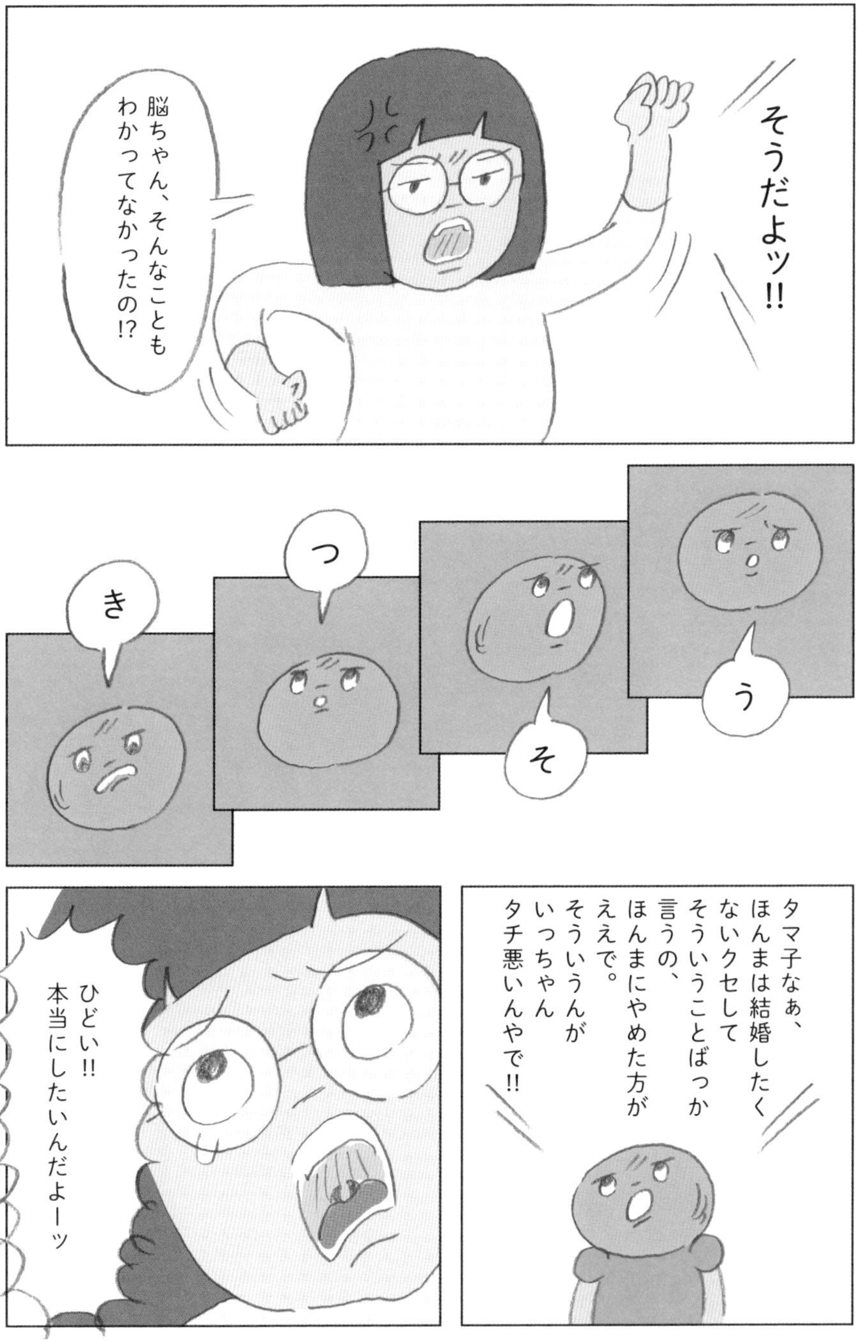
そうだよッ!!
脳ちゃん、そんなこともわかってなかったの!?
う
そ
つ
き
タマ子なぁ、ほんまは結婚したくないクセしてそういうことばっか言うの、ほんまにやめた方がええで。そういうんがいっちゃんタチ悪いんやで!!
ひどい!! 本当にしたいんだよーッ

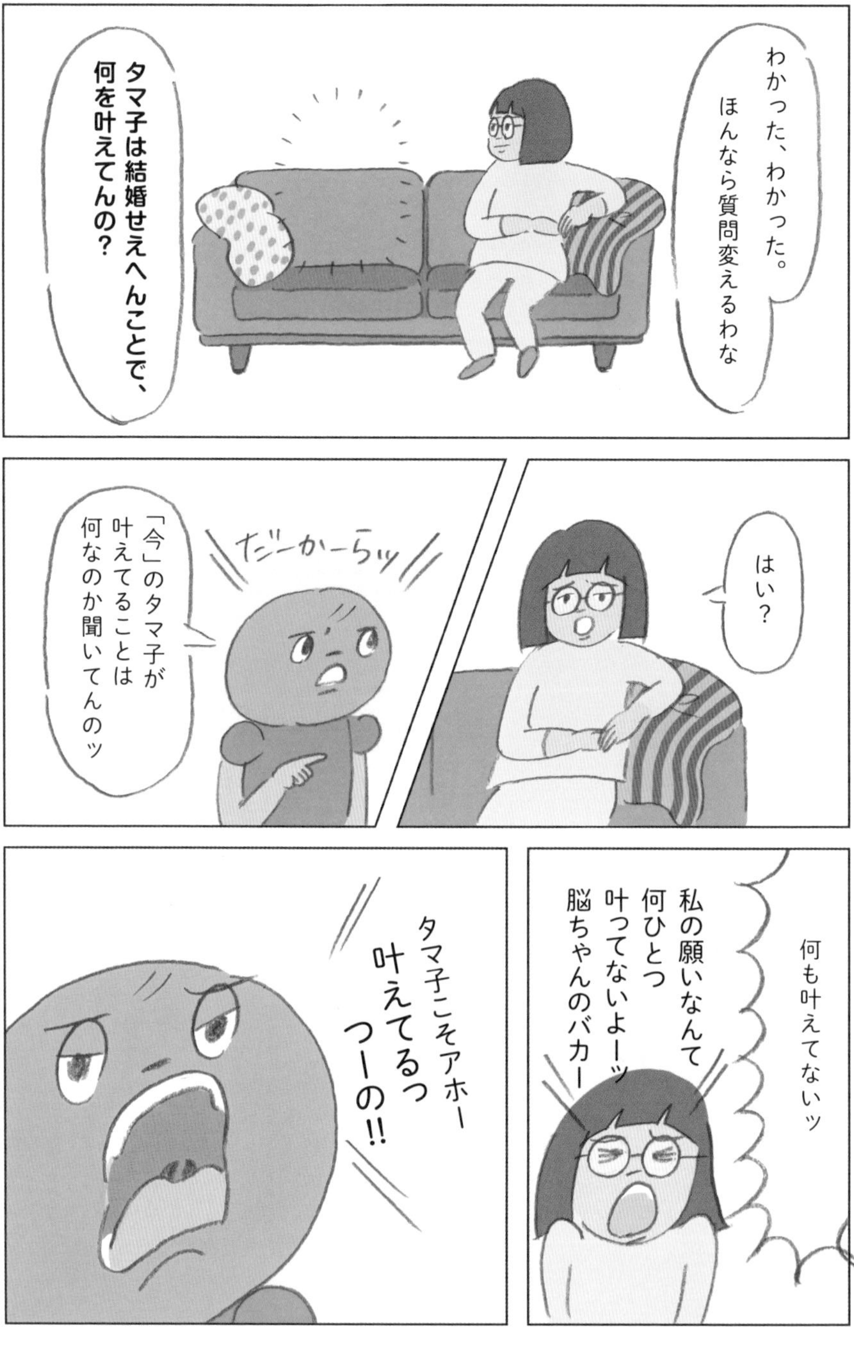
わかった、わかった。
ほんなら質問変えるわな
タマ子は結婚せえへんことで、
何を叶えてんの？
はい？
だーかーらッ
「今」のタマ子が
叶えてることは
何なのか聞いてんのッ
何も叶えてないッ
私の願いなんて
何ひとつ
叶ってないよーッ
脳ちゃんのバカー
タマ子こそアホー
叶えてるっ
つーの!!

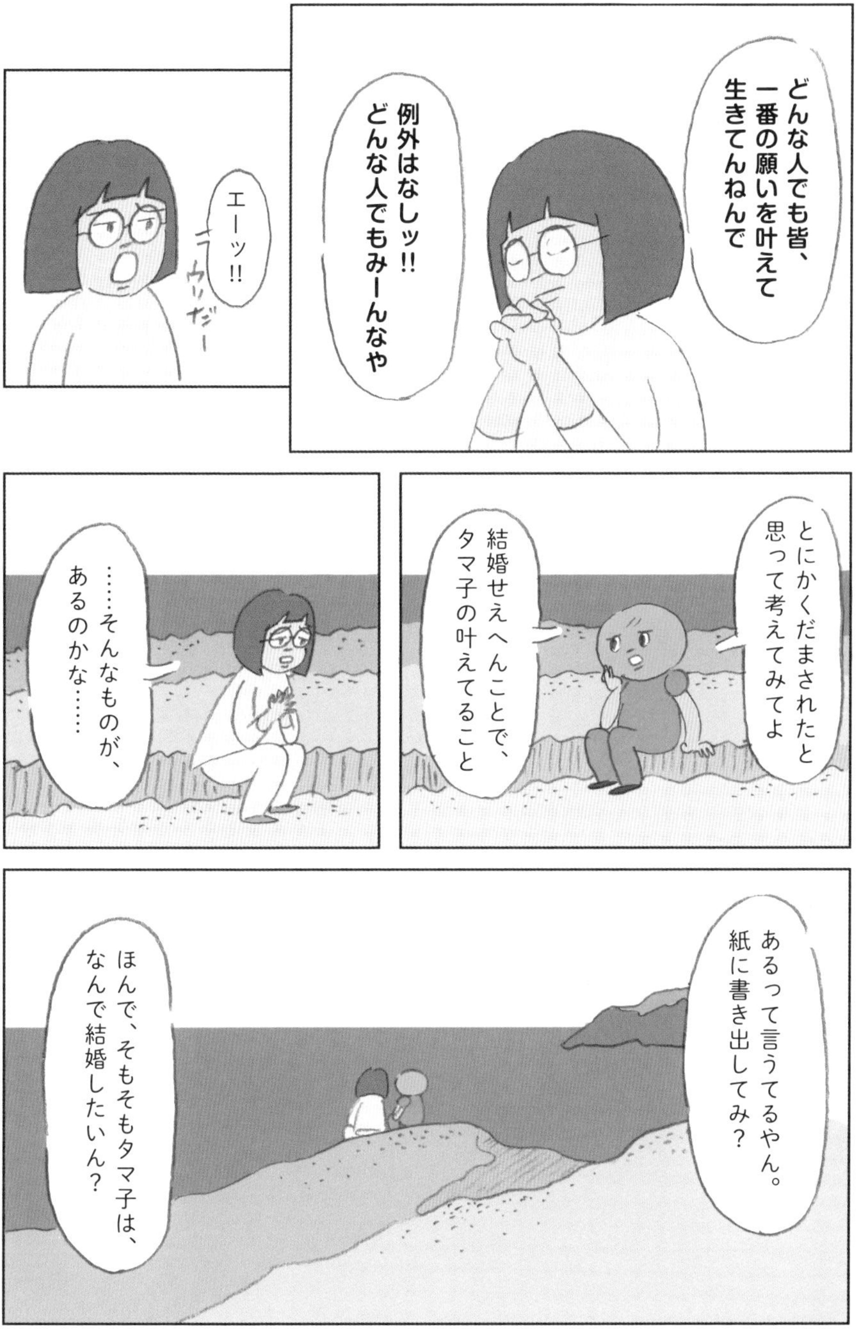
どんな人でも皆、一番の願いを叶えて生きてんねんで
例外はなしッ!! どんな人でもみーんなや
エーッ!!
ウソだー
とにかくだまされたと思って考えてみてよ
結婚せえへんことで、タマ子の叶えてること
……そんなものが、あるのかな……
あるって言うてるやん。紙に書き出してみ？
ほんで、そもそもタマ子は、なんで結婚したいん？

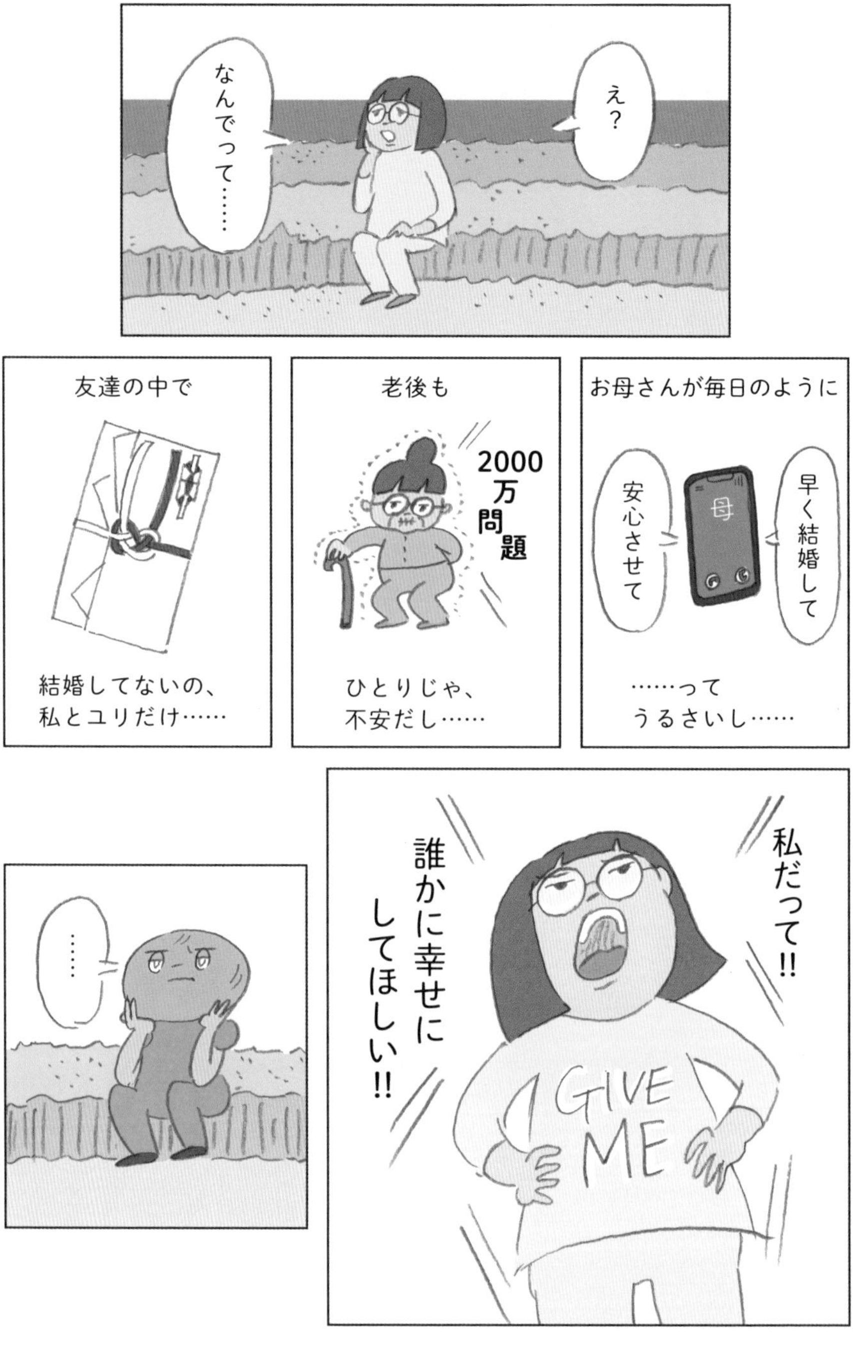
え？
なんでって……
友達の中で
結婚してないの、
私とユリだけ……
老後も
2000万問題
ひとりじゃ、
不安だし……
お母さんが毎日のように
早く結婚して
安心させて
母
……って
うるさいし……
私だって!!
誰かに幸せにしてほしい!!
GIVE ME
……

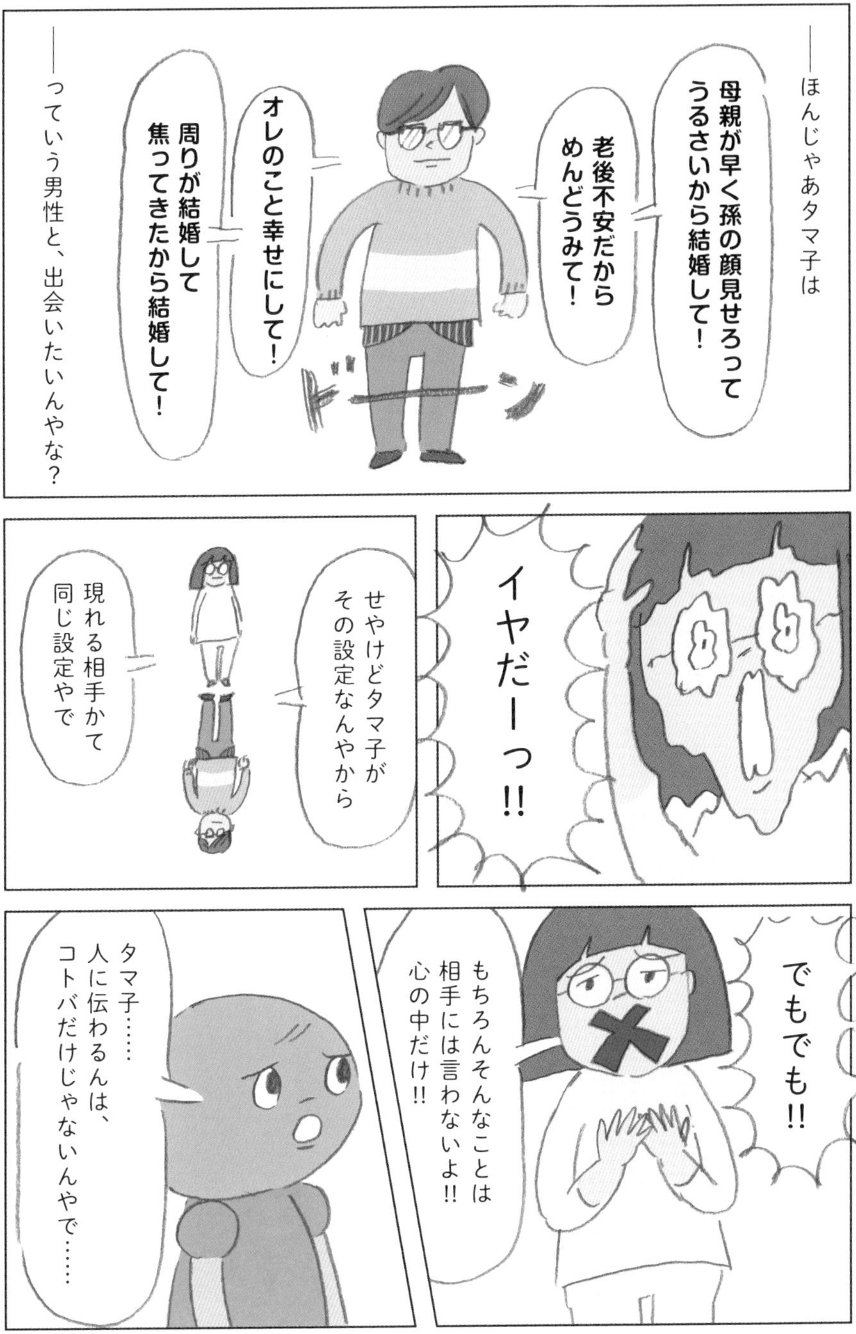
ーーほんじゃあタマ子は
母親が早く孫の顔見せろってうるさいから結婚して！
老後不安だからめんどうみて！
オレのこと幸せにして！
周りが結婚して焦ってきたから結婚して！
ーーっていう男性と、出会いたいんやな？
イヤだーっ!!
せやけどタマ子がその設定なんやから
現れる相手かて同じ設定やで
でもでも!!
もちろんそんなことは相手には言わないよ!!心の中だけ!!
タマ子……人に伝わるんは、コトバだけじゃないんやで……

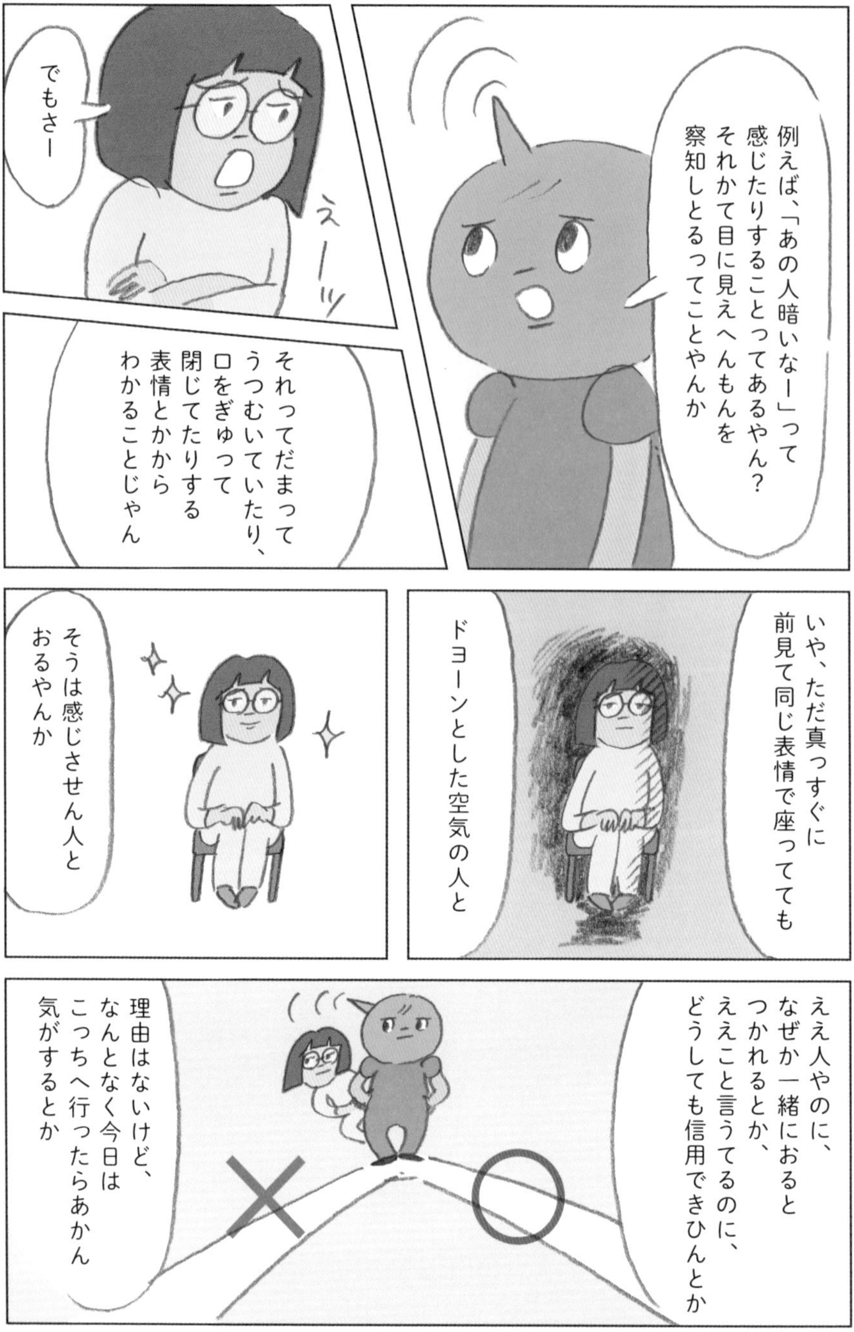
例えば、「あの人暗いなー」って感じたりすることってあるやん？それかて目に見えへんもんを察知しとるってことやんか
でもさー
えーーッ
それってだまってうつむいていたり、口をぎゅって閉じてたりする表情とかからわかることじゃん
いや、ただ真っすぐに前見て同じ表情で座っててもドヨーンとした空気の人と
そうは感じさせへん人とおるやんか
ええ人やのに、なぜか一緒におるとつかれるとか、ええこと言うてるのに、どうしても信用できひんとか
理由はないけど、なんとなく今日はこっちへ行ったらあかん気がするとか

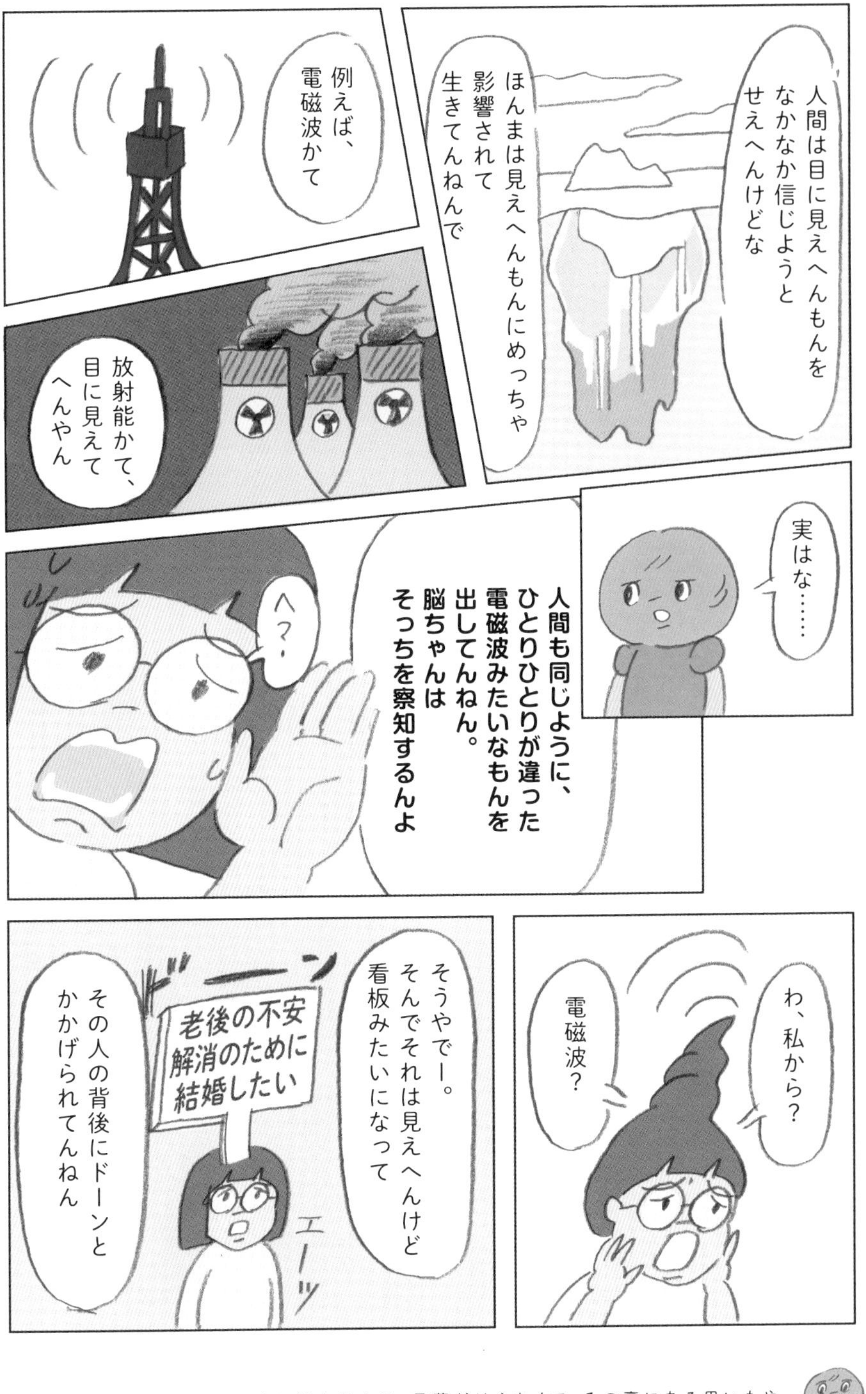
人間は目に見えへんもんを
なかなか信じようと
せえへんけどな
ほんまは見えへんもんにめっちゃ
影響されて
生きてんねんで
例えば、
電磁波かて
放射能かて、
目に見えて
へんやん
実はな……
人間も同じように、
ひとりひとりが違った
電磁波みたいなもんを
出してんねん。
脳ちゃんは
そっちを察知するんよ
へ？
わ、私から？
電磁波？
そうやでー。
そんでそれは見えへんけど
看板みたいになって
その人の背後にドーンと
かかげられてんねん
ドーーン
老後の不安
解消のために
結婚したい
エーッ

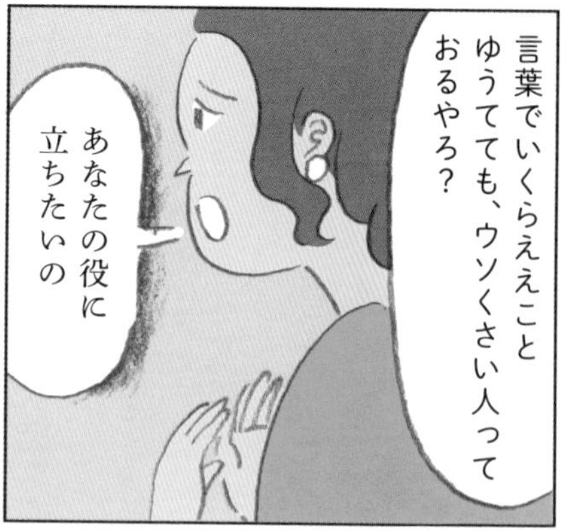
言葉でいくらええことゆうてても、ウソくさい人っておるやろ？
あなたの役に立ちたいの

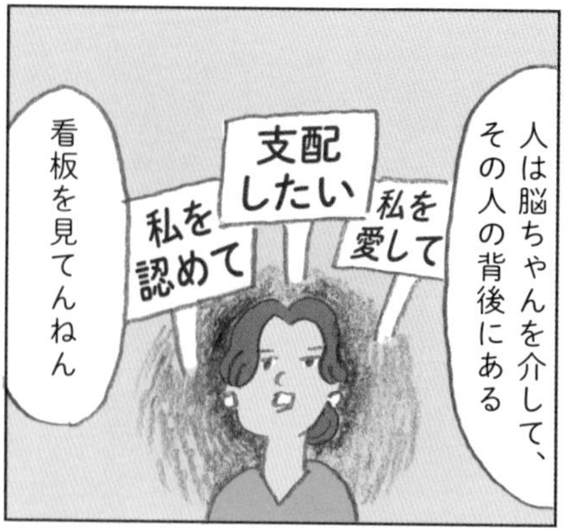
人は脳ちゃんを介して、その人の背後にある
私を愛して
支配したい
私を認めて
看板を見てんねん

そんでな、同じ看板をかかげてる者同士が

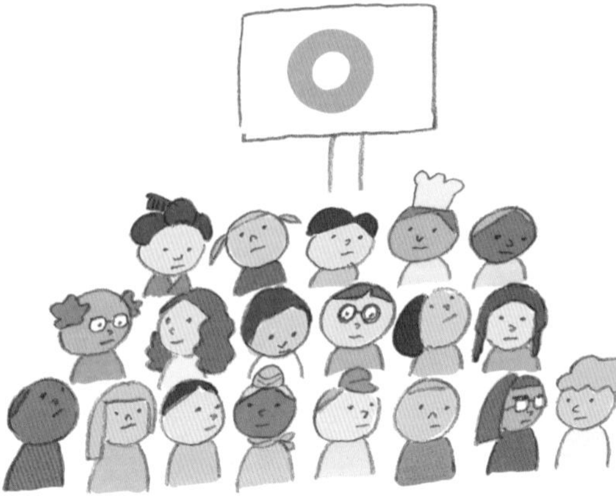

引き寄せられて集まるようになってんねんで

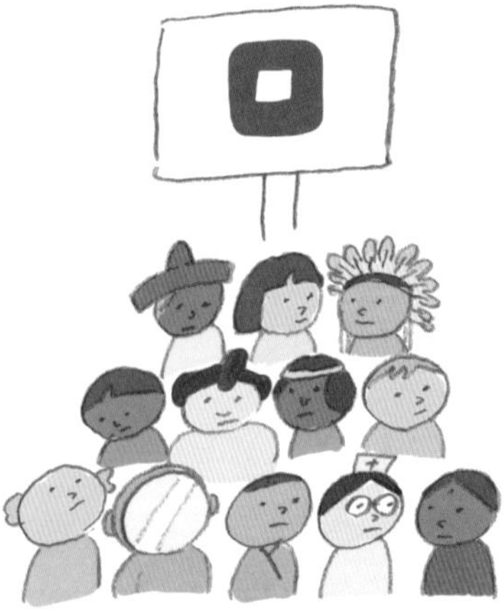

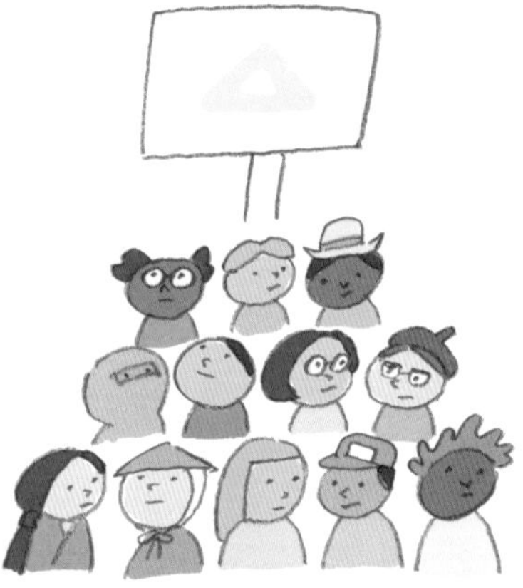

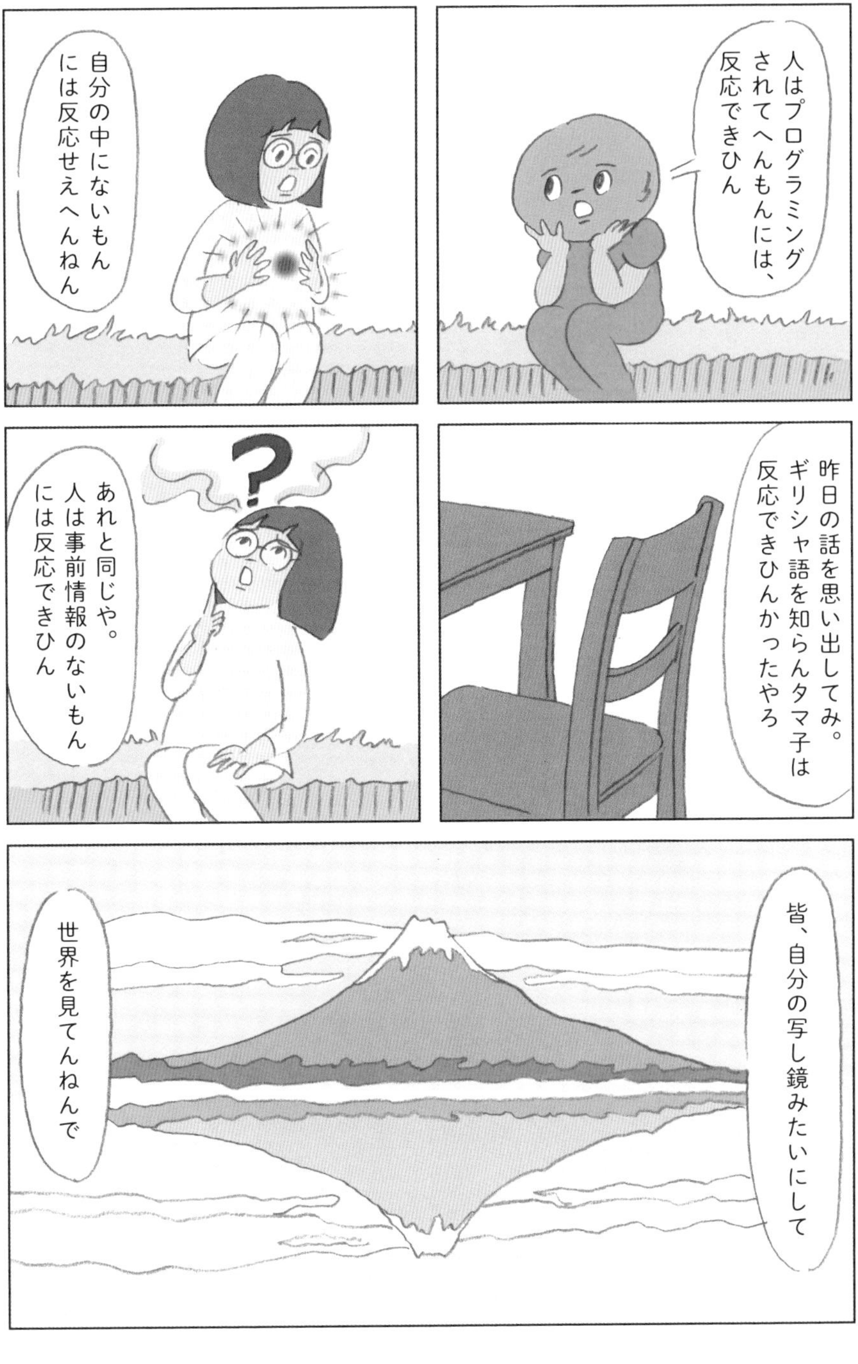
人はプログラミングされてへんもんには、反応できひん
自分の中にないもんには反応せえへんねん
昨日の話を思い出してみ。ギリシャ語を知らんタマ子は反応できひんかったやろ
あれと同じや。人は事前情報のないもんには反応できひん
皆、自分の写し鏡みたいにして
世界を見てんねんで

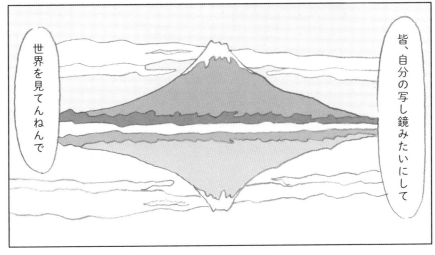

格言　相手をウソくさいと思うなら、その直感は大事にした方がええで

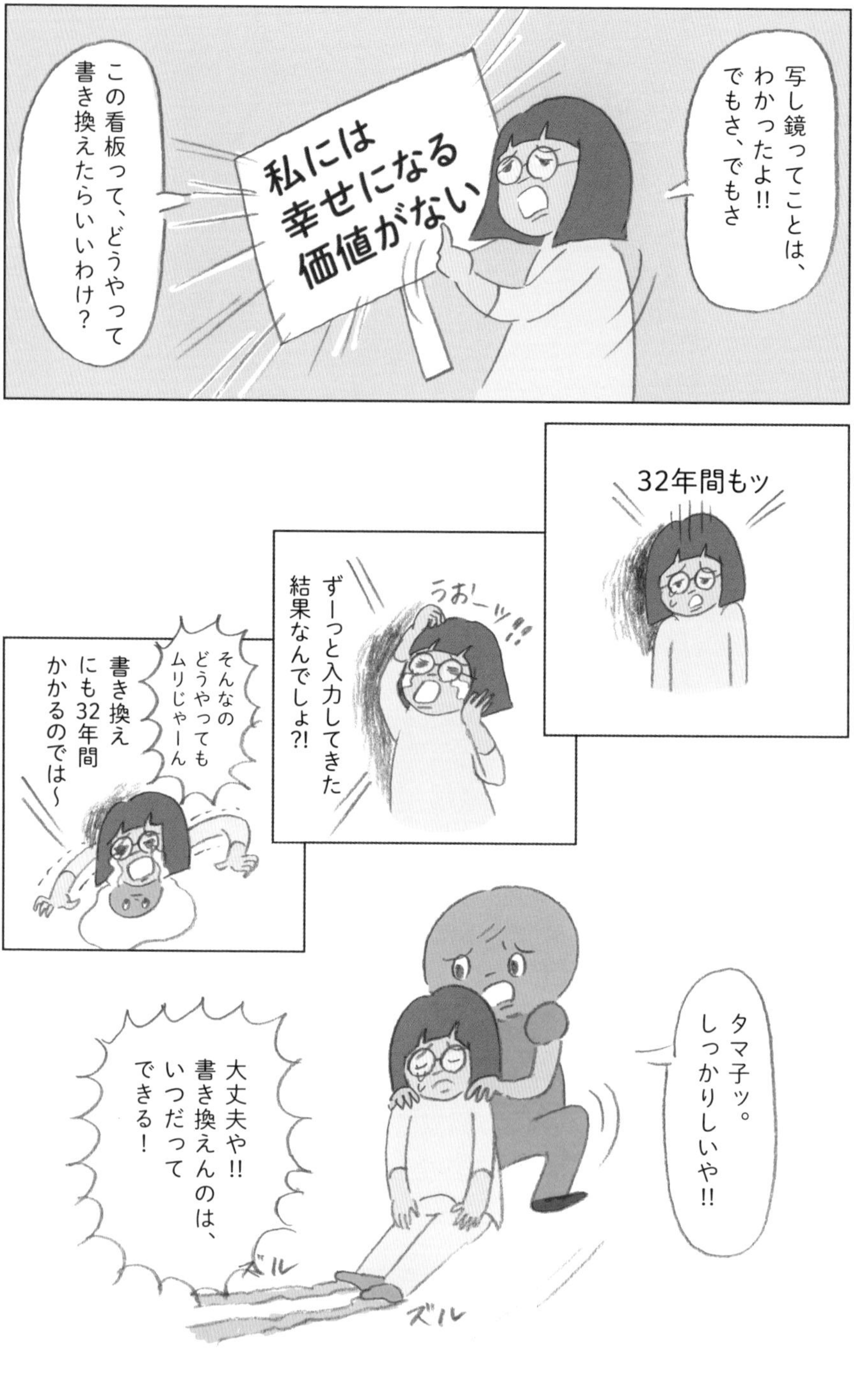
写し鏡ってことは、わかったよ!! でもさ、でもさ
私には幸せになる価値がない
この看板って、どうやって書き換えたらいいわけ？
32年間もッ
ずーっと入力してきた結果なんでしょ?!
うおーッ!!
そんなのどうやってもムリじゃーん
書き換えにも32年間かかるのでは～
タマ子ッ。しっかりしいや!!
大丈夫や!! 書き換えんのは、いつだってできる！
ズル
ズル

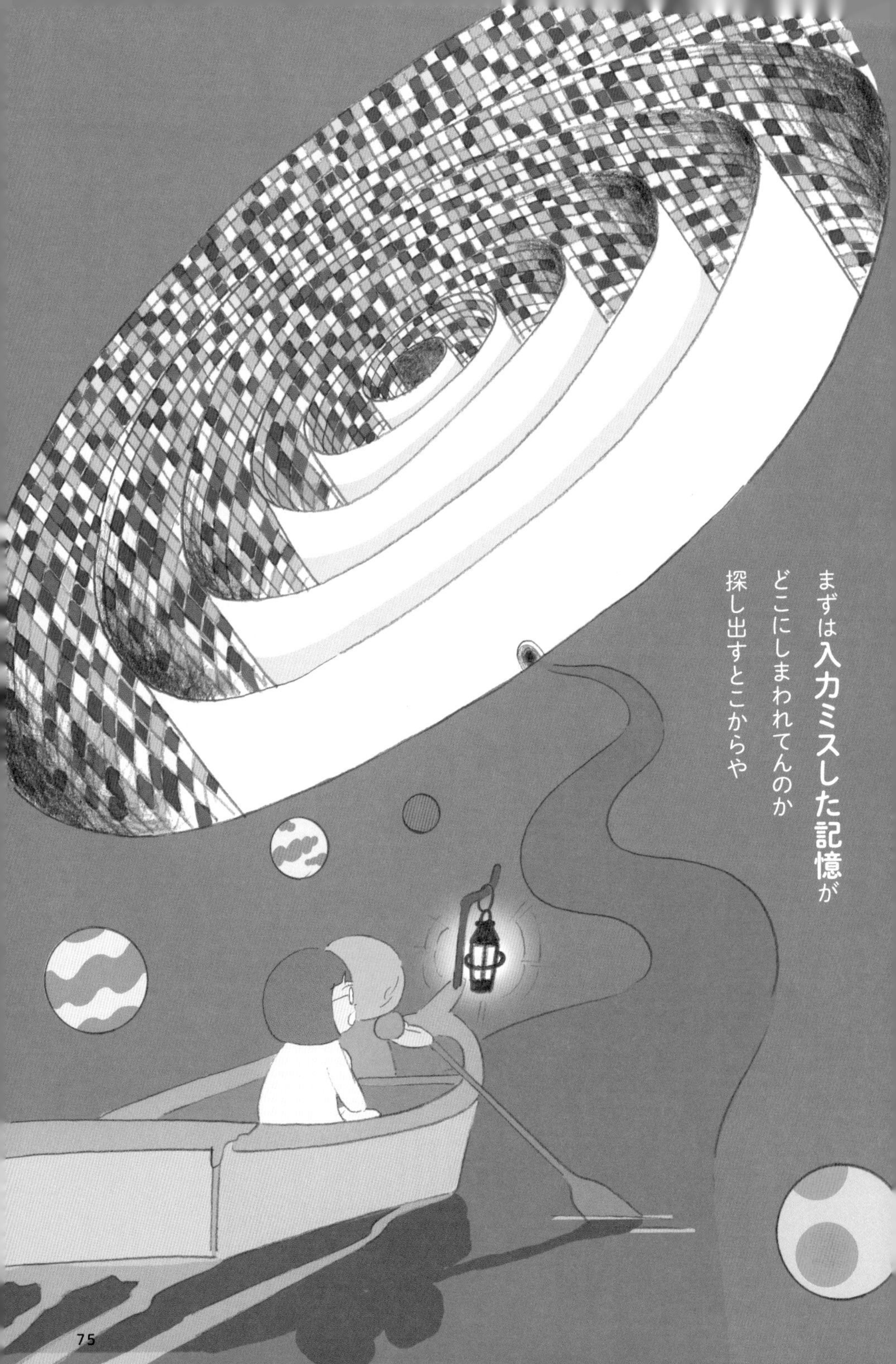

まずは**入力ミスした記憶**が
どこにしまわれてんのか
探し出すとこからや

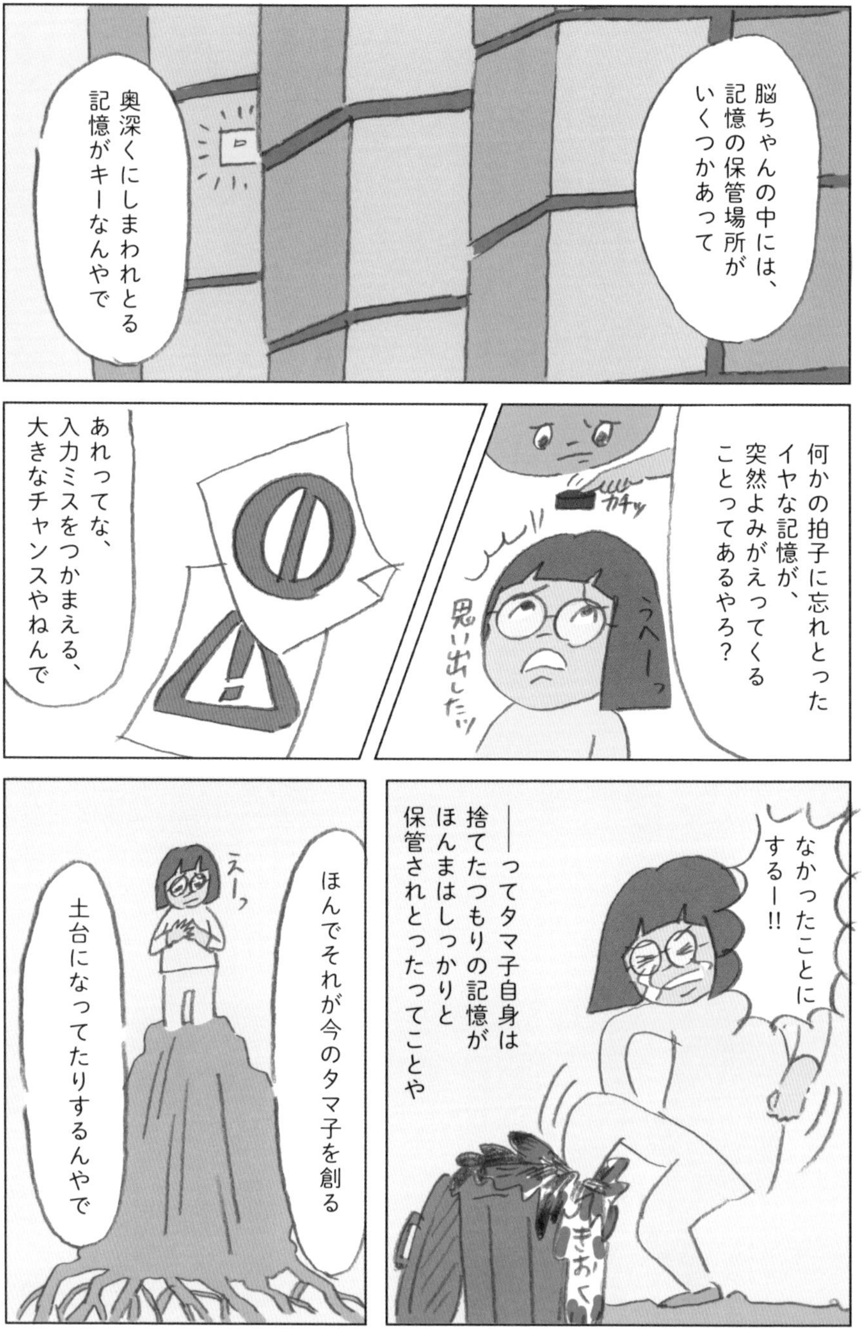
脳ちゃんの中には、記憶の保管場所がいくつかあって
奥深くにしまわれとる記憶がキーなんやで
何かの拍子に忘れとったイヤな記憶が、突然よみがえってくることってあるやろ?
カチッ
うへーっ
思い出したッ
あれってな、入力ミスをつかまえる、大きなチャンスやねんで
なかったことにするー!!
――ってタマ子自身は捨てたつもりの記憶がほんまはしっかりと保管されとったってことや
きおく
ほんでそれが今のタマ子を創る
土台になってたりするんやで

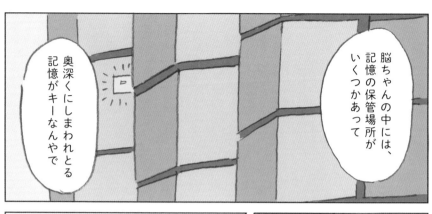

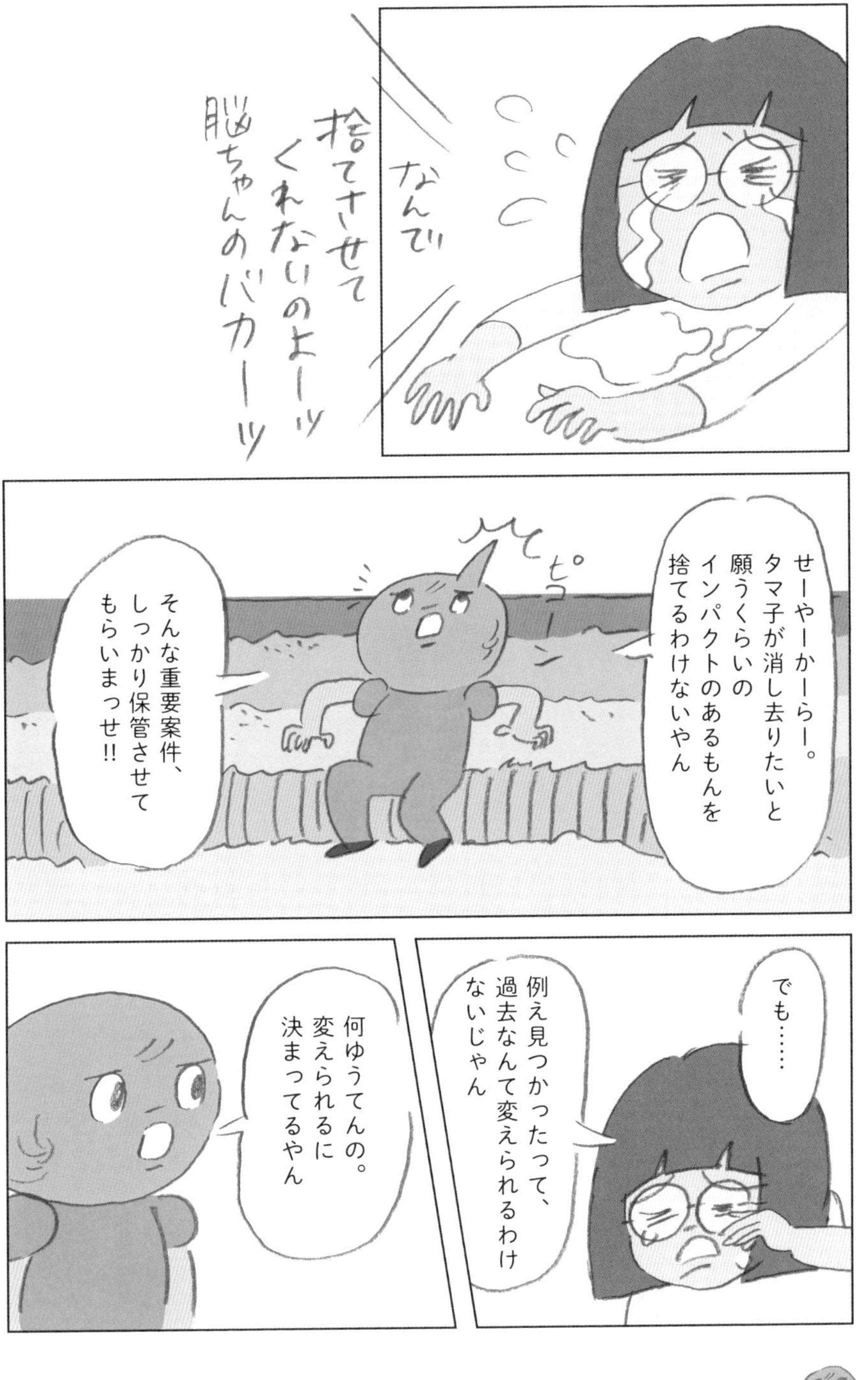
なんで
捨てさせてくれないのよーッ
脳ちゃんのバカーーッ
せーやーかーらー。タマ子が消し去りたいと願うくらいのインパクトのあるもんを捨てるわけないやん
ピコーン
そんな重要案件、しっかり保管させてもらいまっせ!!
でも……
例え見つかったって、過去なんて変えられるわけないじゃん
何ゆうてんの。変えられるに決まってるやん

　格言　イヤな記憶が蘇ってきたら、それは過去を変えるチャンスや

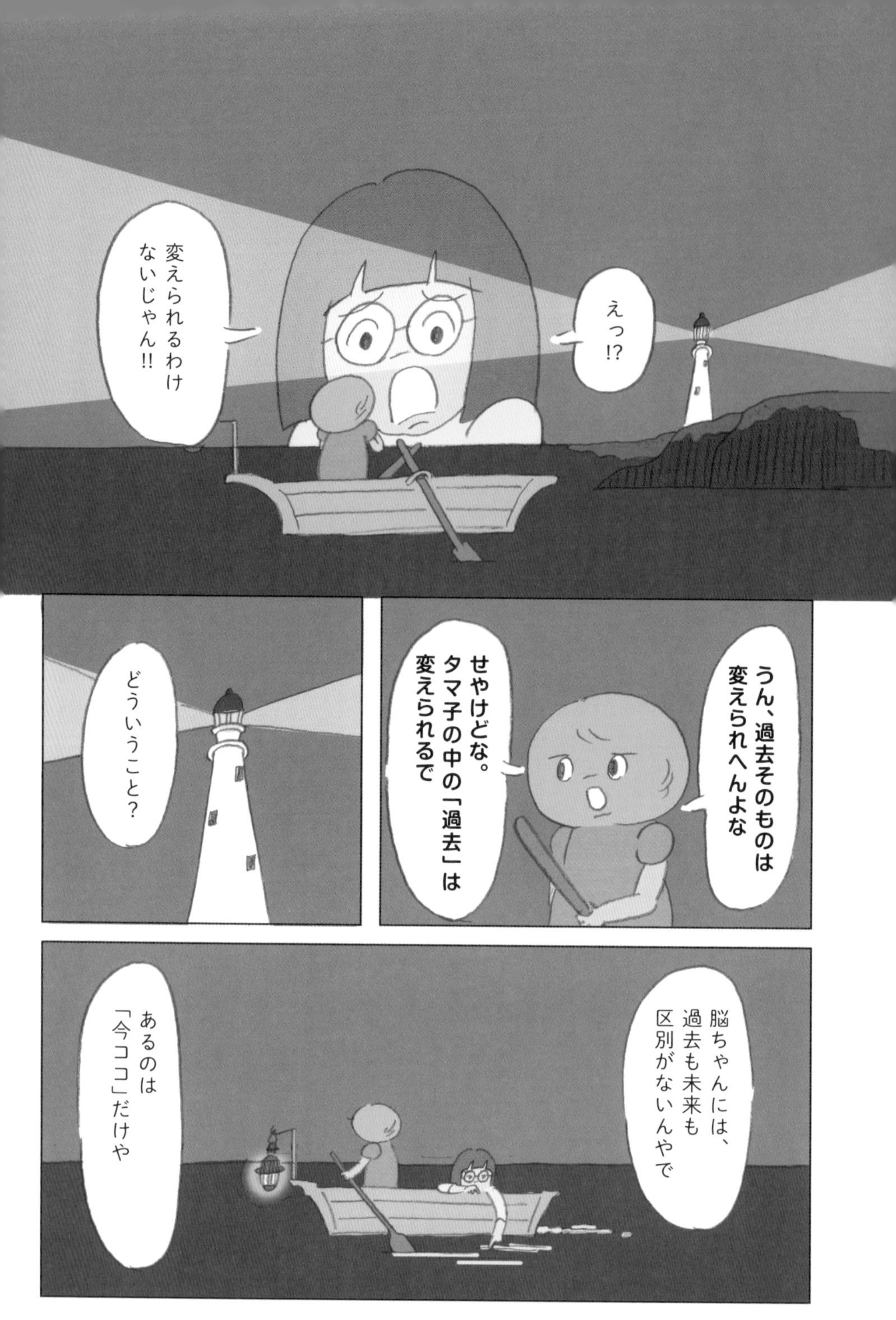
えっ!?
変えられるわけないじゃん!!
うん、過去そのものは変えられへんよな
せやけどな。タマ子の中の「過去」は変えられるで
どういうこと?
脳ちゃんには、過去も未来も区別がないんやで
あるのは「今ココ」だけや

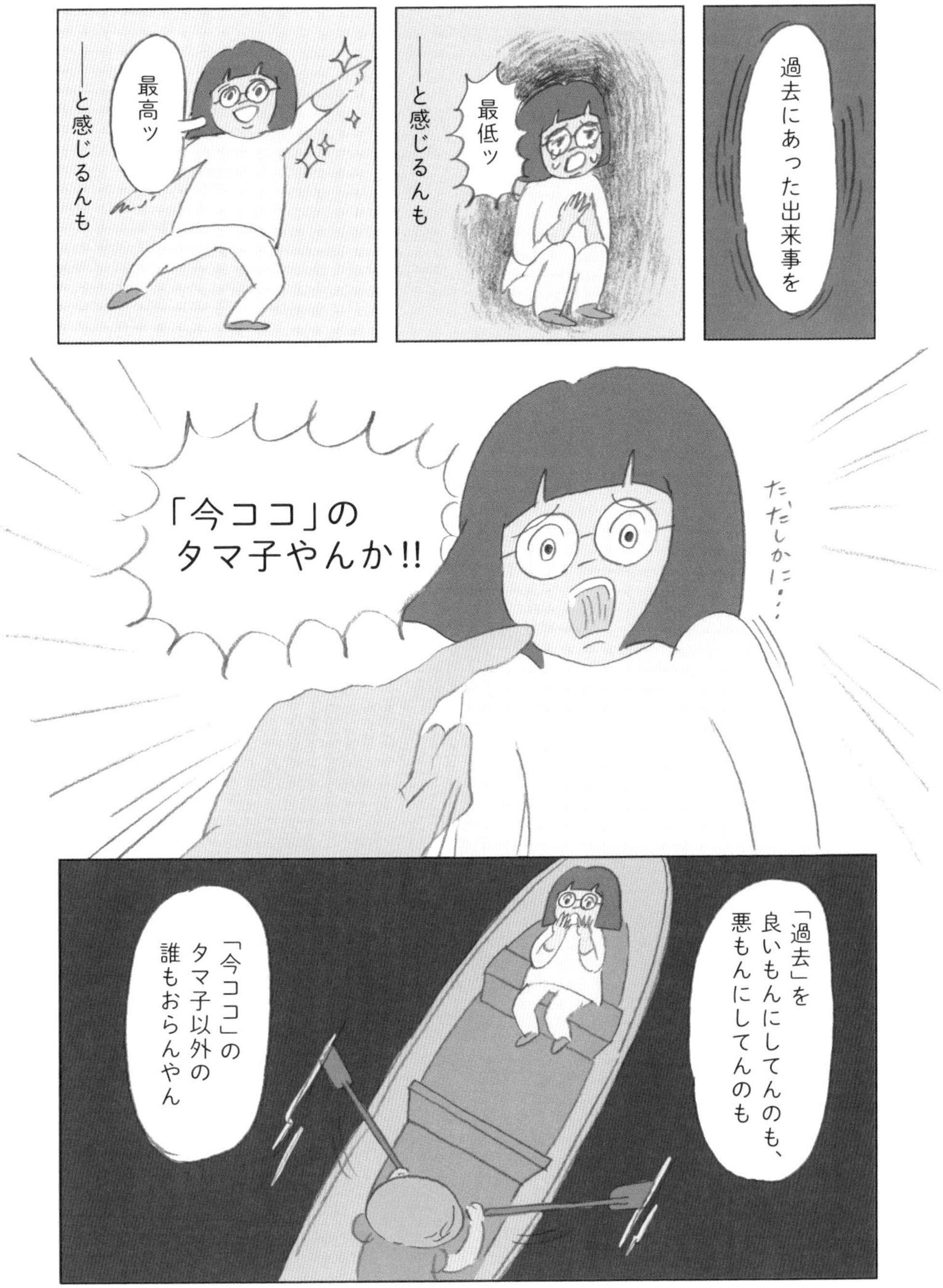
過去にあった出来事を
最低ッ
——と感じるんも
最高ッ
——と感じるんも
た、たしかに・・・
「今ココ」のタマ子やんか!!
「過去」を良いもんにしてんのも、悪もんにしてんのも
「今ココ」のタマ子以外の誰もおらんやん

格言　「過去」の出来事の意味を決めるんは、「今」の自分

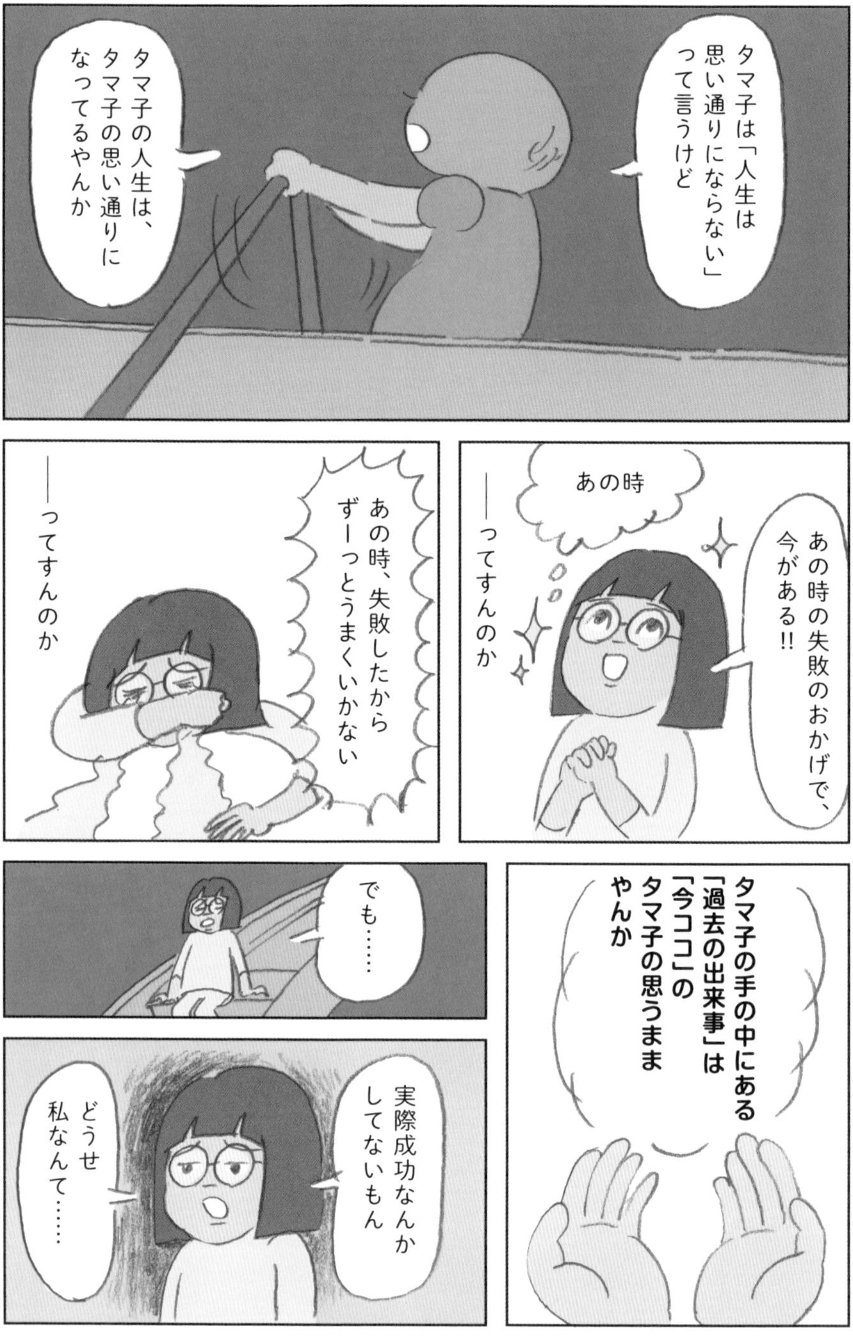
タマ子は「人生は思い通りにならない」って言うけど
タマ子の人生は、タマ子の思い通りになってるやんか
あの時の失敗のおかげで、今がある!!
あの時
――ってすんのか
あの時、失敗したからずーっとうまくいかない
――ってすんのか
タマ子の手の中にある「過去の出来事」は「今ココ」のタマ子の思うままやんか
でも……
実際成功なんかしてないもん
どうせ私なんて……

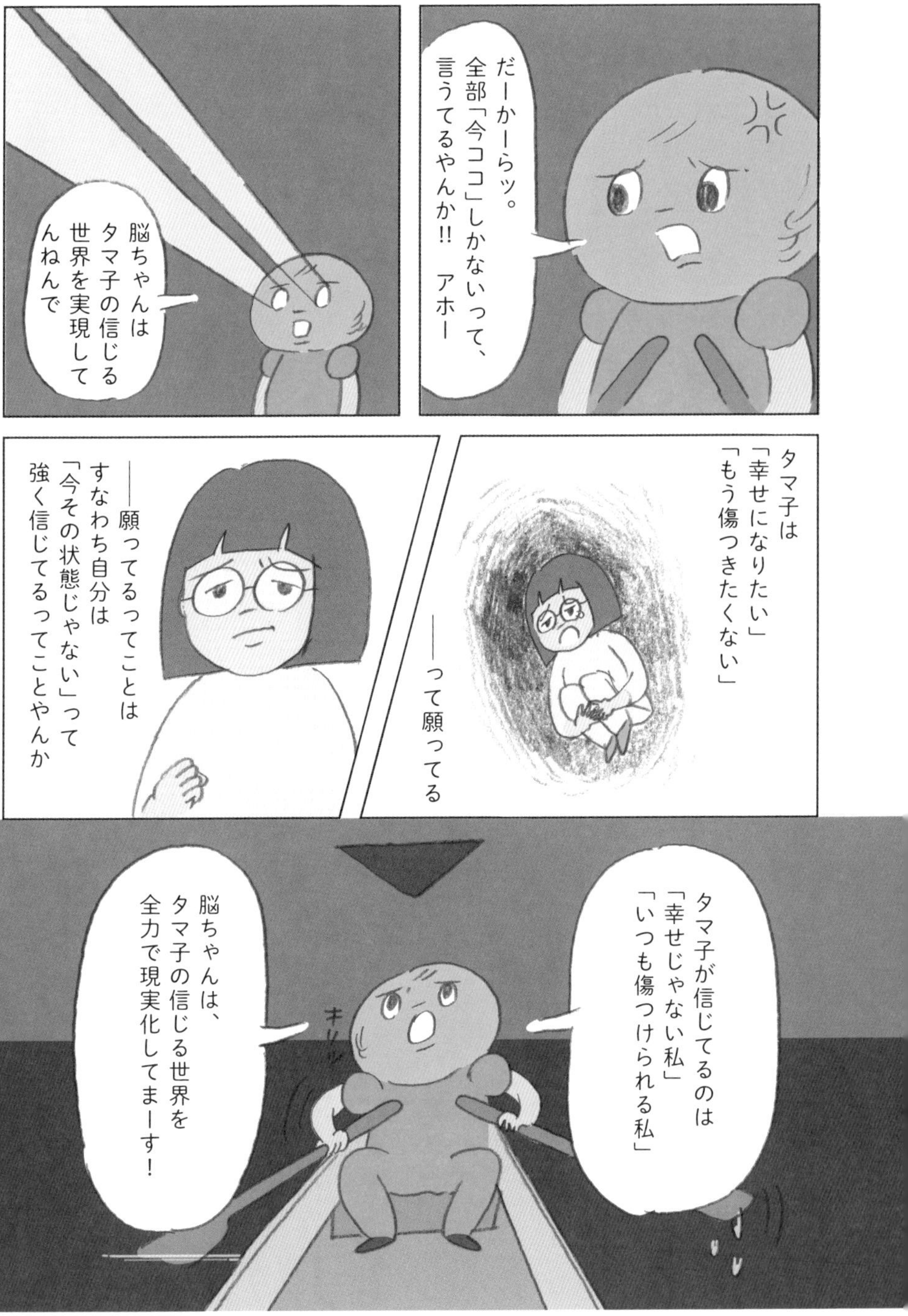
だーかーらッ。
全部「今ココ」しかないって、
言うてるやんか!!　アホー
脳ちゃんはタマ子の信じる世界を実現してんねんで
タマ子は「幸せになりたい」「もう傷つきたくない」
──って願ってる
──願ってるってことはすなわち自分は「今その状態じゃない」って強く信じてるってことやんか
タマ子が信じてるのは「幸せじゃない私」「いつも傷つけられる私」
脳ちゃんは、タマ子の信じる世界を全力で現実化してまーす！

格言　「過去」自体は変わらんけど、自分の中の「過去」は変えられる

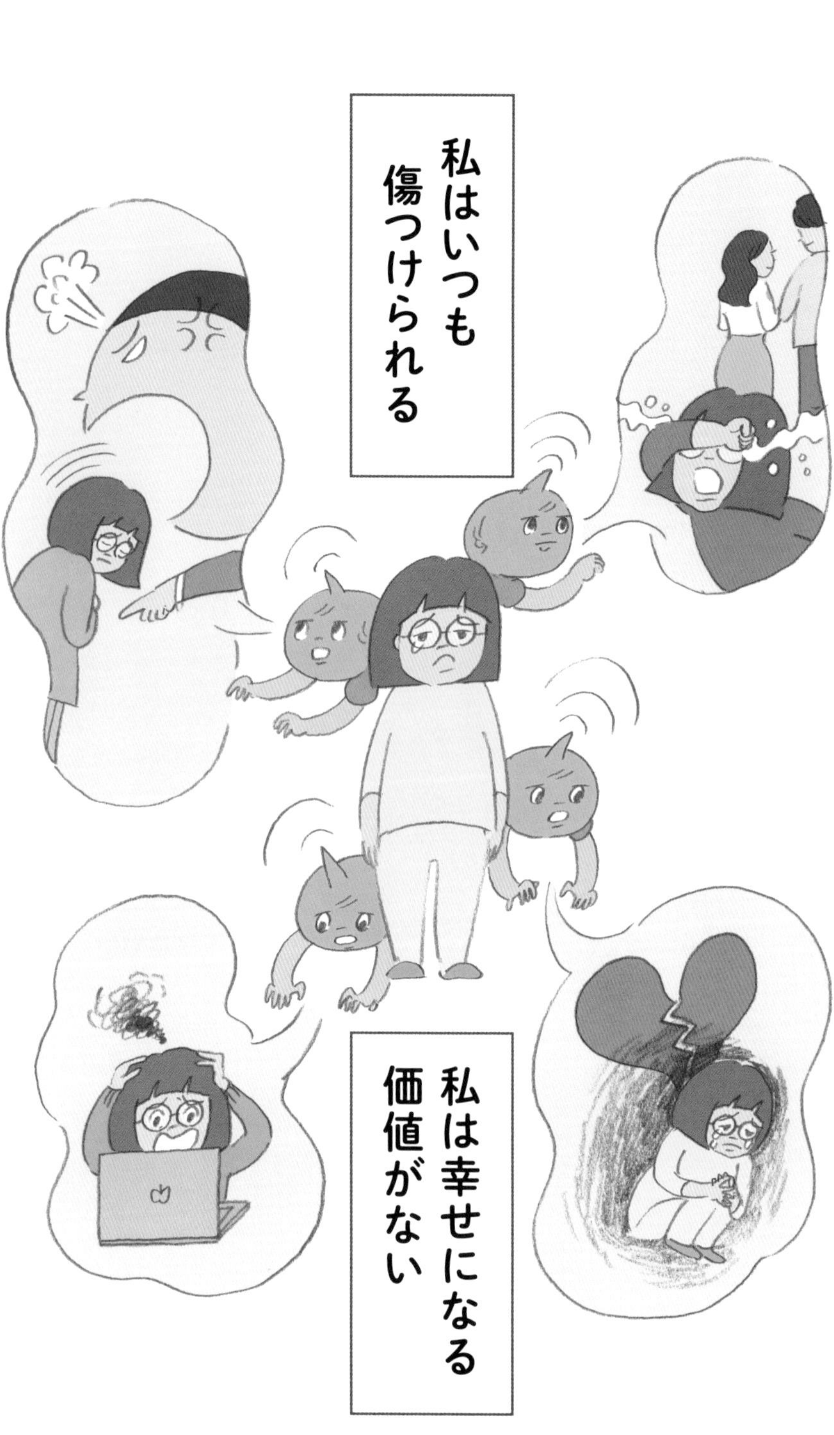
私はいつも
傷つけられる
私は幸せになる
価値がない

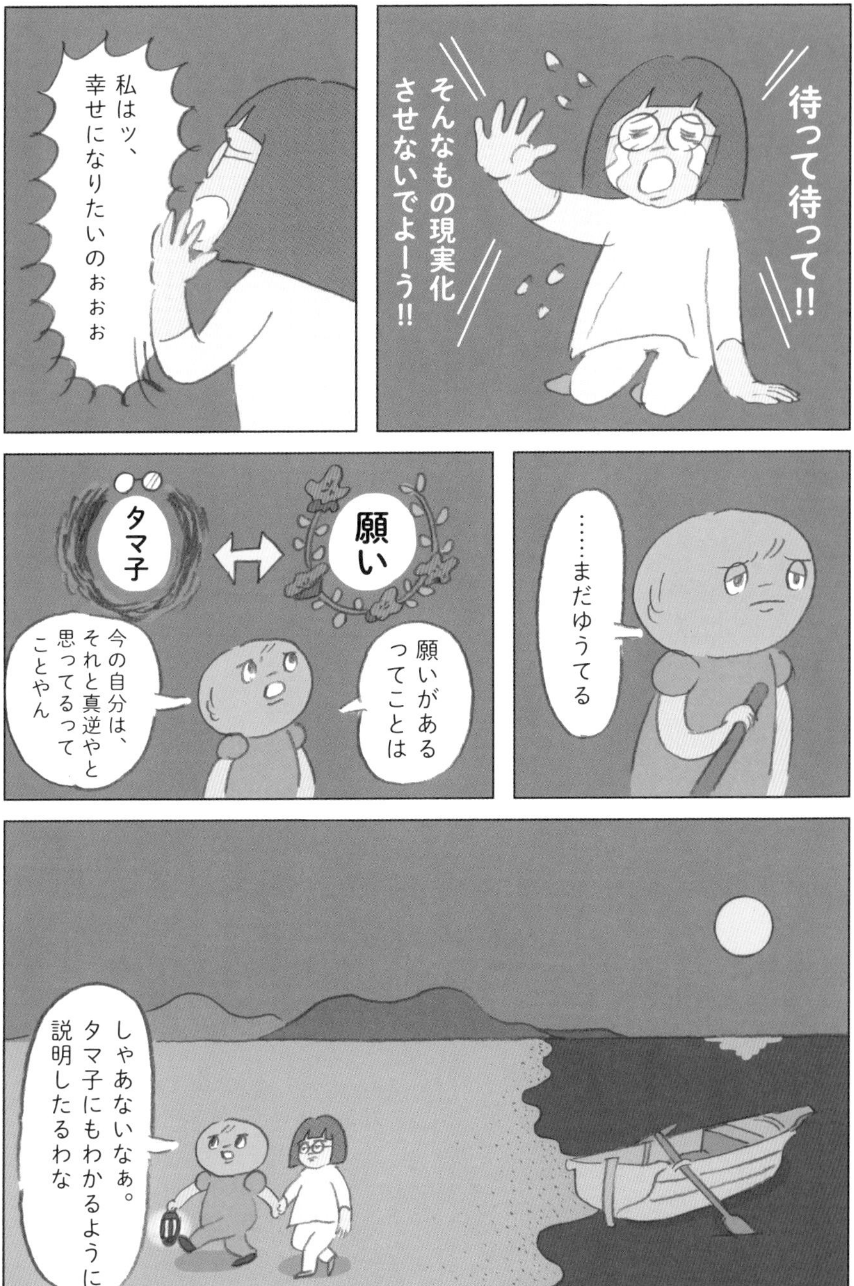
待って待って!!
そんなもの現実化させないでよーう!!
私はッ、幸せになりたいのぉぉぉ
……まだゆうてる
願い
タマ子
願いがあるってことは
今の自分は、それと真逆やと思ってるってことやん
しゃあないなぁ。タマ子にもわかるように説明したるわな

格言　「願い」というのは、「叶ってません！」という宣言でもある

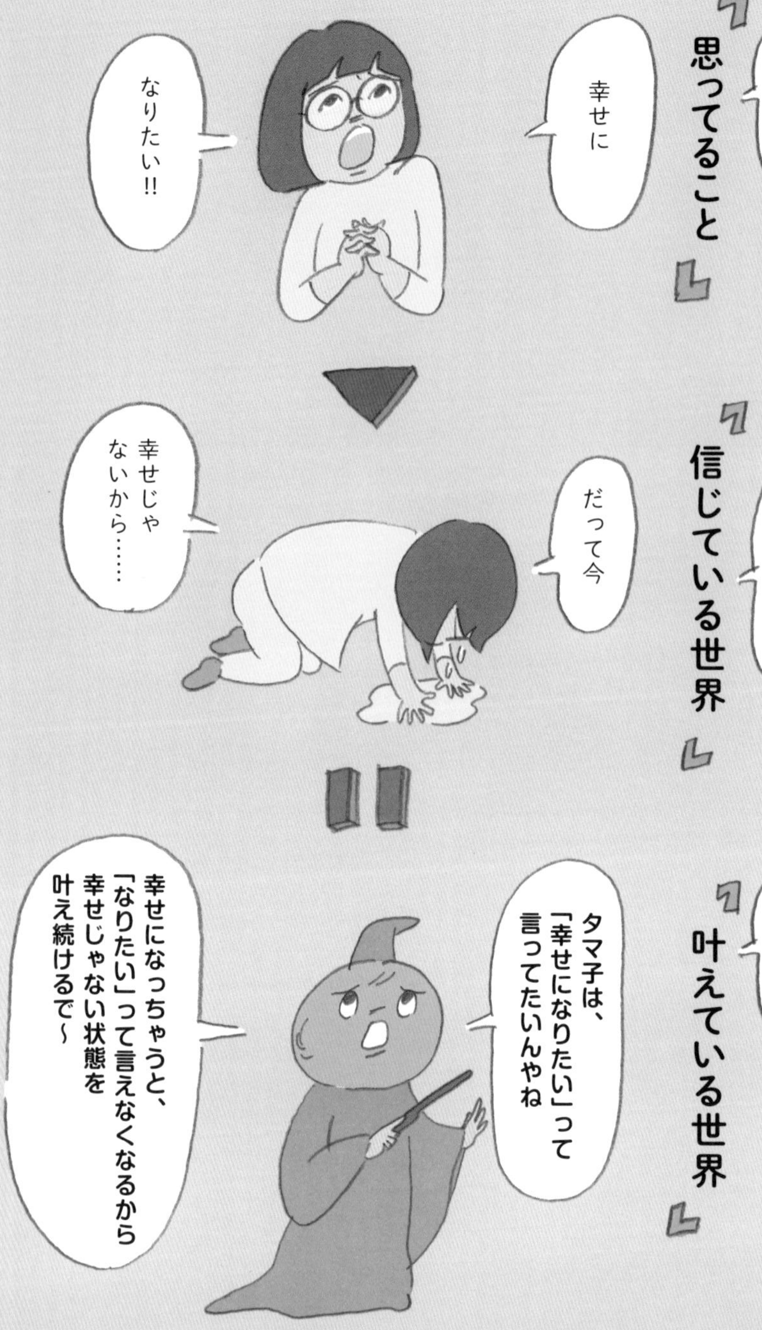

タマ子が
思ってること
幸せに
なりたい!!
そんなタマ子が
信じている世界
だって今
幸せじゃ
ないから……
脳ちゃんの
叶えている世界
タマ子は、「幸せになりたい」って言ってたいんやね
幸せになっちゃうと、「なりたい」って言えなくなるから幸せじゃない状態を叶え続けるで～

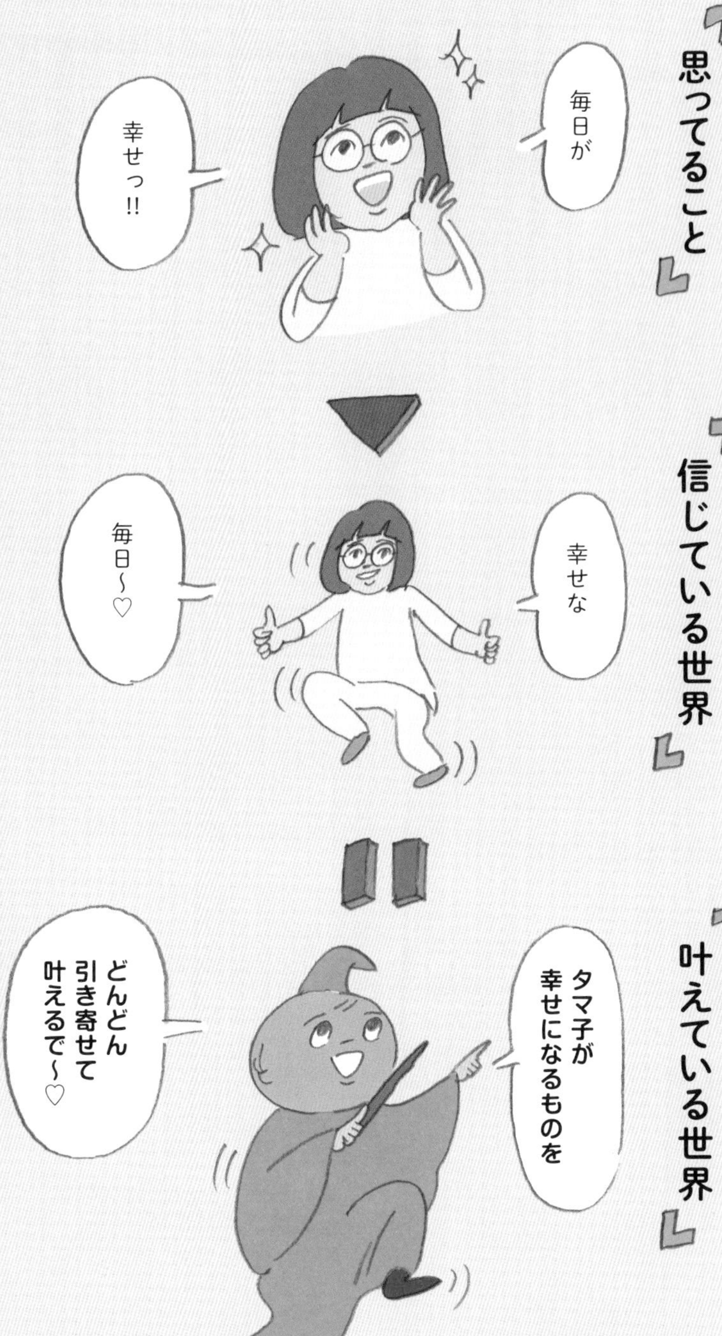

タマ子が
「思ってること」
毎日が
幸せっ!!
そんなタマ子が
「信じている世界」
幸せな
毎日〜♡
脳ちゃんの
「叶えている世界」
タマ子が幸せになるものを
どんどん引き寄せて叶えるで〜♡

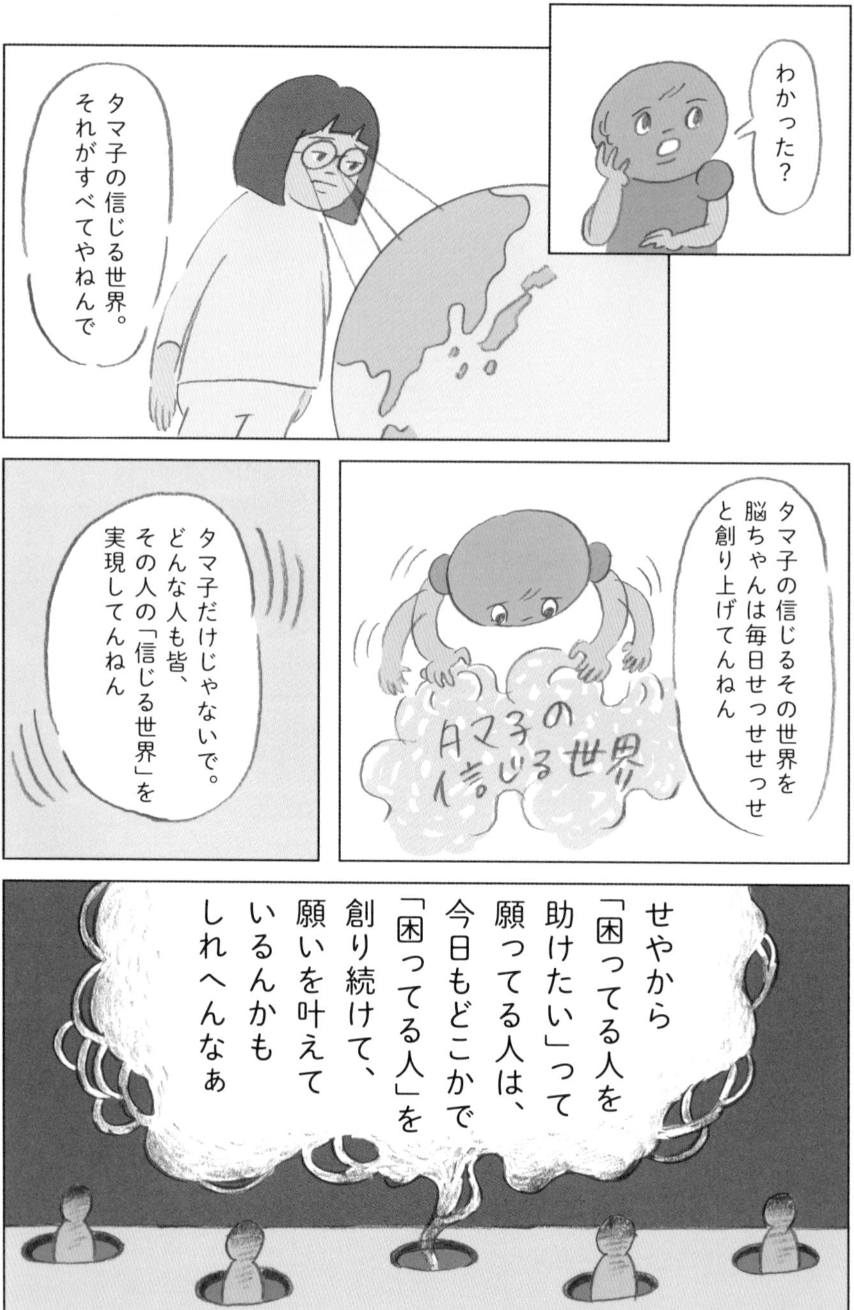
わかった？
タマ子の信じる世界。それがすべてやねんで
タマ子の信じるその世界を脳ちゃんは毎日せっせせっせと創り上げてんねん
タマ子の信じる世界
タマ子だけじゃないで。どんな人も皆、その人の「信じる世界」を実現してんねん
せやから「困ってる人を助けたい」って願ってる人は、今日もどこかで「困ってる人」を創り続けて、願いを叶えているんかもしれへんなぁ

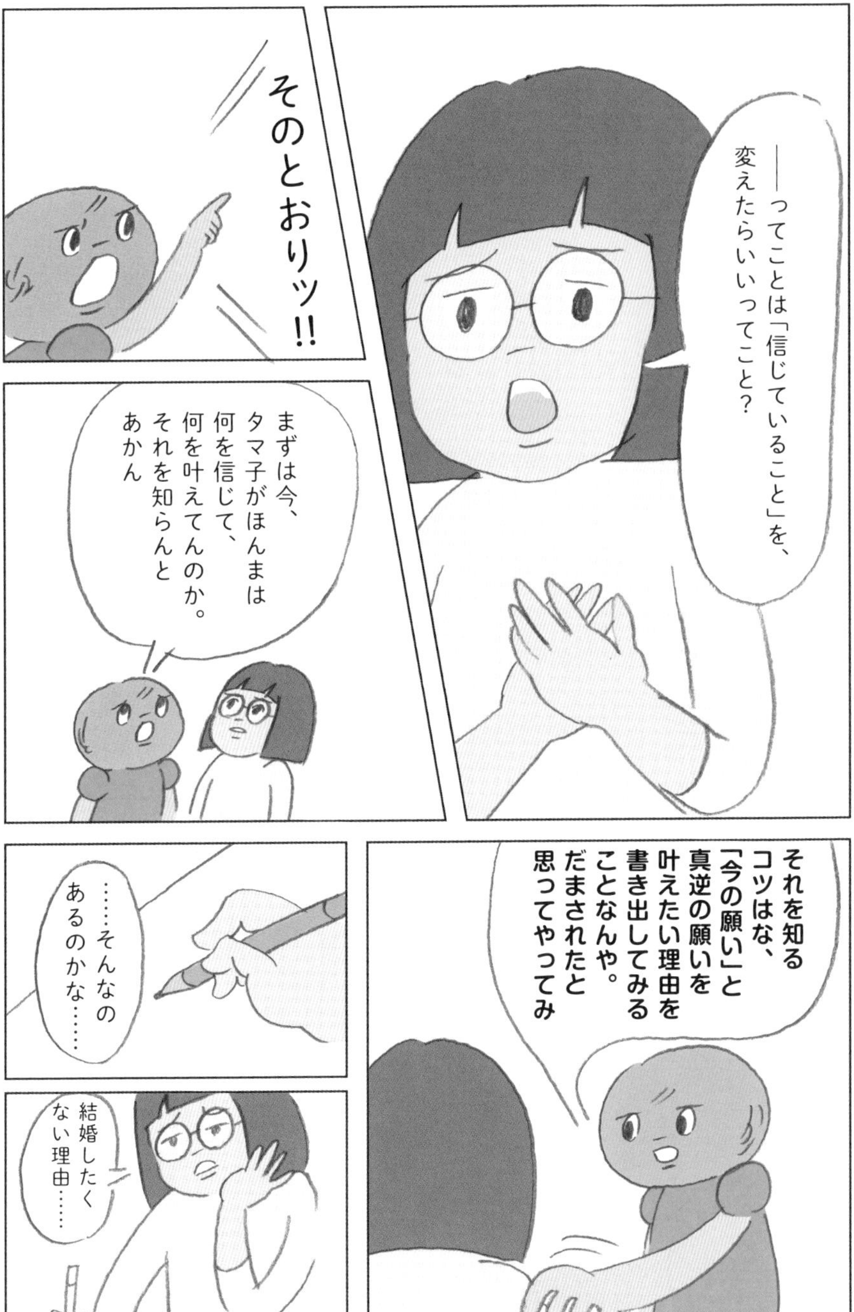
――ってことは「信じていること」を、変えたらいいってこと？
そのとおりッ!!
まずは今、タマ子がほんまは何を信じて、何を叶えてんのか。それを知らんとあかん
それを知るコツはな、「今の願い」と真逆の願いを叶えたい理由を書き出してみることなんや。だまされたと思ってやってみ
……そんなのあるのかな……
結婚したくない理由……

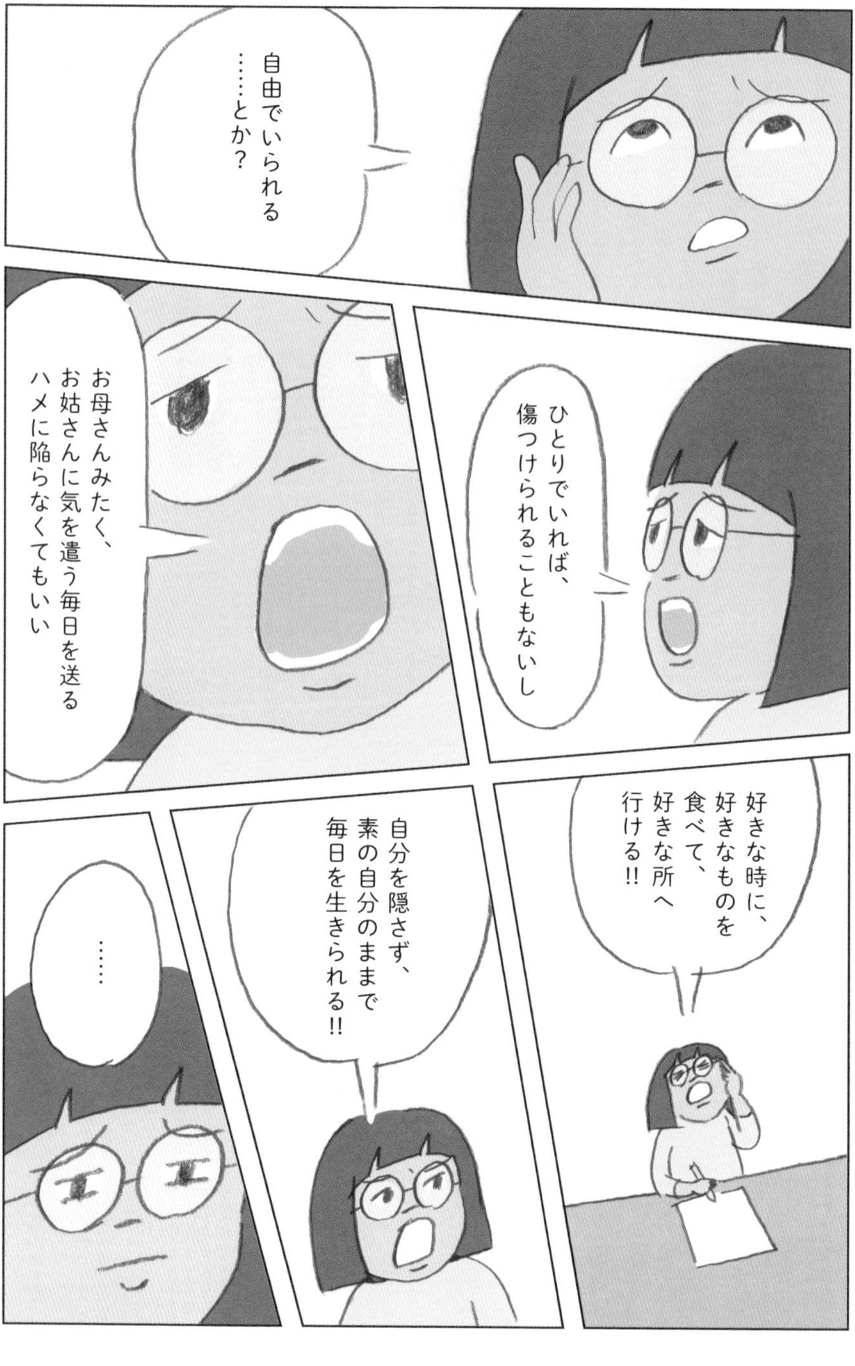
自由でいられる……とか？
ひとりでいれば、傷つけられることもないし
お母さんみたく、お姑さんに気を遣う毎日を送るハメに陥らなくてもいい
好きな時に、好きなものを食べて、好きな所へ行ける!!
自分を隠さず、素の自分のままで毎日を生きられる!!
……

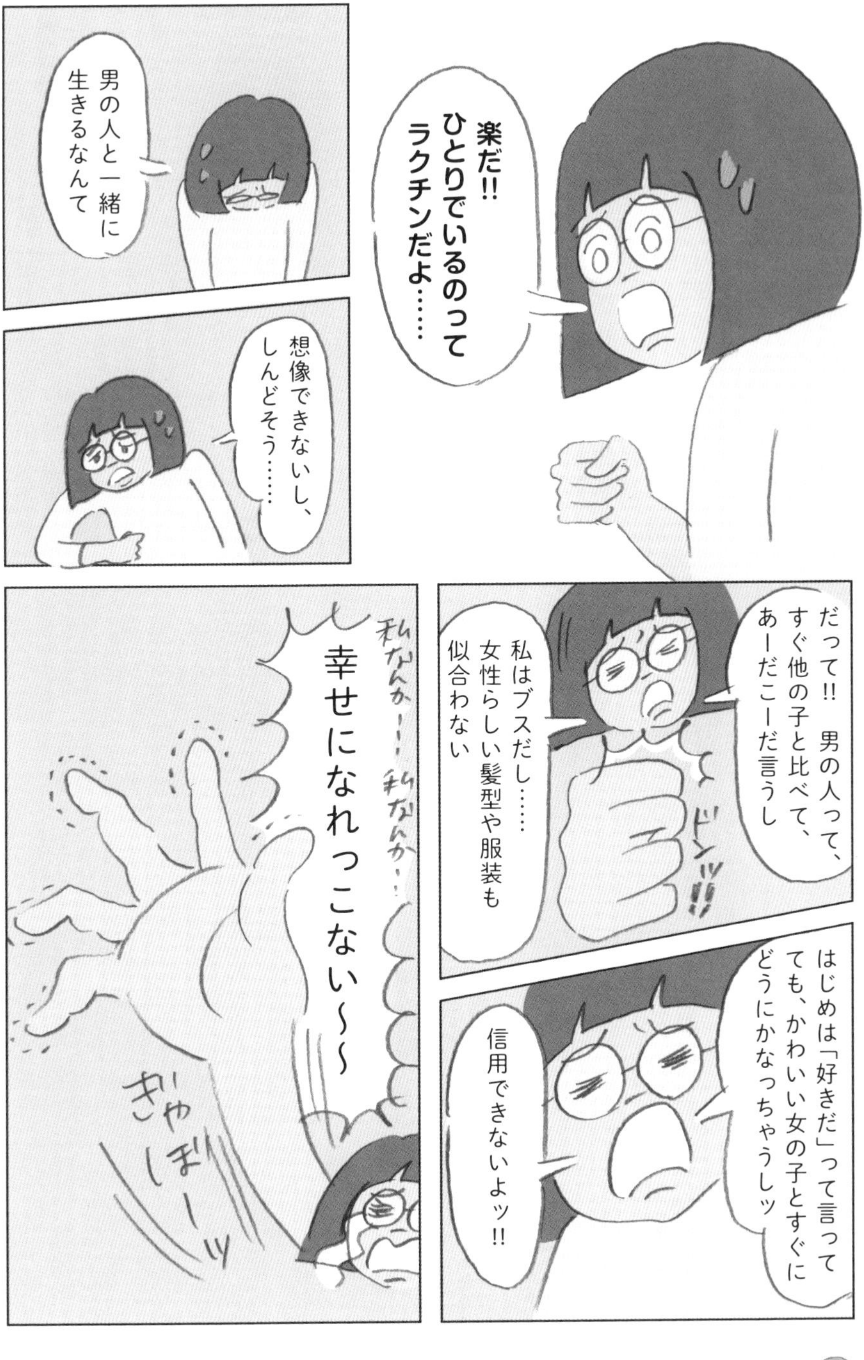
楽だ!!
ひとりでいるのって
ラクチンだよ……
男の人と一緒に
生きるなんて
想像できないし、
しんどそう……
だって!! 男の人って、
すぐ他の子と比べて、
あーだこーだ言うし
私はブスだし……
女性らしい髪型や服装も
似合わない
ドンッ!!
はじめは「好きだ」って言って
ても、かわいい女の子とすぐに
どうにかなっちゃうしッ
信用できないよッ!!
私なんか!! 私なんか!!
幸せになれっこない〜〜
ぎゃおーーッ

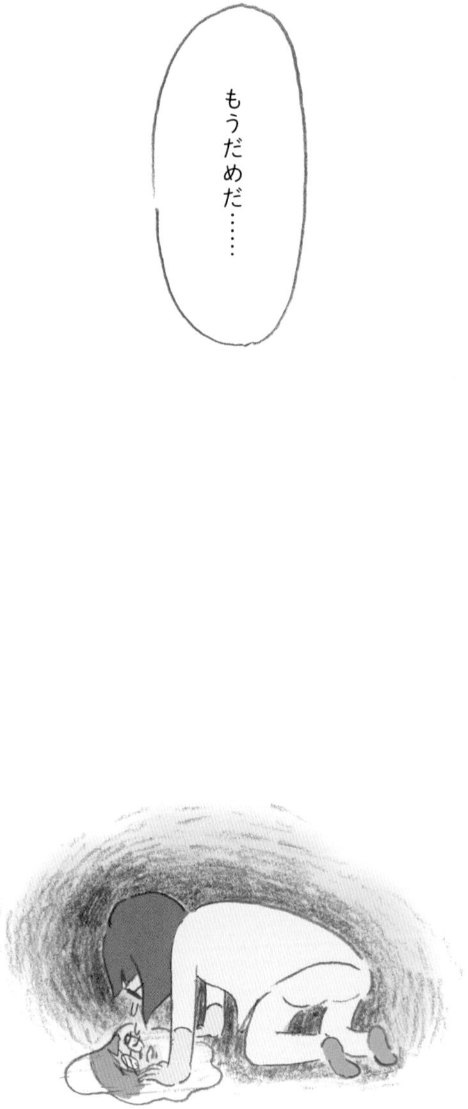
もうだめだ……

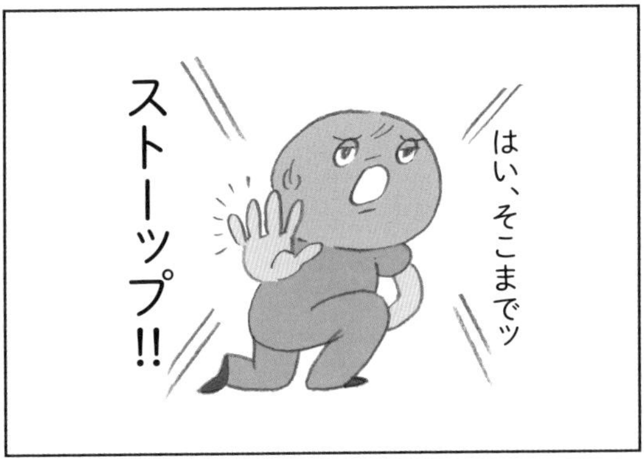
はい、そこまでッ
ストーップ!!

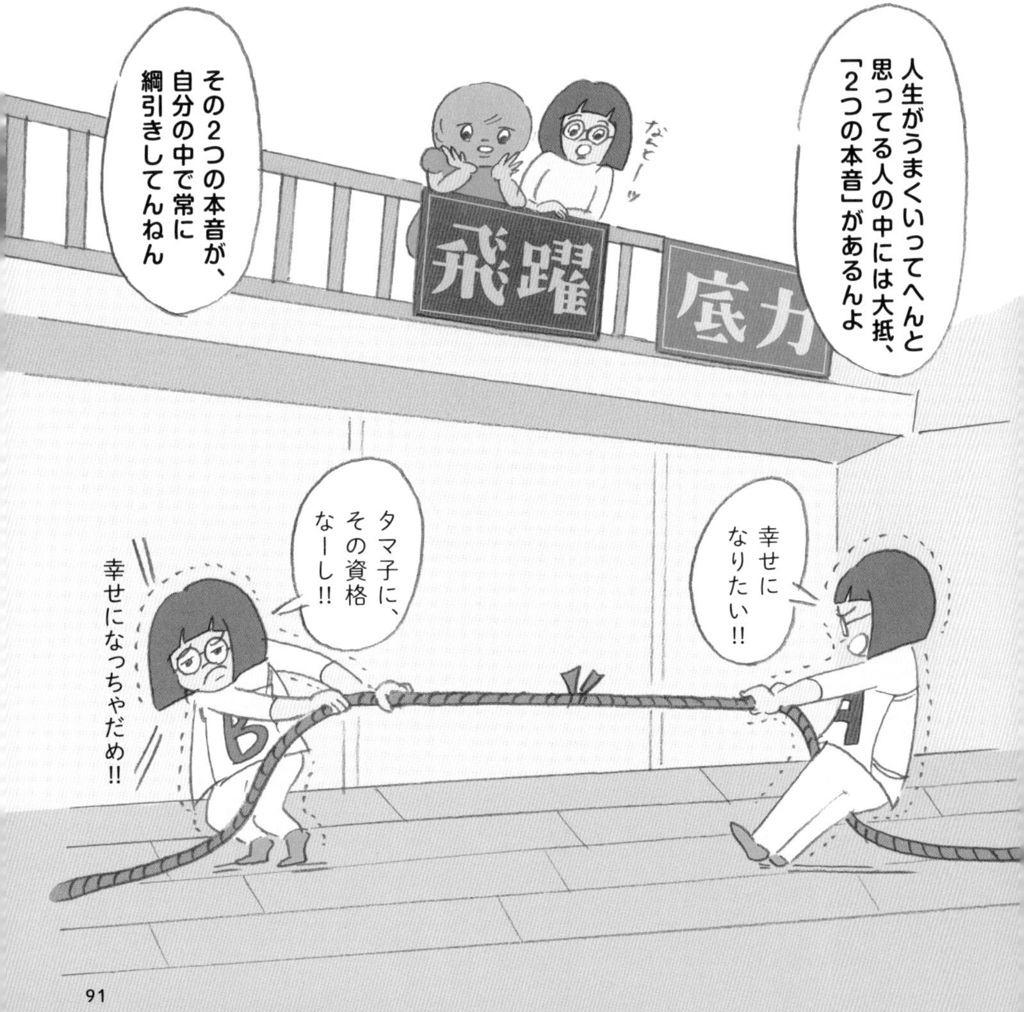
人生がうまくいってへんと思ってる人の中には大抵、「2つの本音」があるんよ
なんとーッ
その2つの本音が、自分の中で常に綱引きしてんねん
底力
飛躍
幸せになりたい!!
タマ子に、その資格なーし!!
幸せになっちゃだめ!!

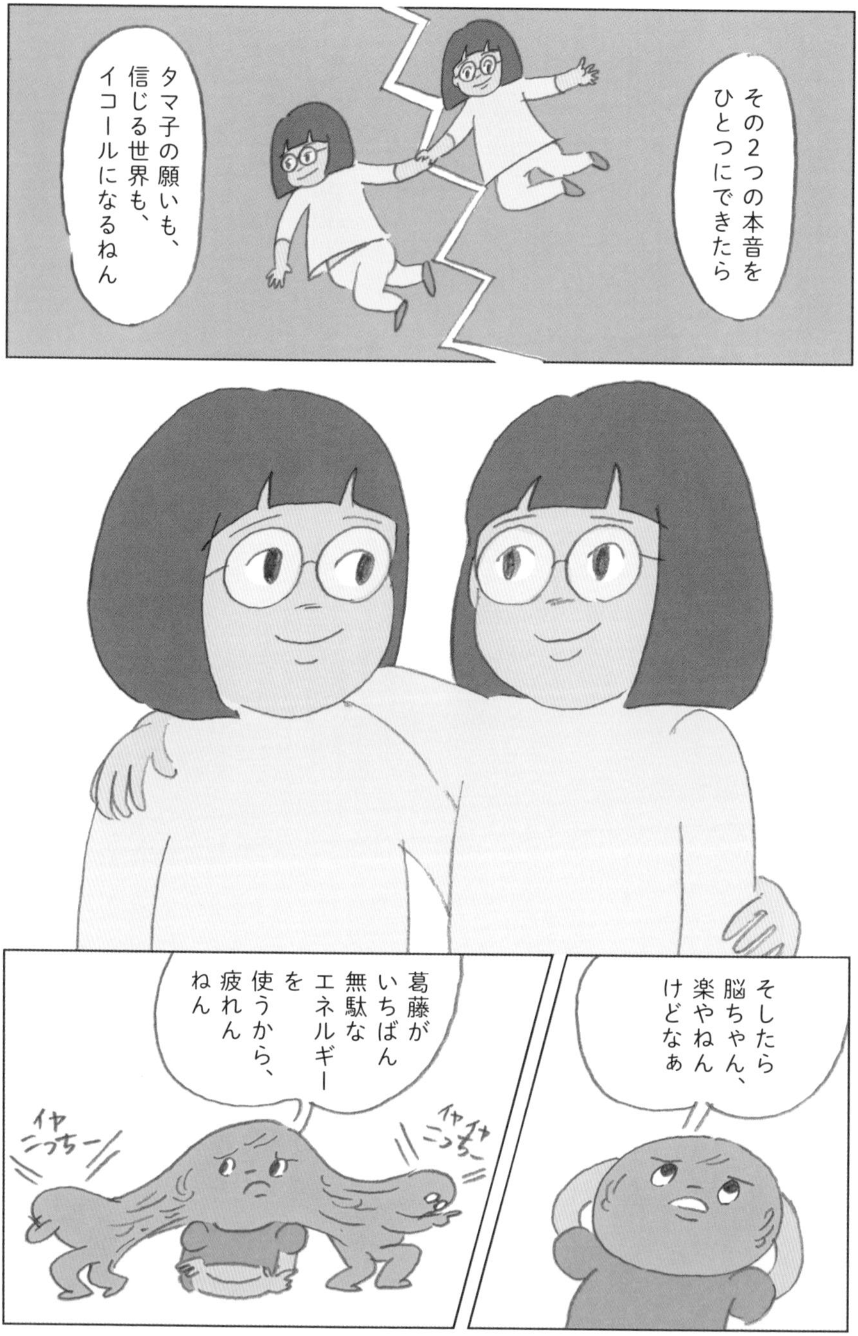
その2つの本音をひとつにできたら
タマ子の願いも、信じる世界も、イコールになるねん
そしたら脳ちゃん、楽やねんけどなぁ
葛藤がいちばん無駄なエネルギーを使うから、疲れんねん
イヤこっちー
イヤイヤこっちー

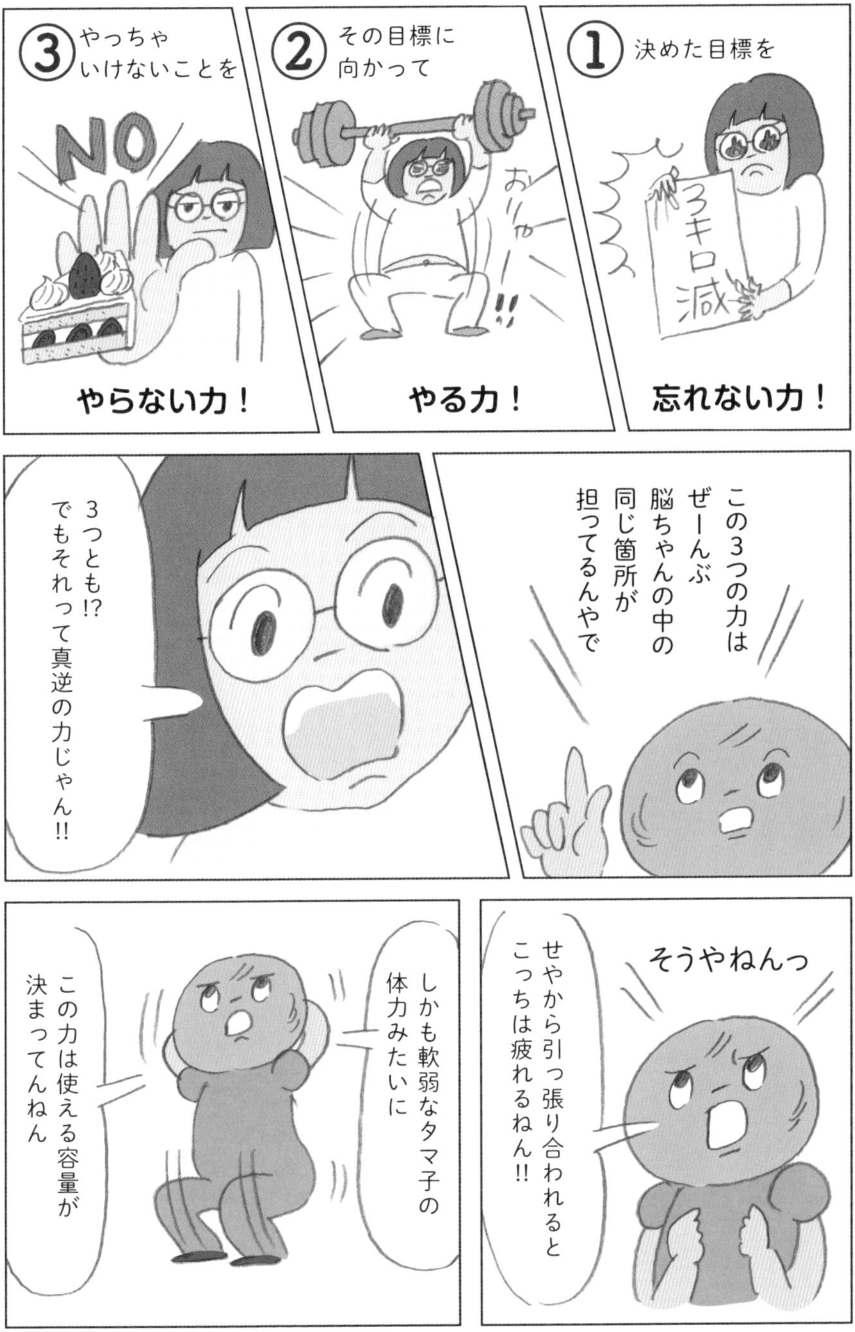
①決めた目標を
3キロ減
忘れない力！
②その目標に向かって
おりゃー!!
やる力！
③やっちゃいけないことを
NO
やらない力！
この3つの力はぜーんぶ脳ちゃんの中の同じ箇所が担ってるんやで
3つとも!? でもそれって真逆の力じゃん!!
そうやねんっ
せやから引っ張り合われるとこっちは疲れるねん!!
しかも軟弱なタマ子の体力みたいに
この力は使える容量が決まってんねん

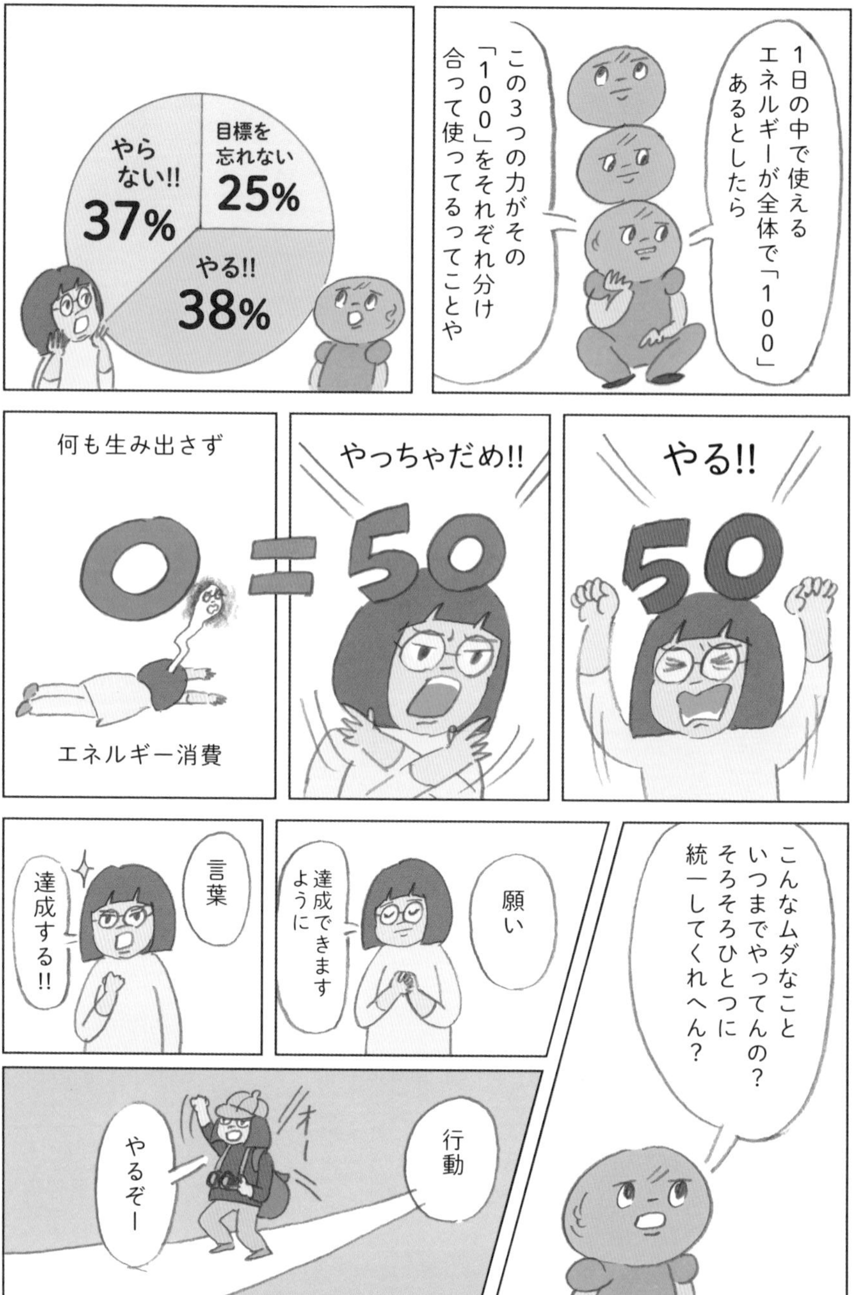
1日の中で使えるエネルギーが全体で「100」あるとしたら
この3つの力がその「100」をそれぞれ分け合って使ってるってことや
目標を忘れない 25%
やらない!! 37%
やる!! 38%
やる!!
50
やっちゃだめ!!
50
何も生み出さず
0
=
エネルギー消費
こんなムダなこといつまでやってんの？そろそろひとつに統一してくれへん？
願い
達成できますように
言葉
達成する!!
行動
やるぞー
オー

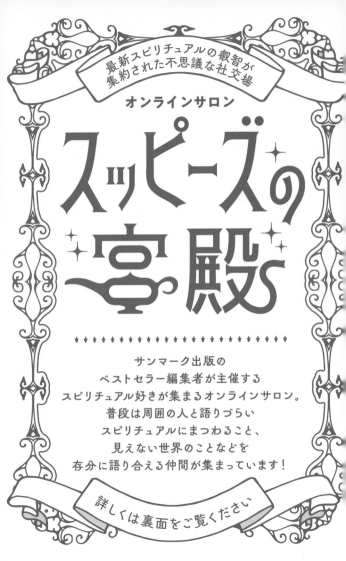

POINT
01

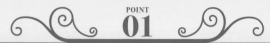

ベストセラー編集者や著者と直接交流できる!

サンマーク出版のベストセラー編集者、数々の著者たちと直接話せるイベントを月に1回以上開催!　累計2000人以上参加の有料イベント「スッピーズの部屋」に無料参加でき、イベント終了後に著者と直接話せる「アフタートーク」にもご参加いただけます。

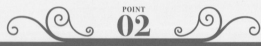

POINT
02

2か月に1回「魔法の書物」が届く!

ベストセラーや隠れた名作など、隔月でサンマーク出版から出版された数々のスピリチュアル書を無料配布します。

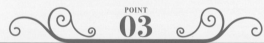

POINT
03

著者デビューのチャンスをつかめる!

サロン開設から1年半で3人のメンバーの著書が発売!
続々と著者デビューしています(2023年5月現在)。
定期的に開催される企画会議や日頃の交流から企画が生まれています。

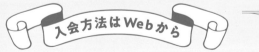

入会方法はWebから

右記のQRコード先のページより
「スッピーズの宮殿」の詳細をご覧いただけます。
入会は「入殿届を提出する」ボタンから。
https://suppys.jp/about

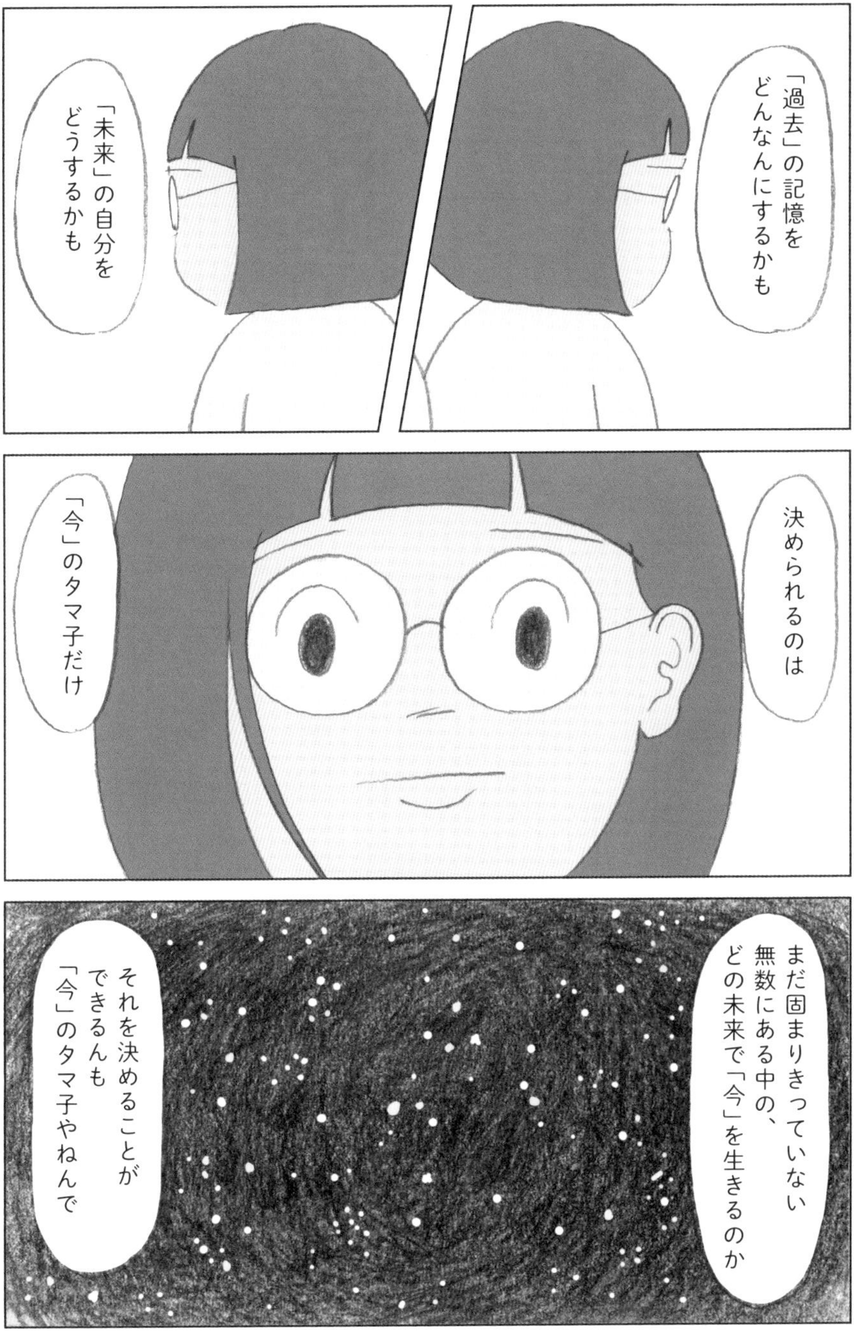
「過去」の記憶を
どんなんにするかも
「未来」の自分を
どうするかも
決められるのは
「今」のタマ子だけ
まだ固まりきっていない
無数にある中の、
どの未来で「今」を生きるのか
それを決めることが
できるんも
「今」のタマ子やねんで

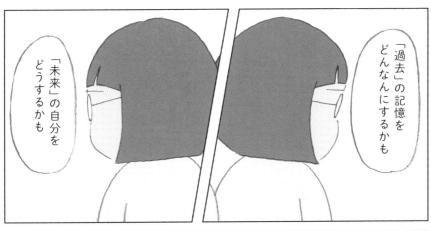

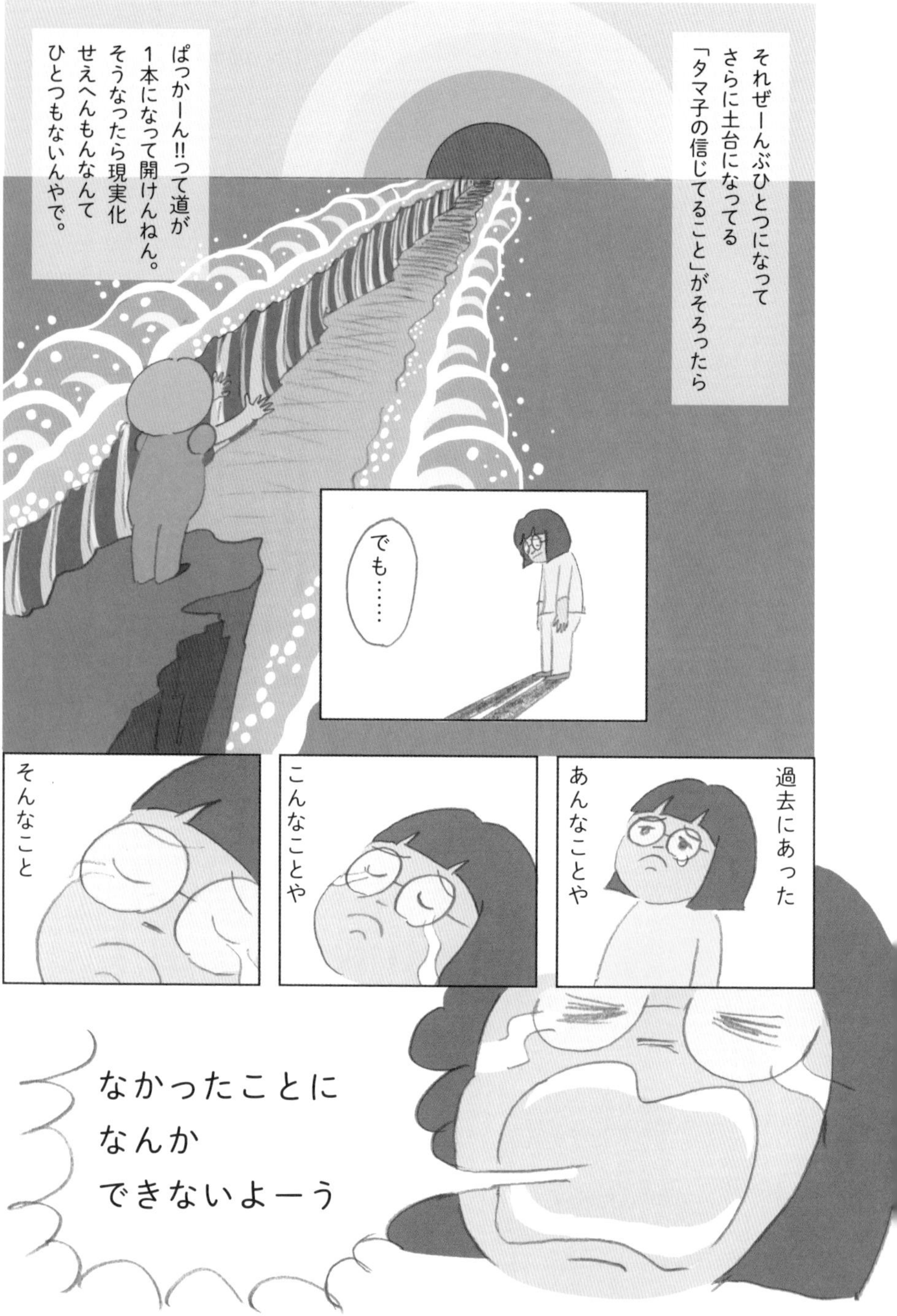
それぜーんぶひとつになって
さらに土台になってる
「タマ子の信じてること」がそろったら
ぱっかーん!!って道が
1本になって開けんねん。
そうなったら現実化
せえへんもんなんて
ひとつもないんやで。
でも……
過去にあった
あんなことや
こんなことや
そんなこと
なかったことに
なんか
できないよーう

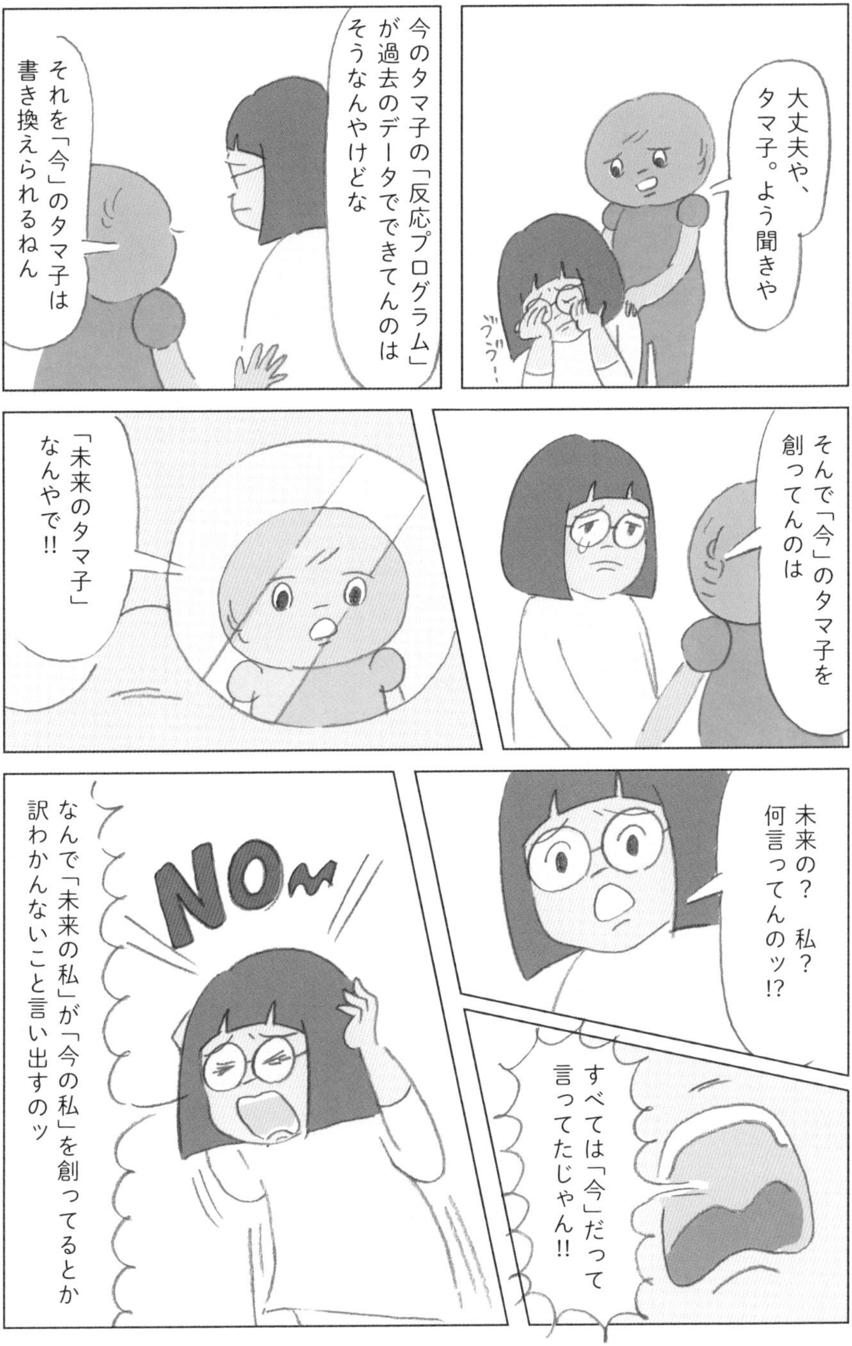
大丈夫や、タマ子。よう聞きや
今のタマ子の「反応プログラム」が過去のデータでできてんのはそうなんやけどな
それを「今」のタマ子は書き換えられるねん
そんで「今」のタマ子を創ってんのは
「未来のタマ子」なんやで!!
未来の？ 私？ 何言ってんのッ!?
すべては「今」だって言ってたじゃん!!
NO～
なんで「未来の私」が「今の私」を創ってるとか訳わかんないこと言い出すのッ

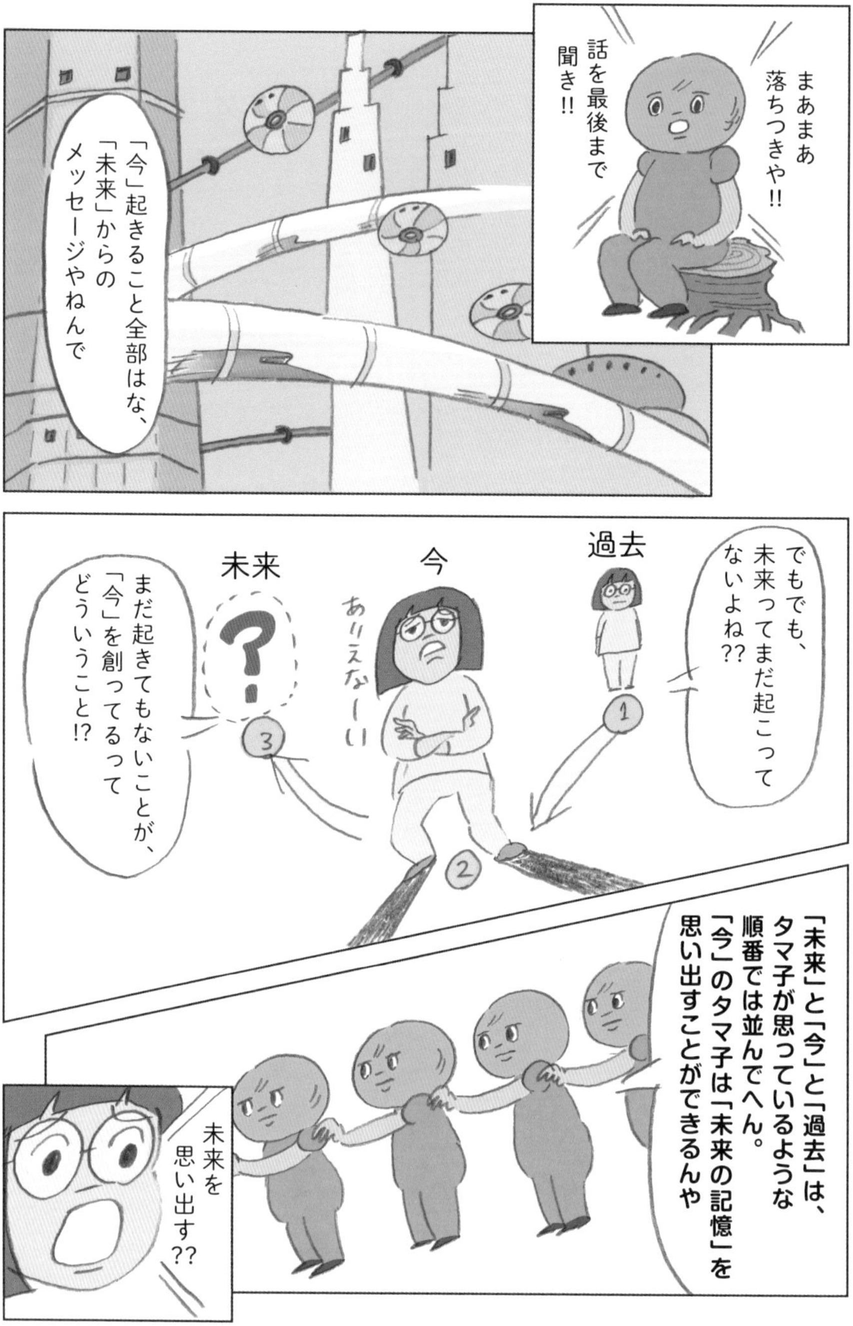
まあまあ落ちつきや!!
話を最後まで聞き!!
「今」起きること全部はな、「未来」からのメッセージやねんで
でもでも、未来ってまだ起こってないよね??
過去
今
未来
ありえなーい
まだ起きてもないことが、「今」を創ってるってどういうこと!?
「未来」と「今」と「過去」は、タマ子が思っているような順番では並んでへん。「今」のタマ子は「未来の記憶」を思い出すことができるんや
未来を思い出す??

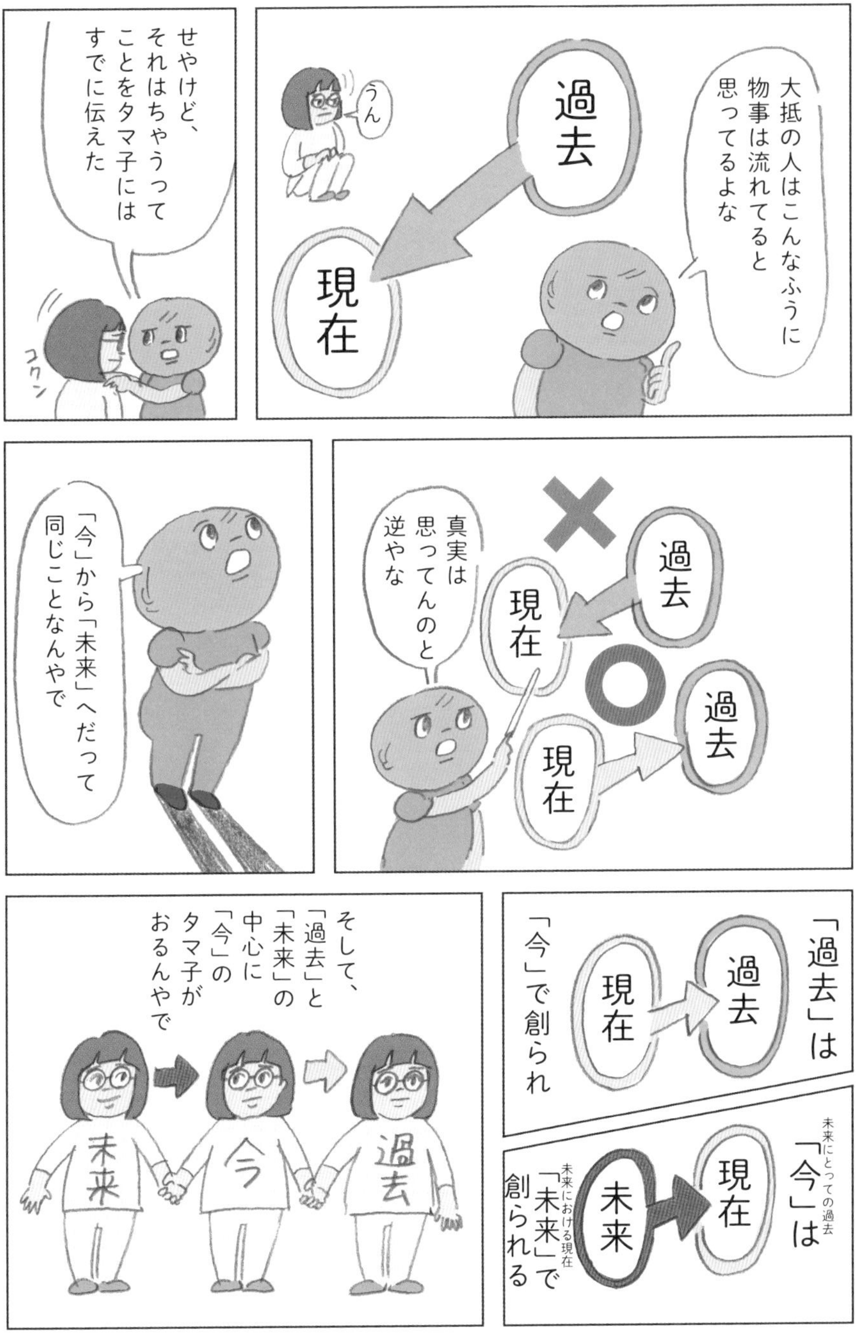

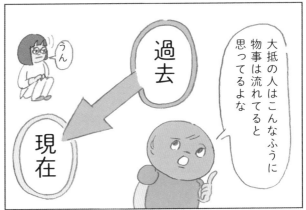

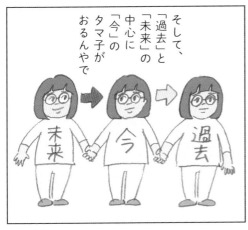

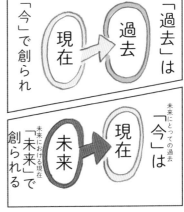

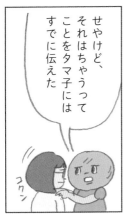

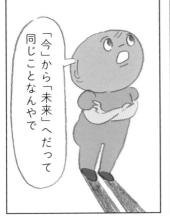

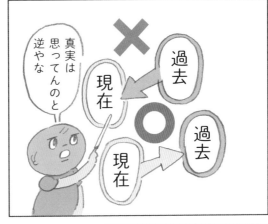

格言　「過去」は「今」で創られ、「今」は「未来」で創られてる

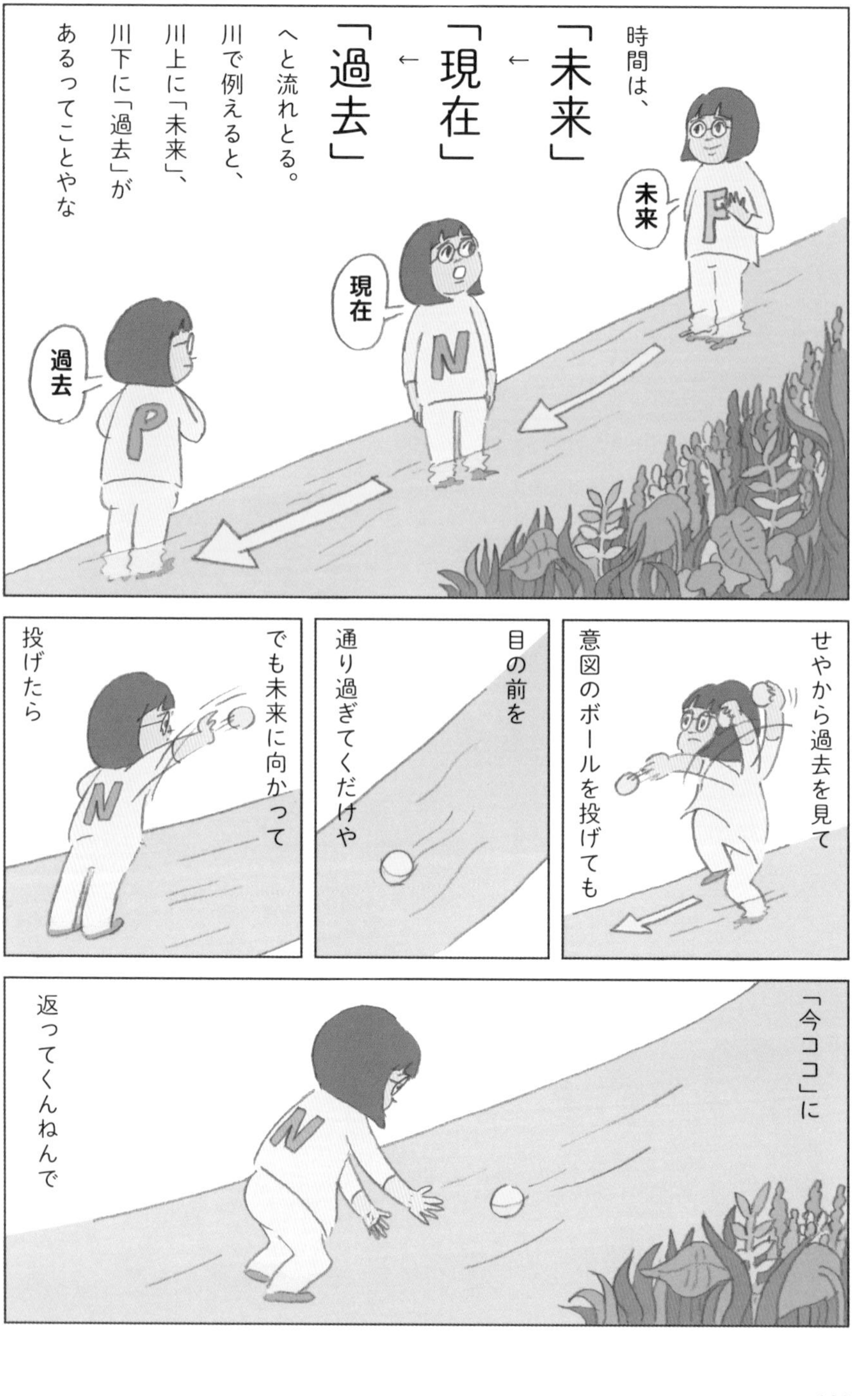
時間は、
「未来」←「現在」←「過去」
へと流れとる。
川で例えると、
川上に「未来」、
川下に「過去」が
あるってことやな
未来
現在
過去
せやから過去を見て
意図のボールを投げても
目の前を
通り過ぎてくだけや
でも未来に向かって
投げたら
「今ココ」に
返ってくんねんで

「未来」と「過去」
どっちを向いて
意図のボールを投げるのか。
それだけで全然違う
「今」ができるんやで。
「未来の記憶」を生きるのか。
「過去の記憶」を生きるのか。
どっちだってかまへん。
せやけど、ここまでと違う
タマ子に出会いたかったら、
「未来の記憶」を思い出して
それを生きた方がええってこと！

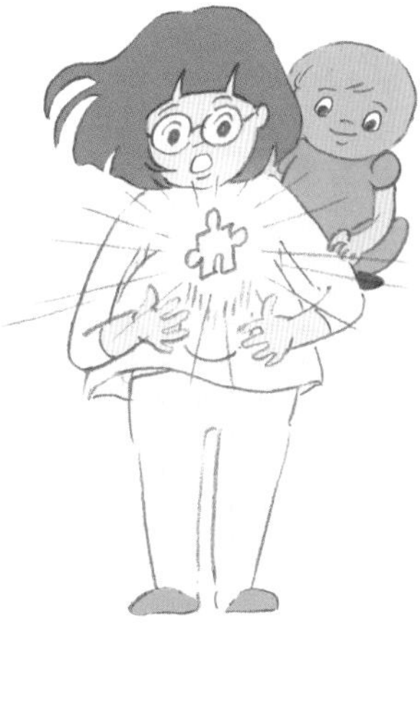

格言　時間の流れは、「未来」→「現在」→「過去」

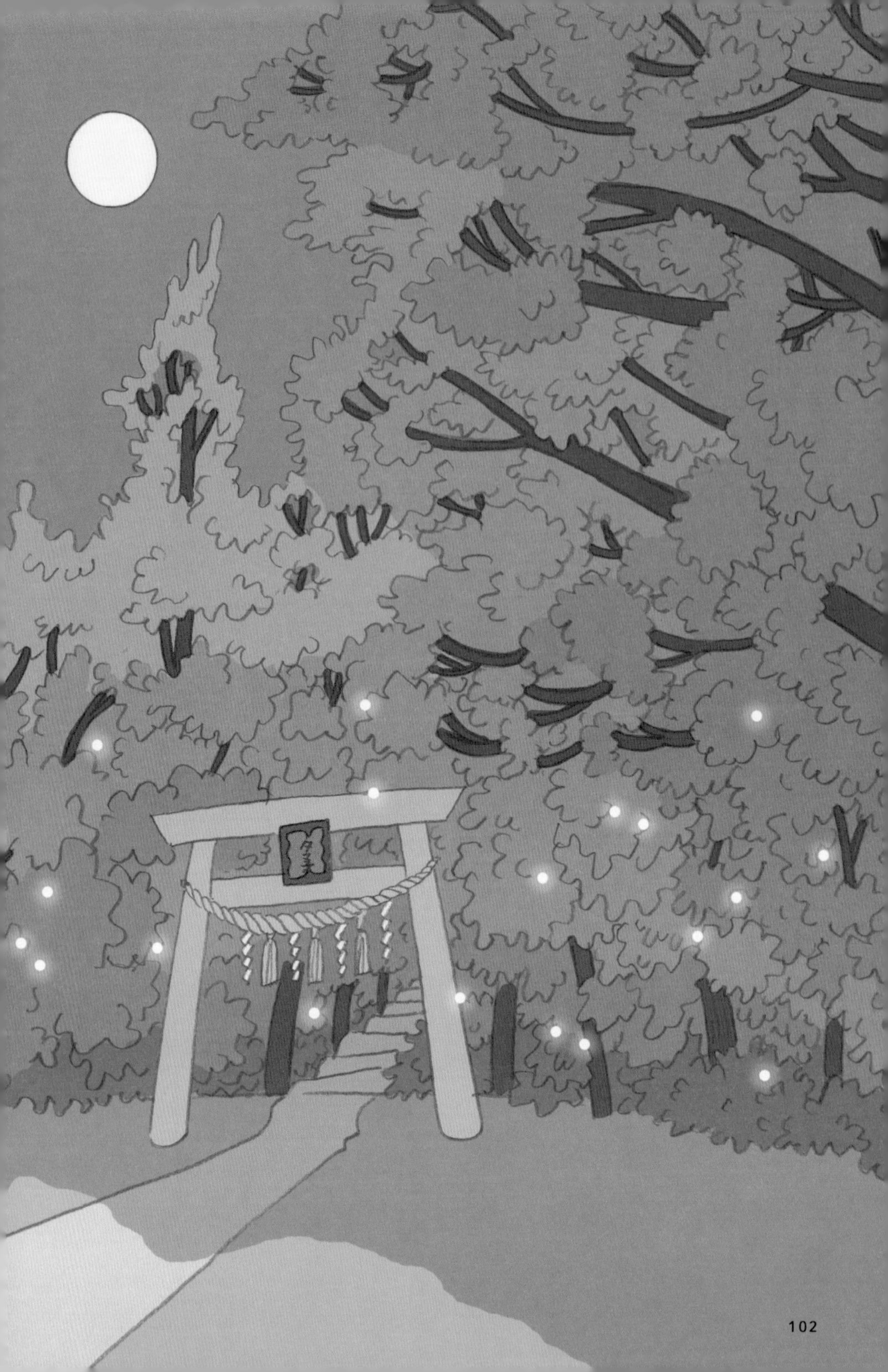

ほんならタマ子
これから**未来の記憶**を
思い出す旅に出かけよか

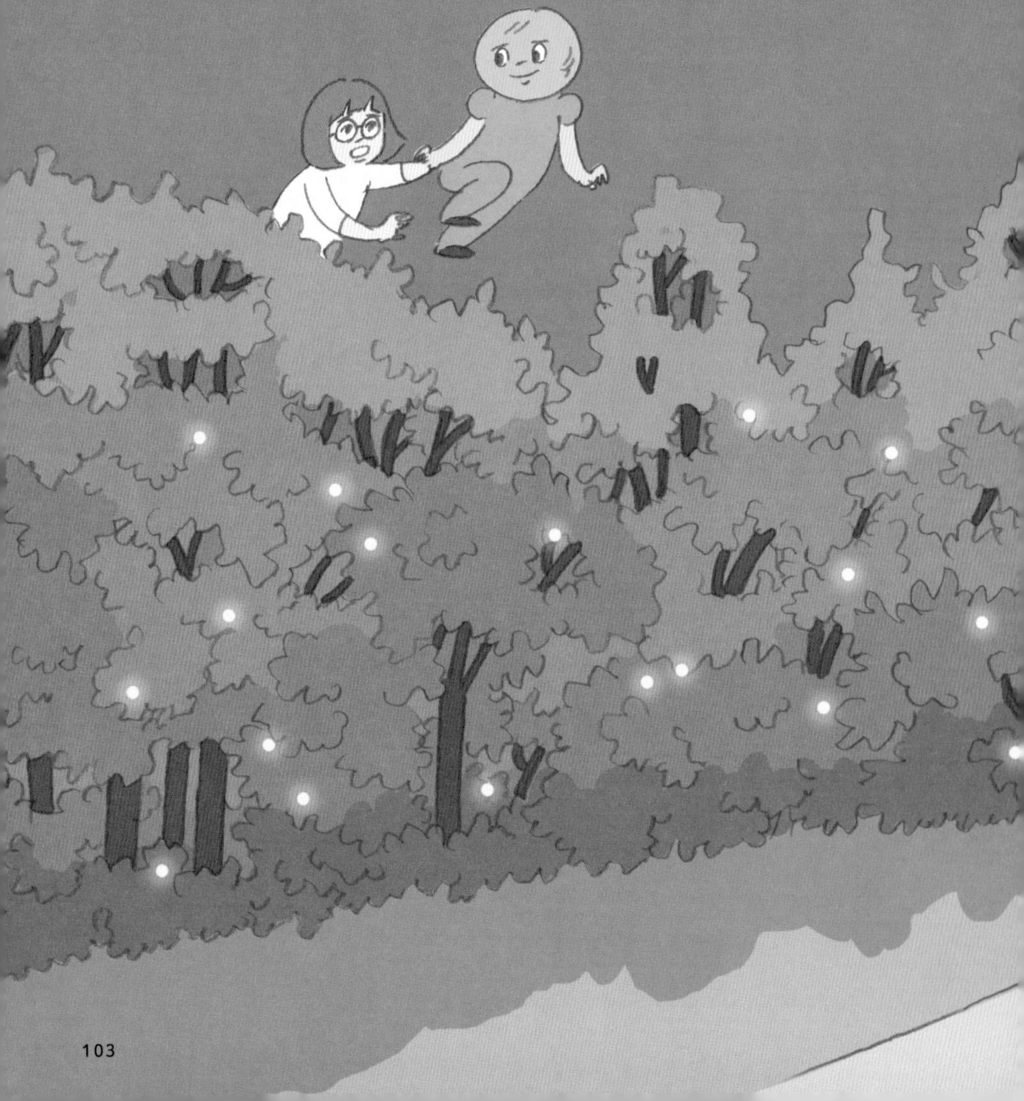

脳ちゃんからの

プチアドバイス

「世界と自分の願いは、必ず真逆の関係になる」

「世界を平和にしたい人」にとって、
「平和じゃない世の中」って都合がええのわかる？
「会社を変えたい人」にとって、
「変わらない会社」って都合ええのわかる？
こんなふうに「目の前に広がる世界」っちゅーのは、
「願い」とは真逆の状態でアウトプットされんねん。
というか、理想と真逆の世界が目の前に広がってるから、
その人には「願い」が発生すると言ってもええな。
せやから、現実を変えたい場合、見ていく
必要があるんは、世界のほうやなくて、自分や。
目の前の現実には、必ず、
自分の都合のええ理由が隠れてるってことやな。
「結婚したい」のに結婚できてへんとしたら、
なんで「結婚したくない」のか。
「仕事で成功したい」のに成功できてへんとしたら、
なんで「成功したくない」のか。
信じられんかもしれんけど、そう聞くと絶対に、
その理由が見えてくるで。

第4夜

脳ちゃんが今を創り変えてあげる！

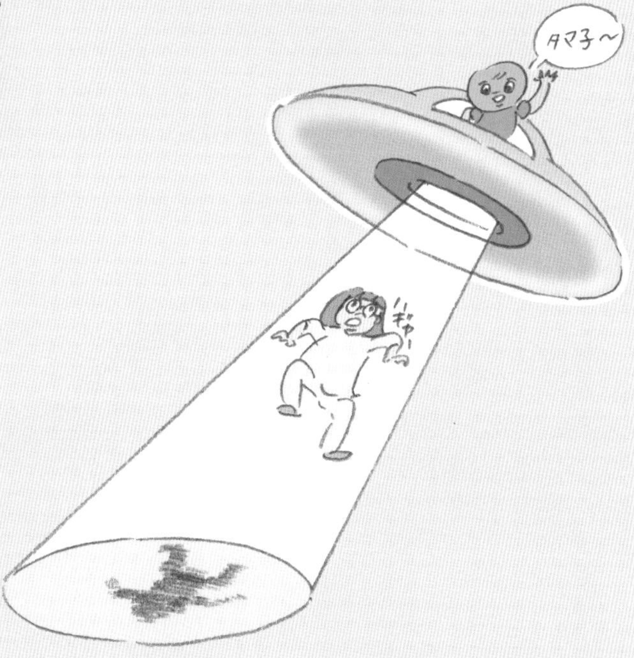

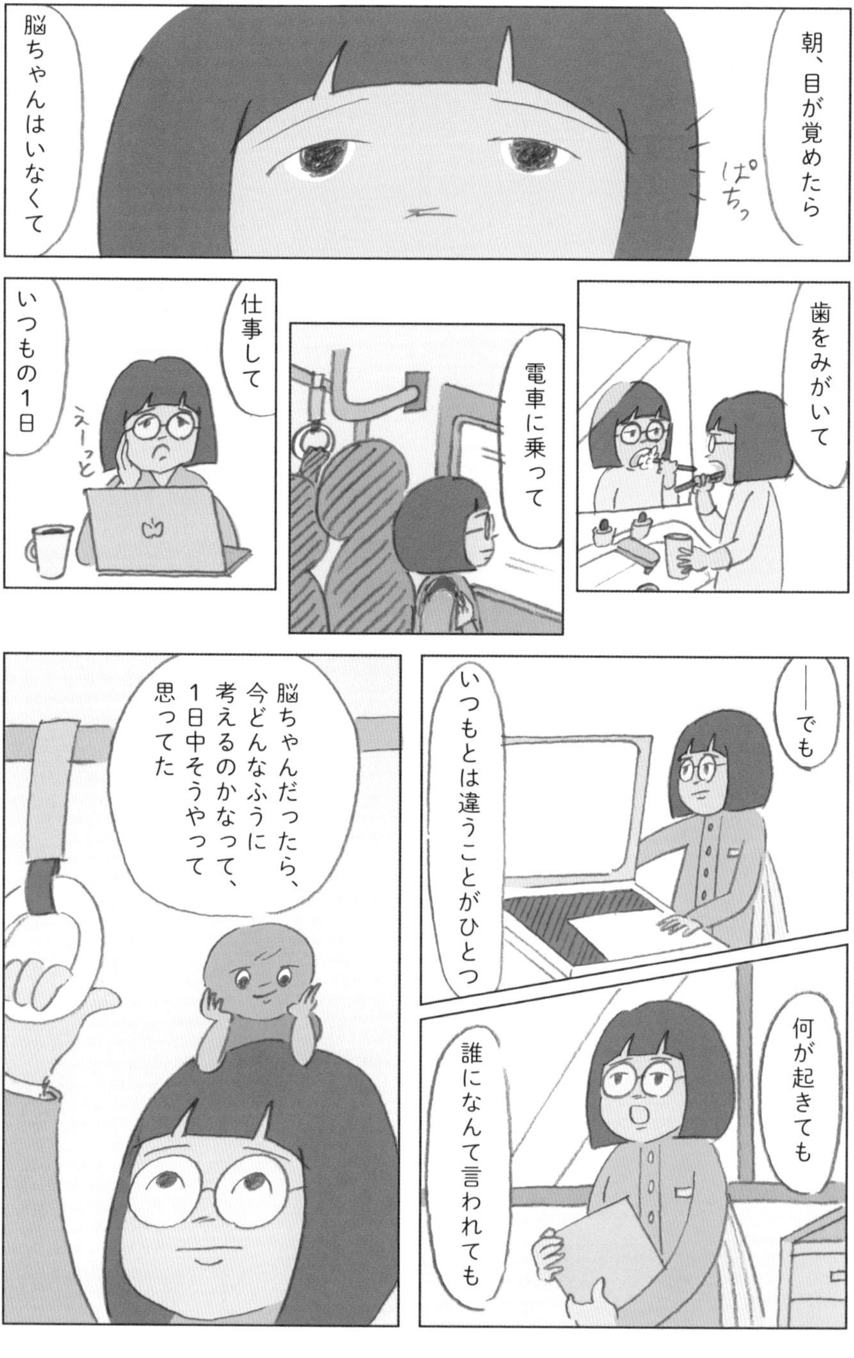
朝、目が覚めたら
ぱちっ
脳ちゃんはいなくて
歯をみがいて
電車に乗って
仕事して
えーっと
いつもの1日
——でも
いつもとは違うことがひとつ
脳ちゃんだったら、今どんなふうに考えるのかなって、1日中そうやって思ってた
何が起きても
誰になんて言われても

郵 便 は が き

料金受取人払郵便

新宿北局承認

9134

差出有効期間
2025年 3 月
31日まで
切手を貼らずに
お出しください。

169-8790

174

東京都新宿区
北新宿2-21-1
新宿フロントタワー29F

サンマーク出版愛読者係行

ご 住 所	〒 都道府県		
フリガナ		☎	
お 名 前		(　　　)	
電子メールアドレス			

ご記入されたご住所、お名前、メールアドレスなどは企画の参考、企画用アンケートの依頼、および商品情報の案内の目的にのみ使用するもので、他の目的では使用いたしません。
尚、下記をご希望の方には無料で郵送いたしますので、□欄に✓印を記入し投函して下さい。
□サンマーク出版発行図書目録

1 お買い求めいただいた本の名。

2 本書をお読みになった感想。

3 お買い求めになった書店名。

市・区・郡　　　　町・村　　　　書店

4 本書をお買い求めになった動機は?

・書店で見て　　　・人にすすめられて
・新聞広告を見て(朝日・読売・毎日・日経・その他=　　　)
・雑誌広告を見て(掲載誌=　　　)
・その他(　　　)

ご購読ありがとうございます。今後の出版物の参考とさせていただきますので、上記のアンケートにお答えください。**抽選で毎月10名の方に図書カード(1000円分)をお送りします。**なお、ご記入いただいた個人情報以外のデータは編集資料の他、広告に使用させていただく場合がございます。

5 下記、ご記入お願いします。

ご職業	1 会社員(業種　　) 2 自営業(業種　　) 3 公務員(職種　　) 4 学生(中・高・高専・大・専門・院) 5 主婦　　6 その他(　　)		
性別	男・女	年齢	歳

ホームページ http://www.sunmark.co.jp　ご協力ありがとうございました。

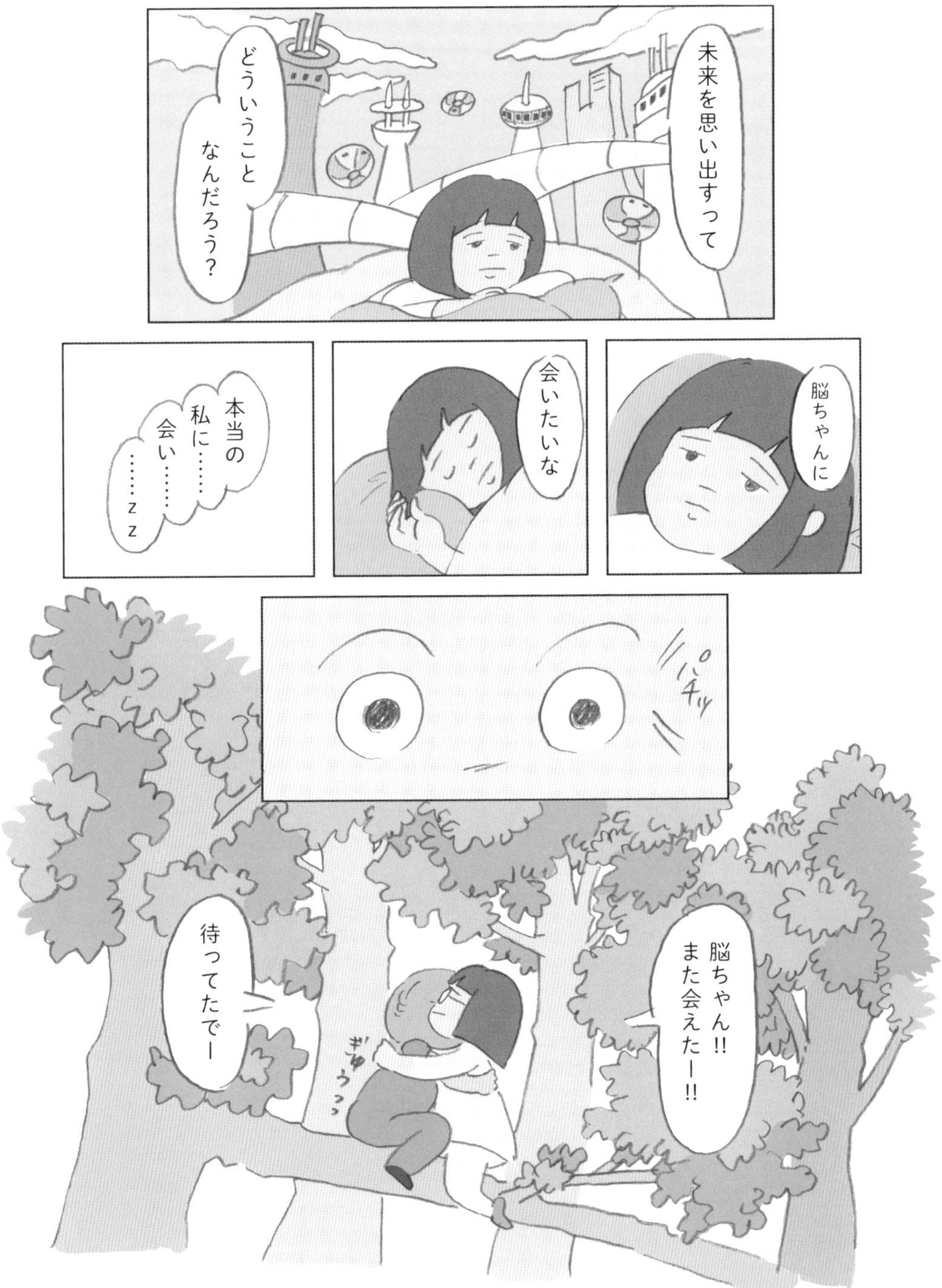
未来を思い出すって
どういうこと
なんだろう？
脳ちゃんに
会いたいな
本当の
私に……
会い……
……zz
パチッ
脳ちゃん!!
また会えたー!!
待ってたでー
ぎゅうっっ

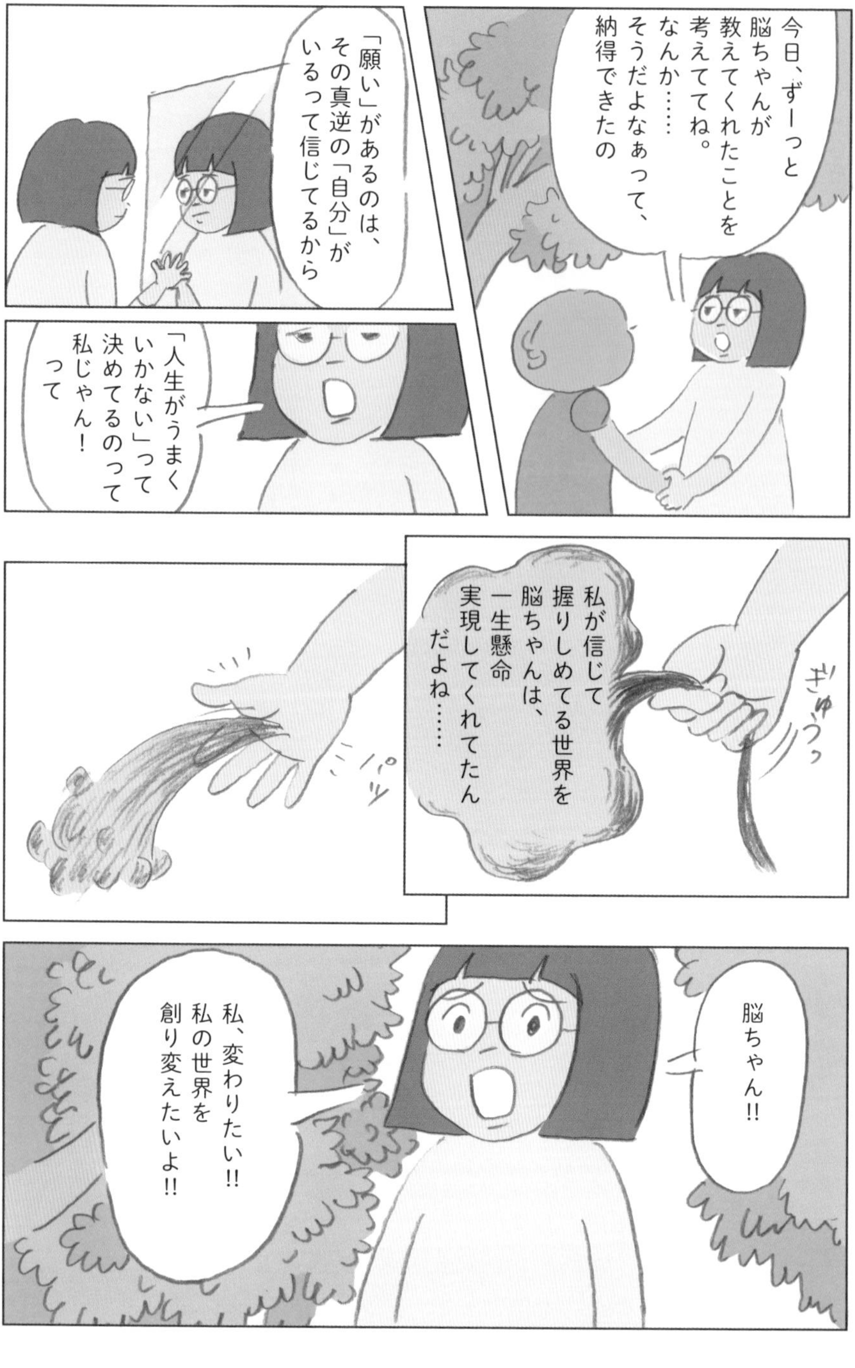
今日、ずーっと脳ちゃんが教えてくれたことを考えててね。なんか……そうだよなぁって、納得できたの
「願い」があるのは、その真逆の「自分」がいるって信じてるから
「人生がうまくいかない」って決めてるのって私じゃん！って
私が信じて握りしめてる世界を脳ちゃんは、一生懸命実現してくれてたんだよね……
ぎゅうっ
パッ
脳ちゃん!!
私、変わりたい!!私の世界を創り変えたいよ!!

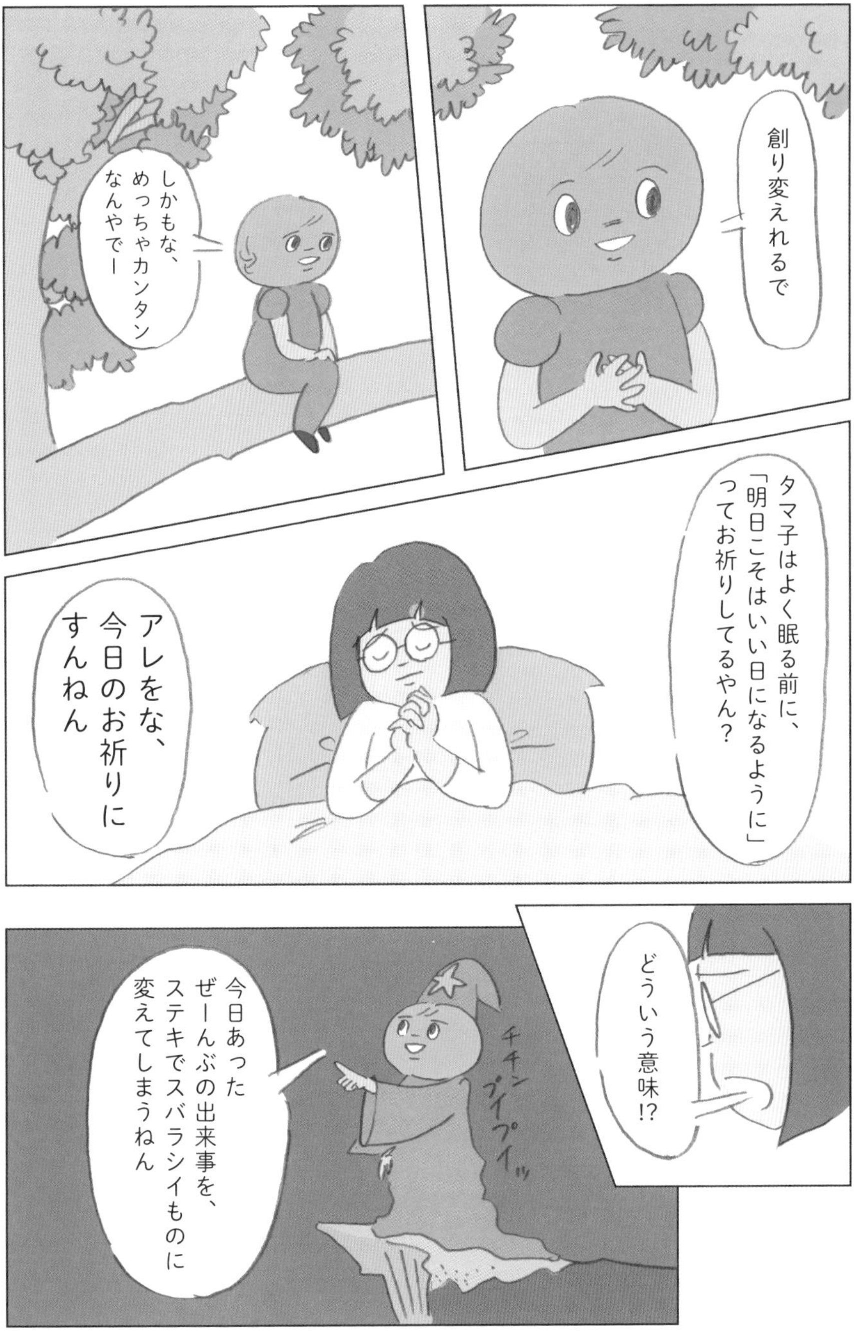
創り変えれるで
しかもな、めっちゃカンタンなんやでー
タマ子はよく眠る前に、「明日こそはいい日になるように」ってお祈りしてるやん？
アレをな、今日のお祈りにすんねん
どういう意味⁉
今日あったぜーんぶの出来事を、ステキでスバラシイものに変えてしまうねん
チチンプイプイッ

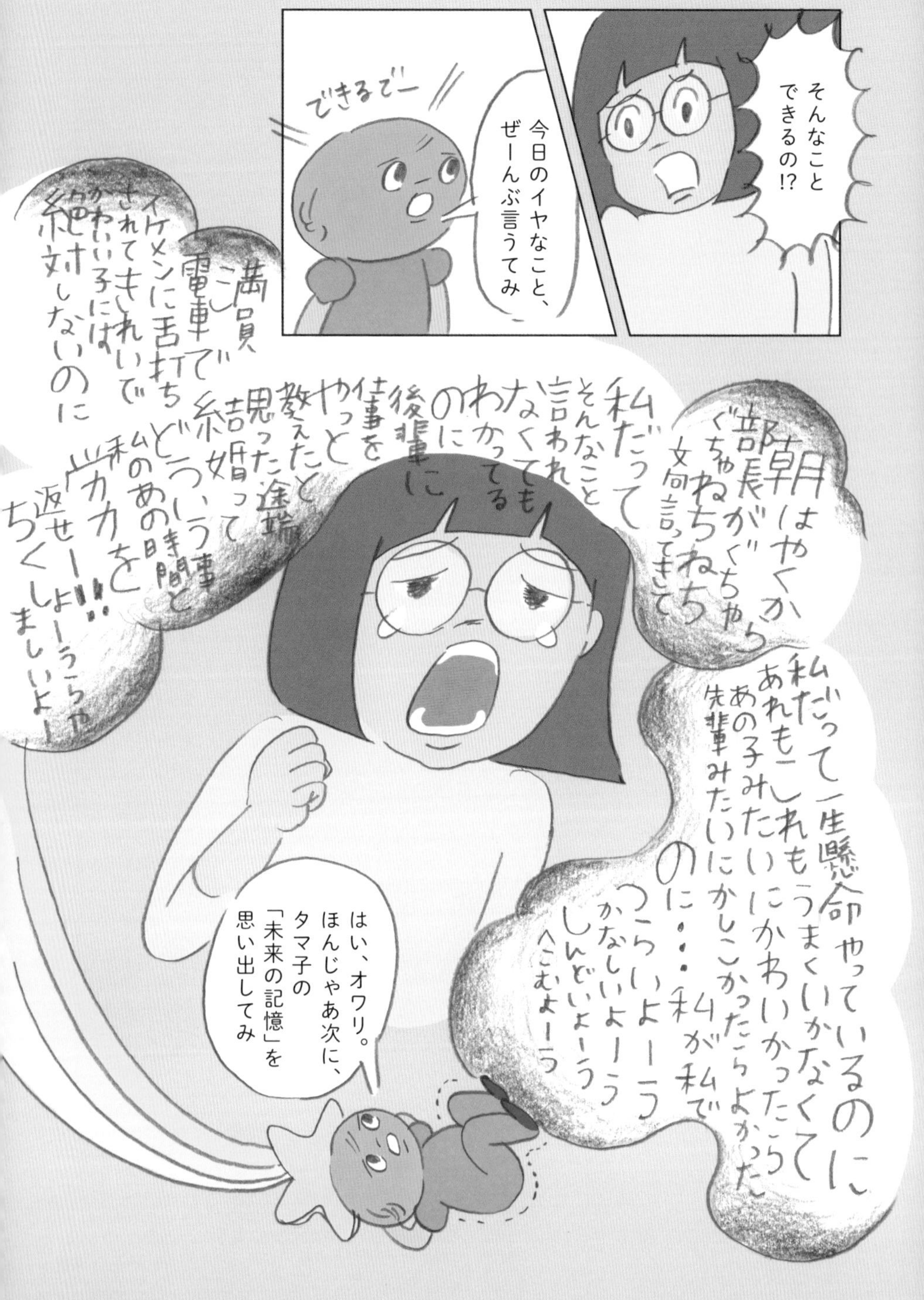

そんなこと できるの!?
今日のイヤなこと、ぜーんぶ言うてみ
できるでー
朝はやくから部長がぐちゃぐちゃねちねち文句言ってきて
私だって そんなこと 言われなくても わかってるの 後輩に仕事を やっと教えたと 思った途端 結婚って どういう事 私のあの時間と 労力を 返せー!! くやしいよーうらやましいよー
満員電車で イケメンに舌打ち されても きれいで かわいい子には 絶対しないのに
私だって一生懸命やっているのに あれもこれもうまくいかなくて あの子みたいにかわいかったら 先輩みたいにかしこかったらよかったのに・・・ 私が私で つらいよーう かなしいよーう しんどいよーう へこむよーう
はい、オワリ。ほんじゃあ次に、タマ子の「未来の記憶」を思い出してみ

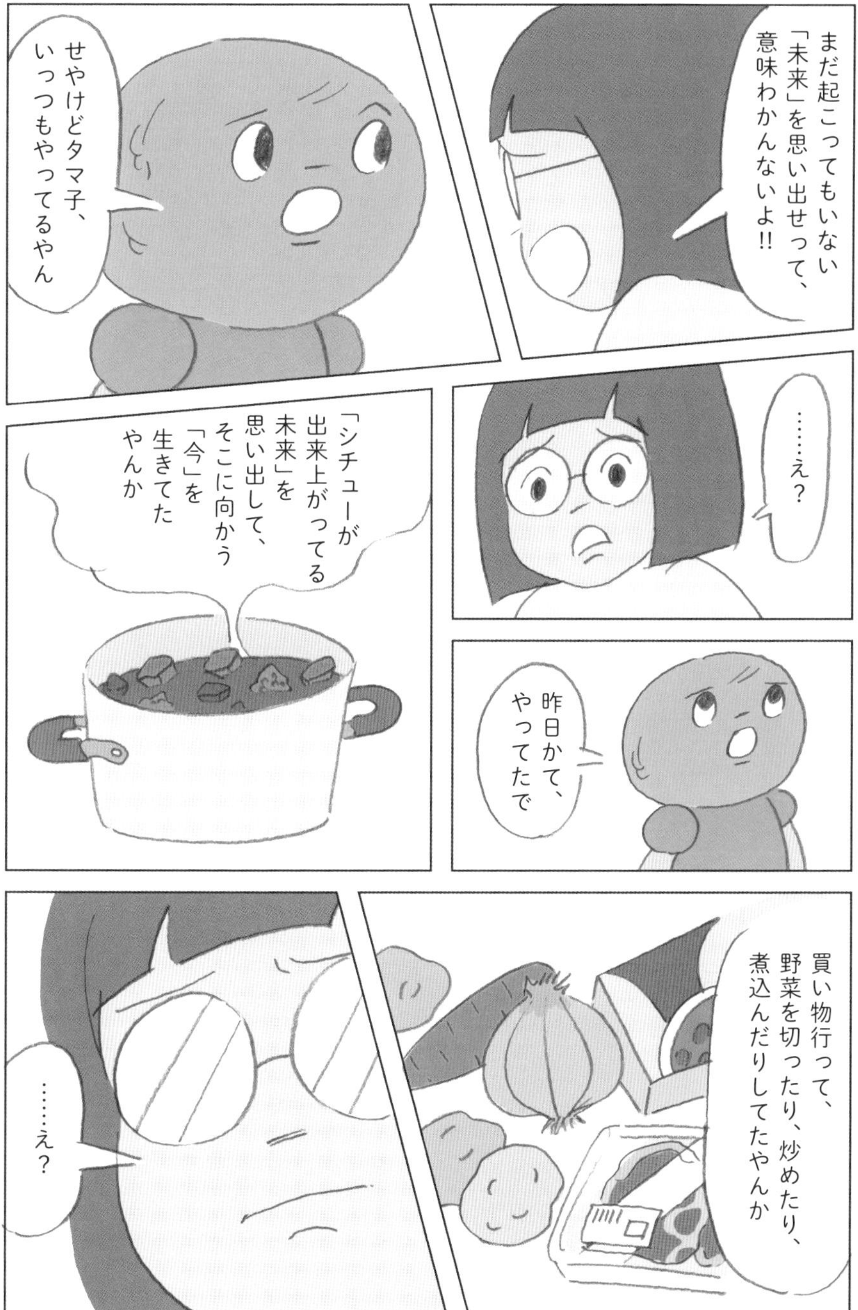
まだ起こってもいない「未来」を思い出せって、意味わかんないよ!!
せやけどタマ子、いっつもやってるやん
……え？
昨日かて、やってたで
「シチューが出来上がってる未来」を思い出して、そこに向かう「今」を生きてたやんか
買い物行って、野菜を切ったり、炒めたり、煮込んだりしてたやんか
……え？

格言　料理とは、「完成した未来」を思い出す行為

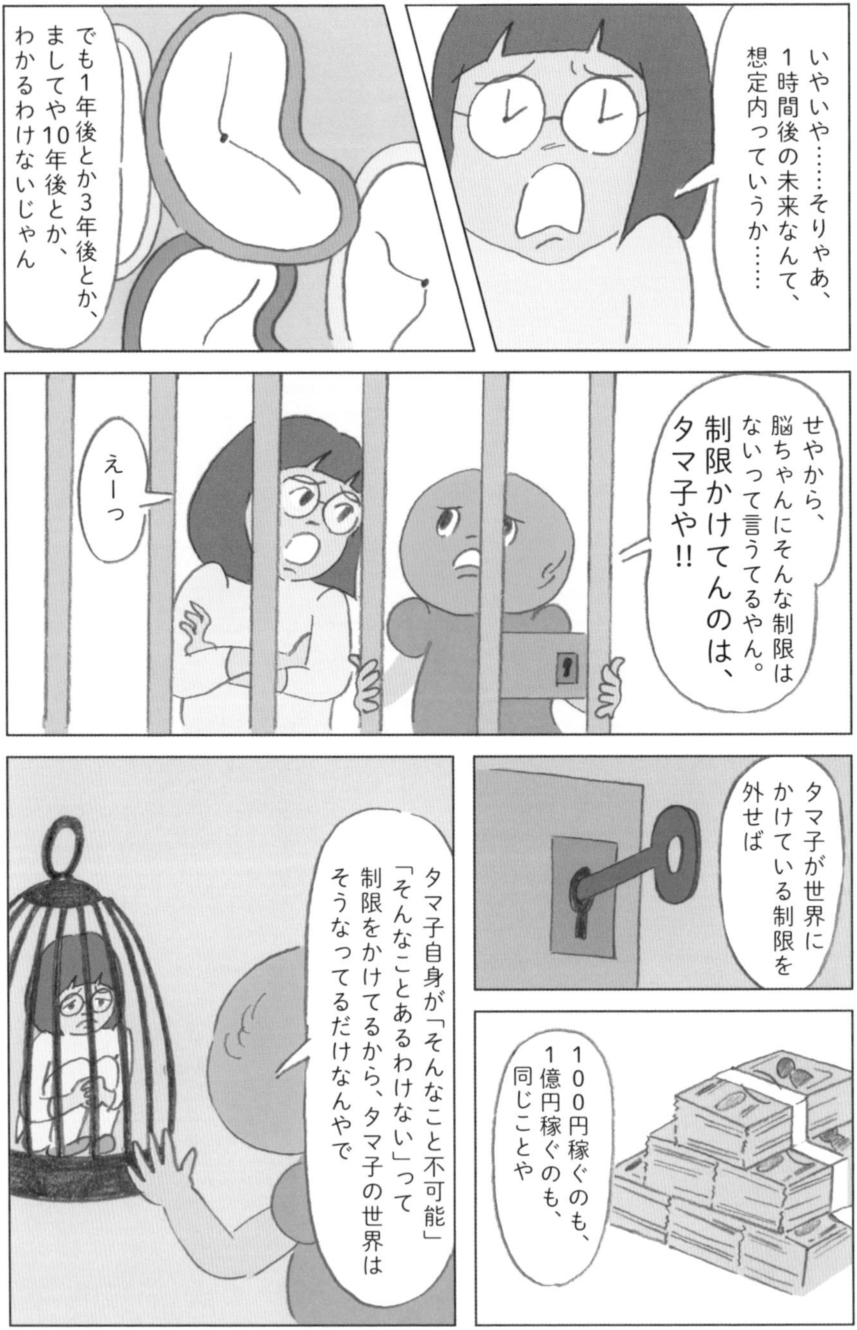
いやいや……そりゃあ、1時間後の未来なんて、想定内っていうか……
でも1年後とか3年後とか、ましてや10年後とか、わかるわけないじゃん
せやから、脳ちゃんにそんな制限はないって言うてるやん。制限かけてんのは、タマ子や!!
えーっ
タマ子が世界にかけている制限を外せば
タマ子自身が「そんなこと不可能」「そんなことあるわけない」って制限をかけてるから、タマ子の世界はそうなってるだけなんやで
100円稼ぐのも、1億円稼ぐのも、同じことや

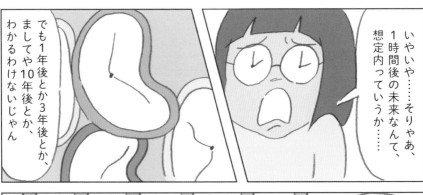

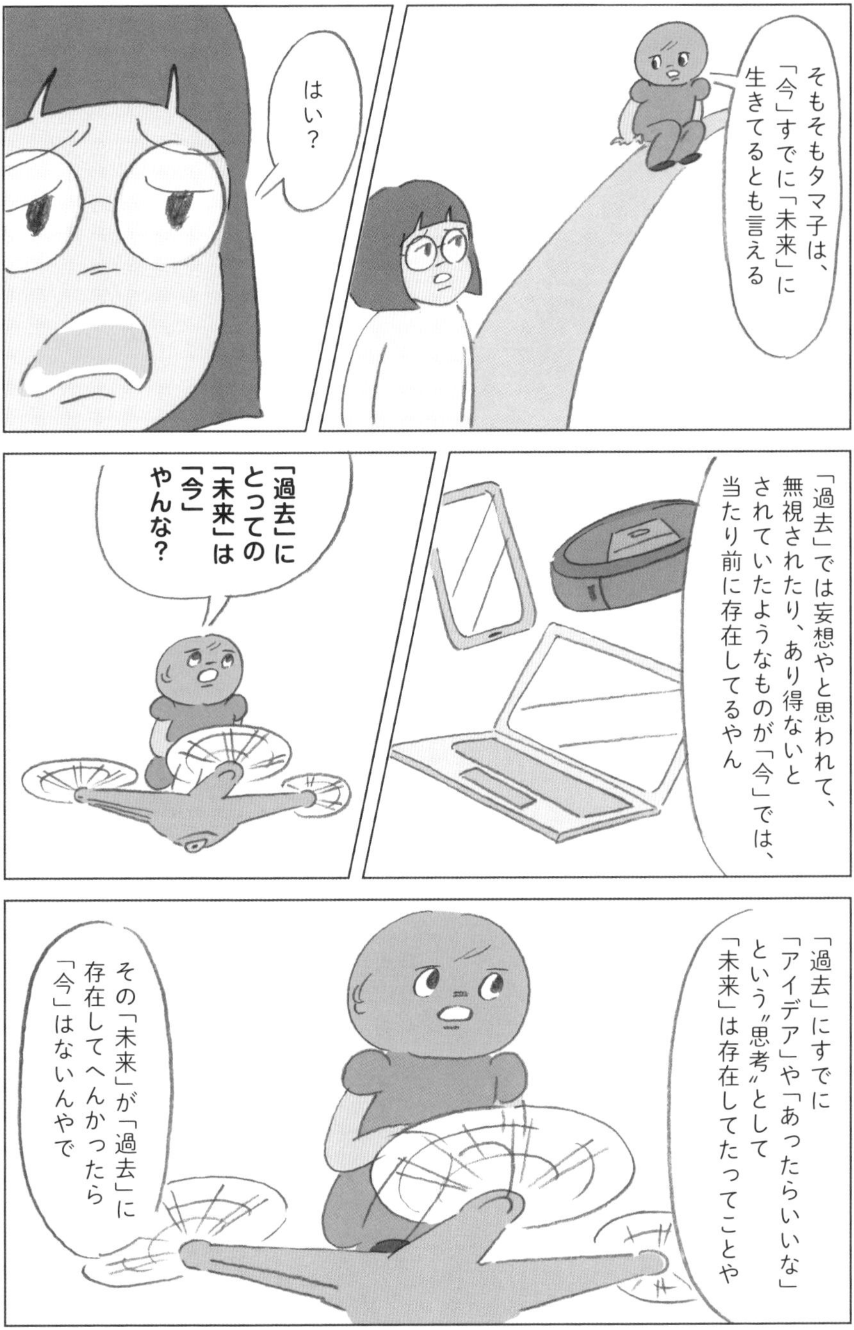
そもそもタマ子は、「今」すでに「未来」に生きてるとも言える
はい？
「過去」では妄想やと思われて、無視されたり、あり得ないとされていたようなものが「今」では、当たり前に存在してるやん
「過去」にとっての「未来」は「今」やんな？
「過去」にすでに「アイデア」や「あったらいいな」という〝思考〟として「未来」は存在してたってことや
その「未来」が「過去」に存在してへんかったら「今」はないんやで

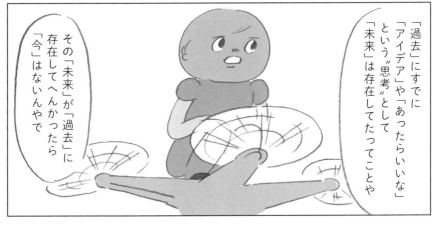

格言　遠い昔で「不可能」と言われた現実が現代でいっぱい叶ってる

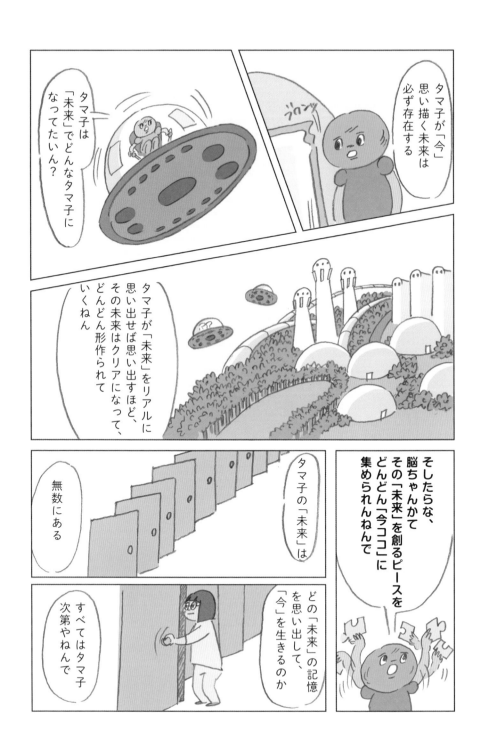

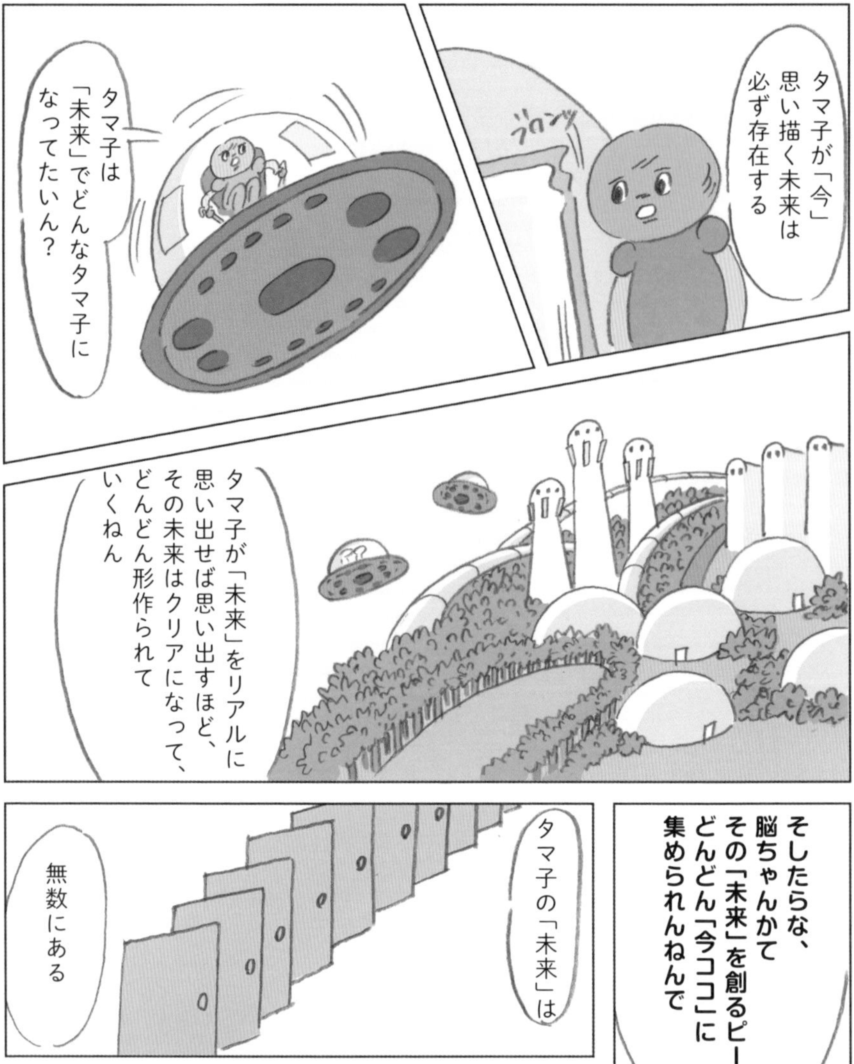
タマ子が「今」思い描く未来は必ず存在する
タマ子は「未来」でどんなタマ子になってたいん？
タマ子が「未来」をリアルに思い出せば思い出すほど、その未来はクリアになって、どんどん形作られていくねん
そしたらな、脳ちゃんかてその「未来」を創るピースをどんどん「今ココ」に集められんねんで
タマ子の「未来」は
無数にある
どの「未来」の記憶を思い出して、「今」を生きるのか
すべてはタマ子次第やねんで

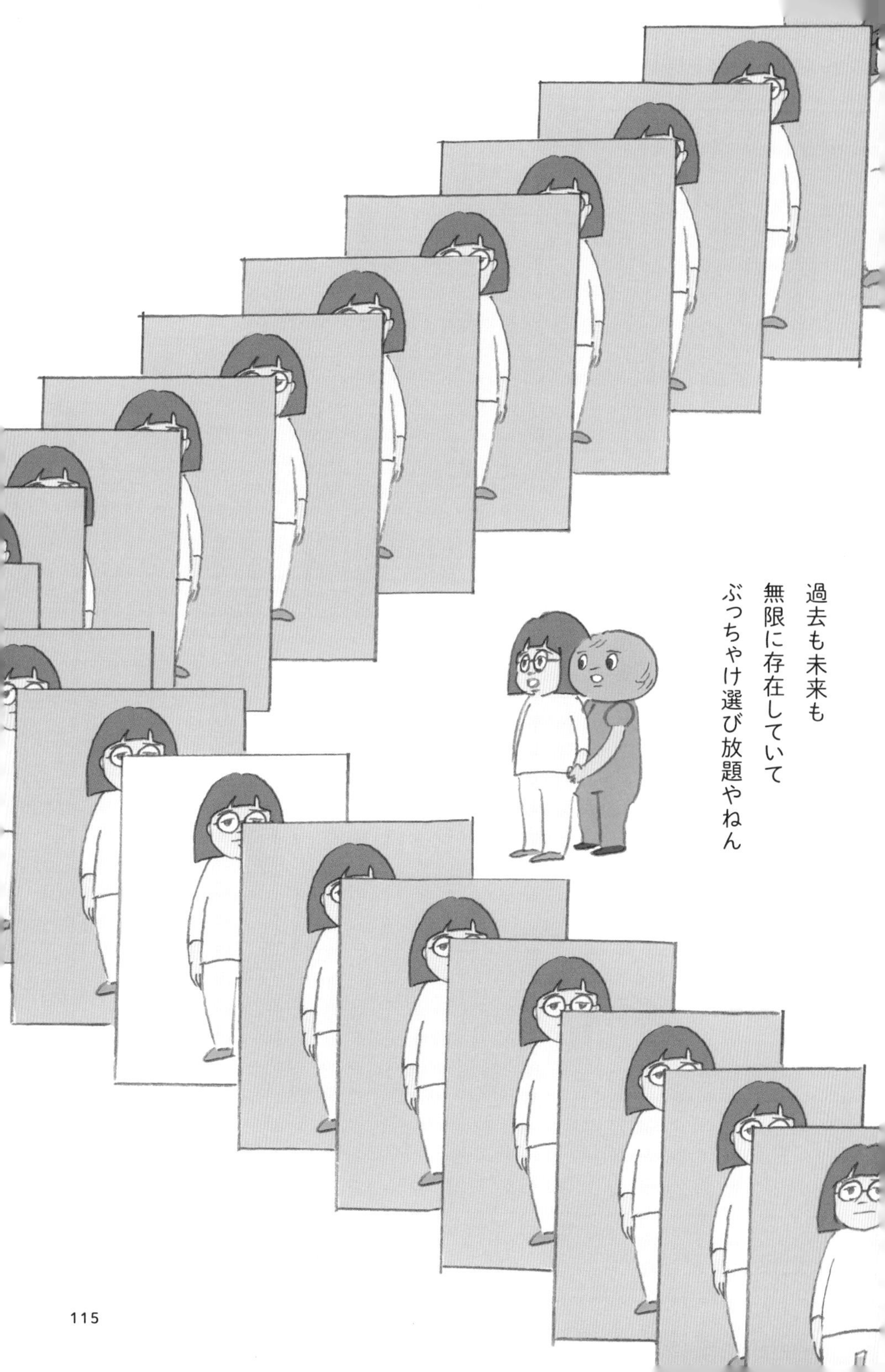
過去も未来も
無限に存在していて
ぶっちゃけ選び放題やねん

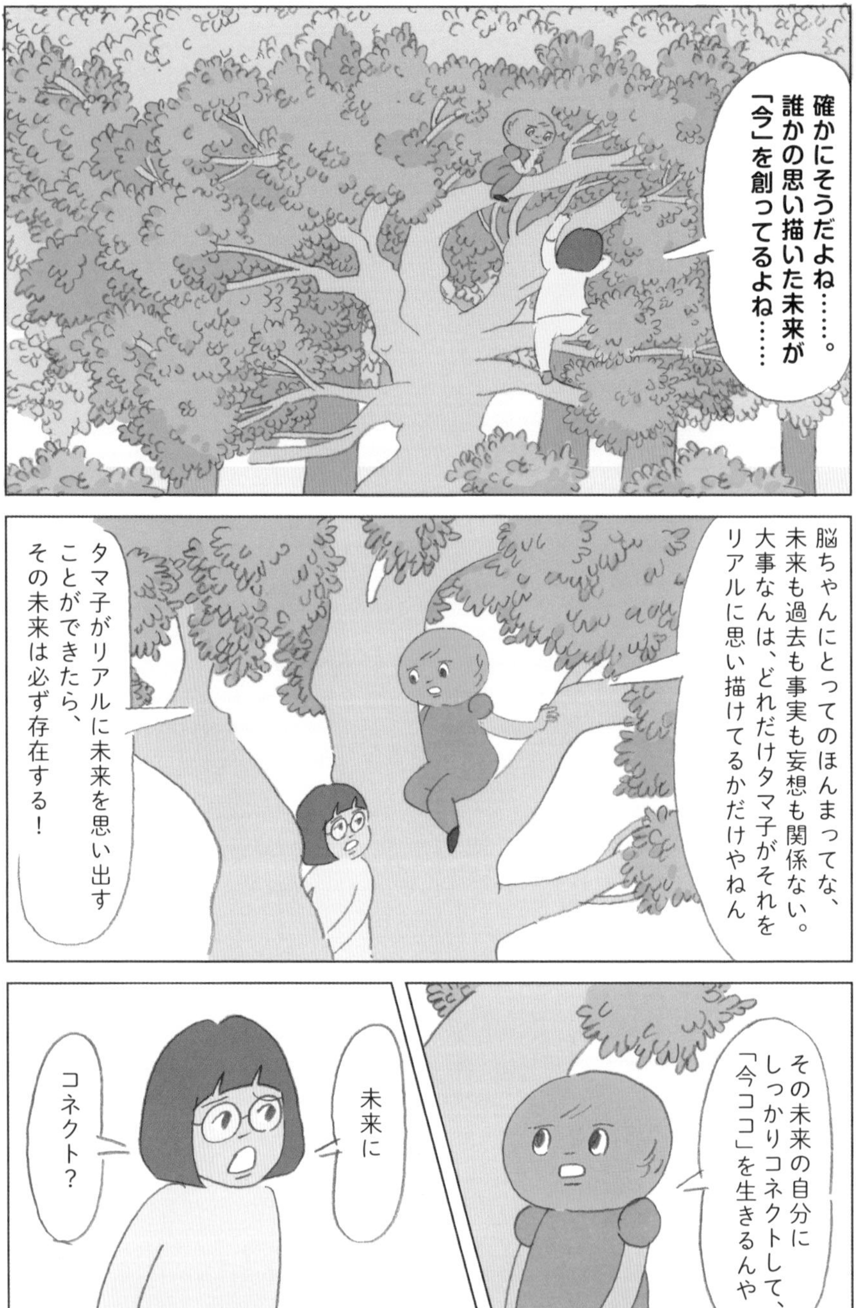
確かにそうだよね……。
誰かの思い描いた未来が
「今」を創ってるよね……
脳ちゃんにとってのほんまってな、
未来も過去も事実も妄想も関係ない。
大事なんは、どれだけタマ子がそれを
リアルに思い描けてるかだけやねん
タマ子がリアルに未来を思い出す
ことができたら、
その未来は必ず存在する！
その未来の自分に
しっかりコネクトして、
「今ココ」を生きるんや
未来に
コネクト？

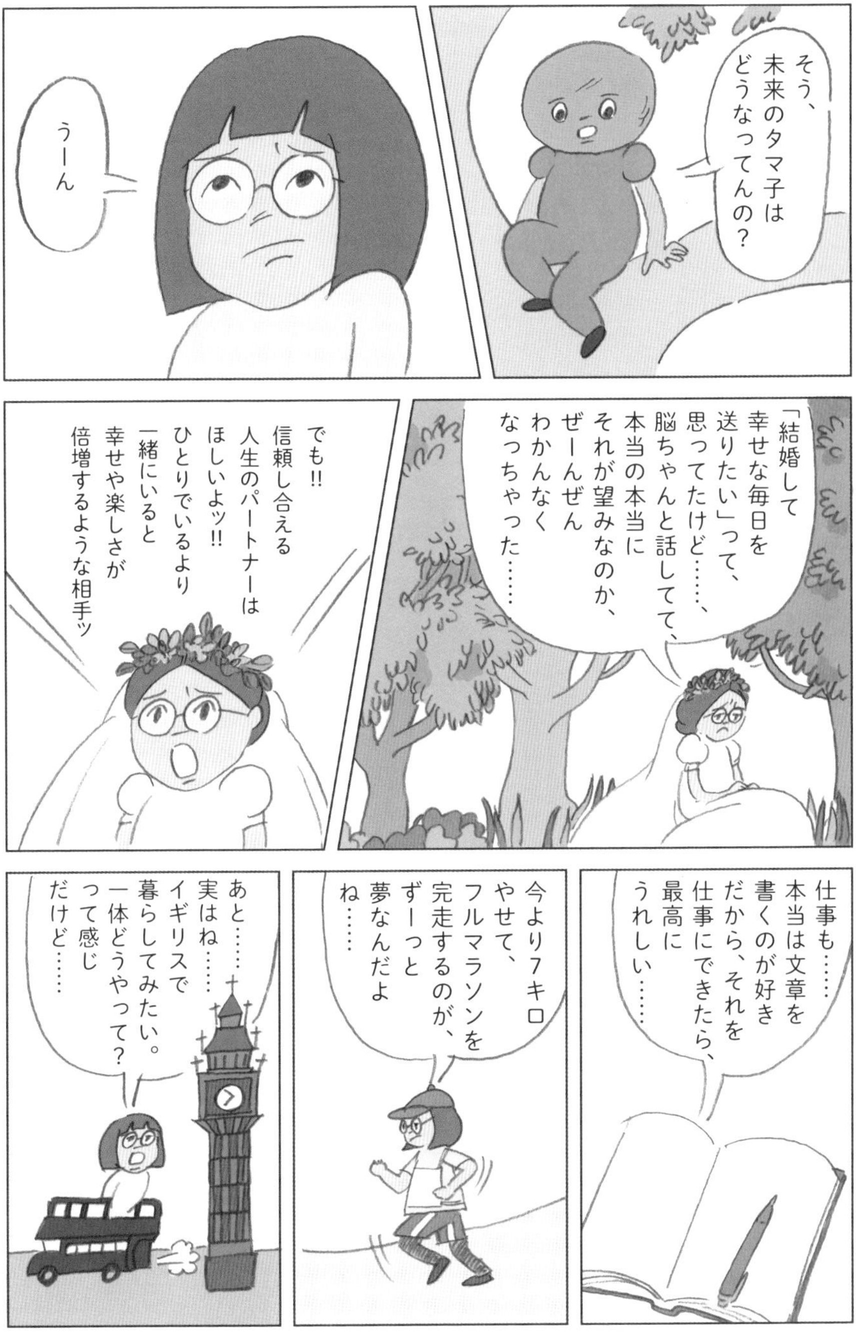
そう、未来のタマ子はどうなってんの？
うーん
「結婚して幸せな毎日を送りたい」って、思ってたけど……、脳ちゃんと話してて、本当の本当にそれが望みなのか、ぜーんぜんわかんなくなっちゃった……
でも!! 信頼し合える人生のパートナーはほしいよッ!! ひとりでいるより一緒にいると幸せや楽しさが倍増するような相手ッ
仕事も……本当は文章を書くのが好きだから、それを仕事にできたら、最高にうれしい……
今より7キロやせて、フルマラソンを完走するのが、ずーっと夢なんだよね……
あと……実はね……イギリスで暮らしてみたい。一体どうやって？って感じだけど……

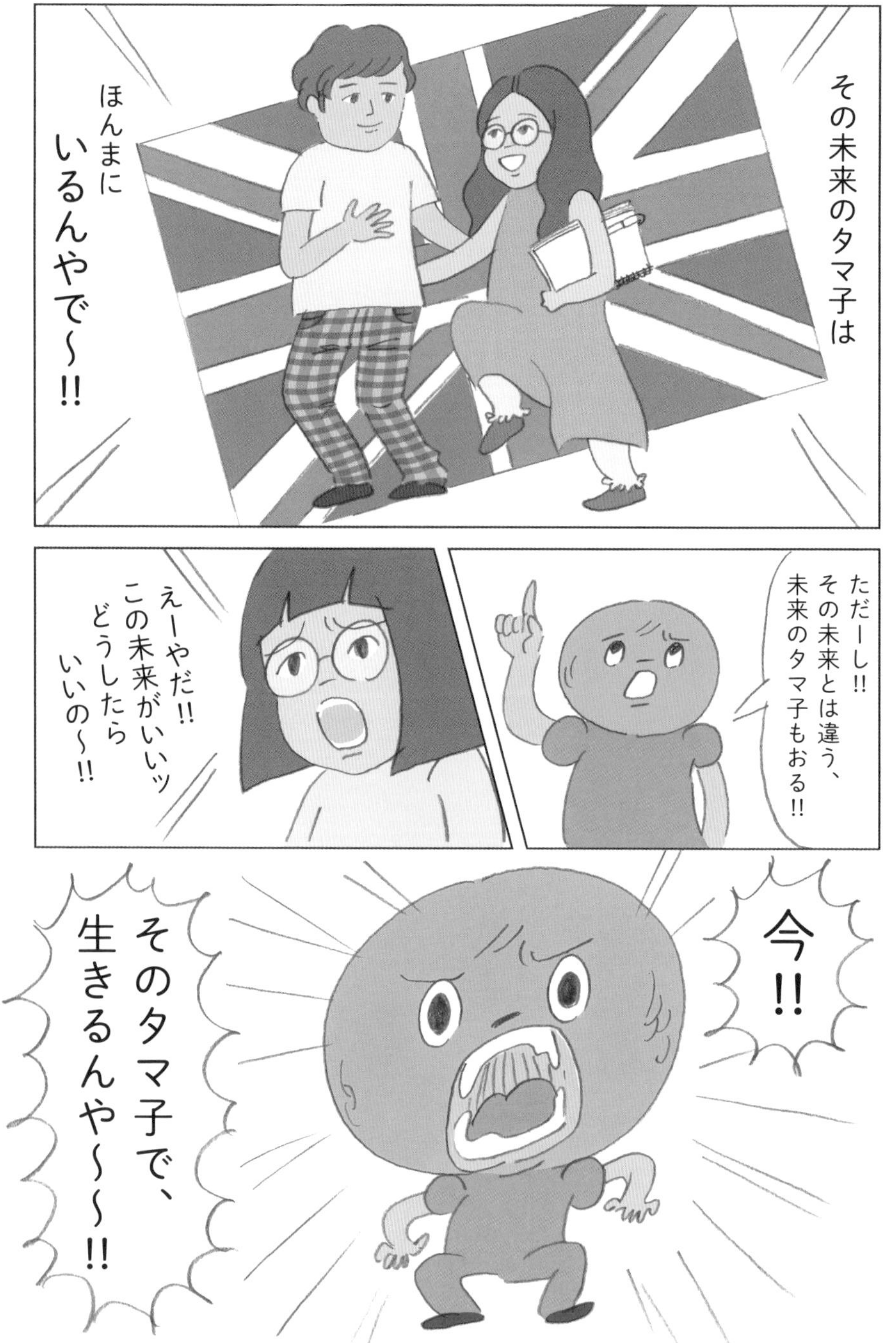
その未来のタマ子は
ほんまにいるんやで～!!
ただーし!! その未来とは違う、未来のタマ子もおる!!
えーやだ!! この未来がいいッ どうしたらいいの～!!
今!!
そのタマ子で、生きるんや～～!!

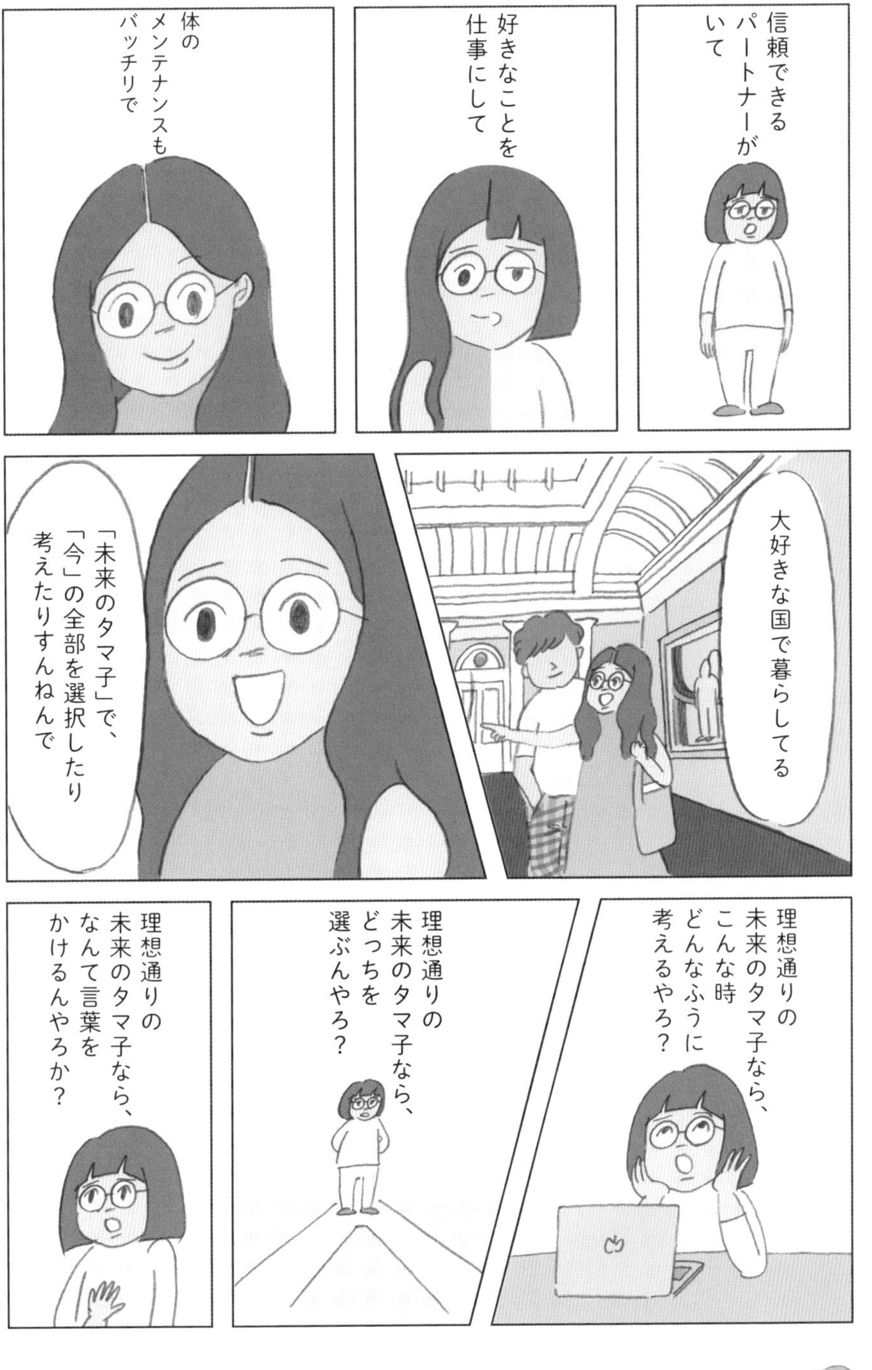
信頼できるパートナーがいて
好きなことを仕事にして
体のメンテナンスもバッチリで
大好きな国で暮らしてる
「未来のタマ子」で、「今」の全部を選択したり考えたりすんねんで
理想通りの未来のタマ子なら、こんな時どんなふうに考えるやろ？
理想通りの未来のタマ子なら、どっちを選ぶんやろ？
理想通りの未来のタマ子なら、なんて言葉をかけるんやろか？

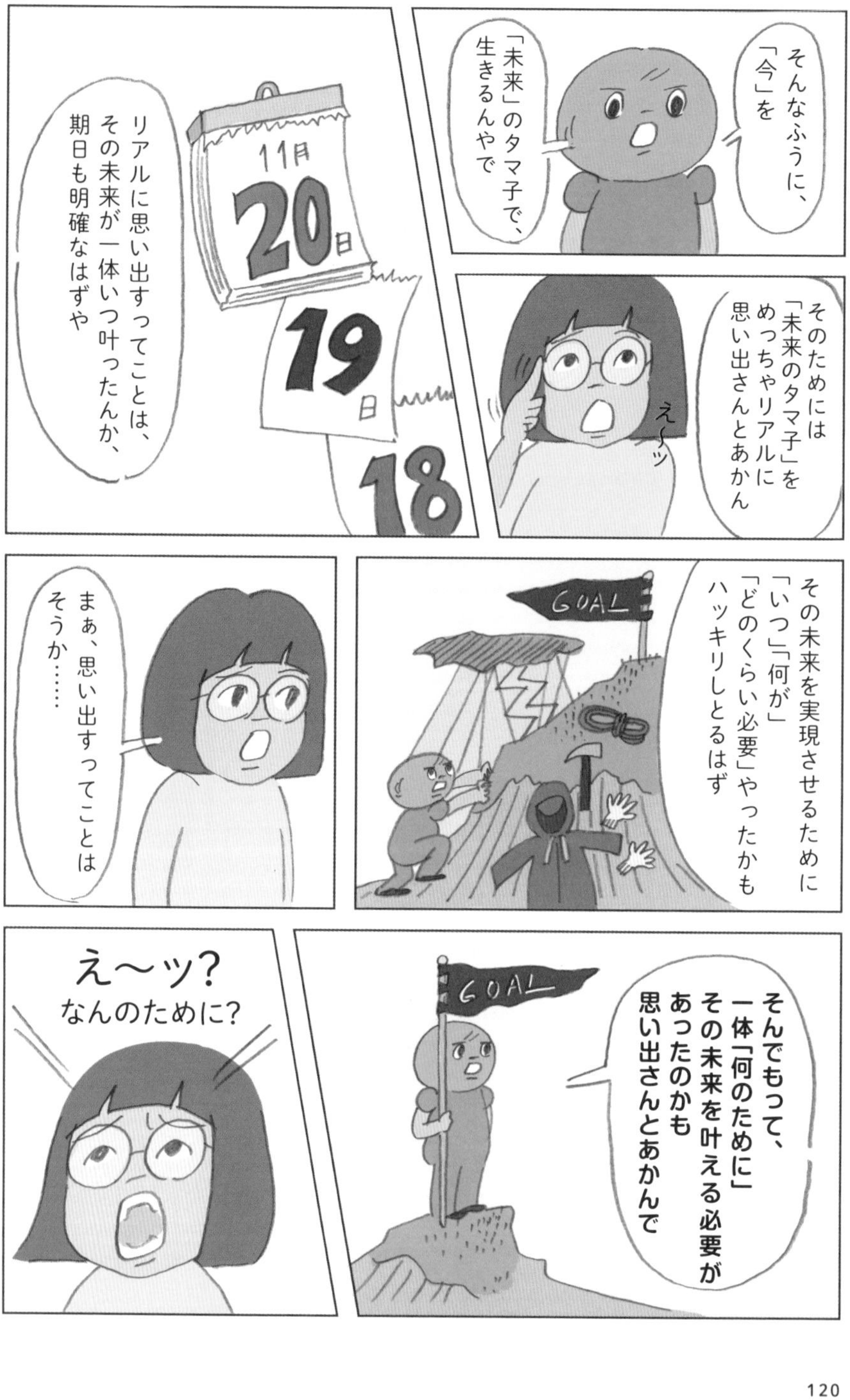
そんなふうに、「今」を
「未来」のタマ子で、生きるんやで
11月
20日
19日
18
リアルに思い出すってことは、その未来が一体いつ叶ったんか、期日も明確なはずや
そのためには「未来のタマ子」をめっちゃリアルに思い出さんとあかん
え〜ッ
その未来を実現させるために「いつ」「何が」「どのくらい必要」やったかもハッキリしとるはず
GOAL
まぁ、思い出すってことはそうか……
そんでもって、一体「何のために」その未来を叶える必要があったのかも思い出さんとあかんで
GOAL
え〜ッ?
なんのために?

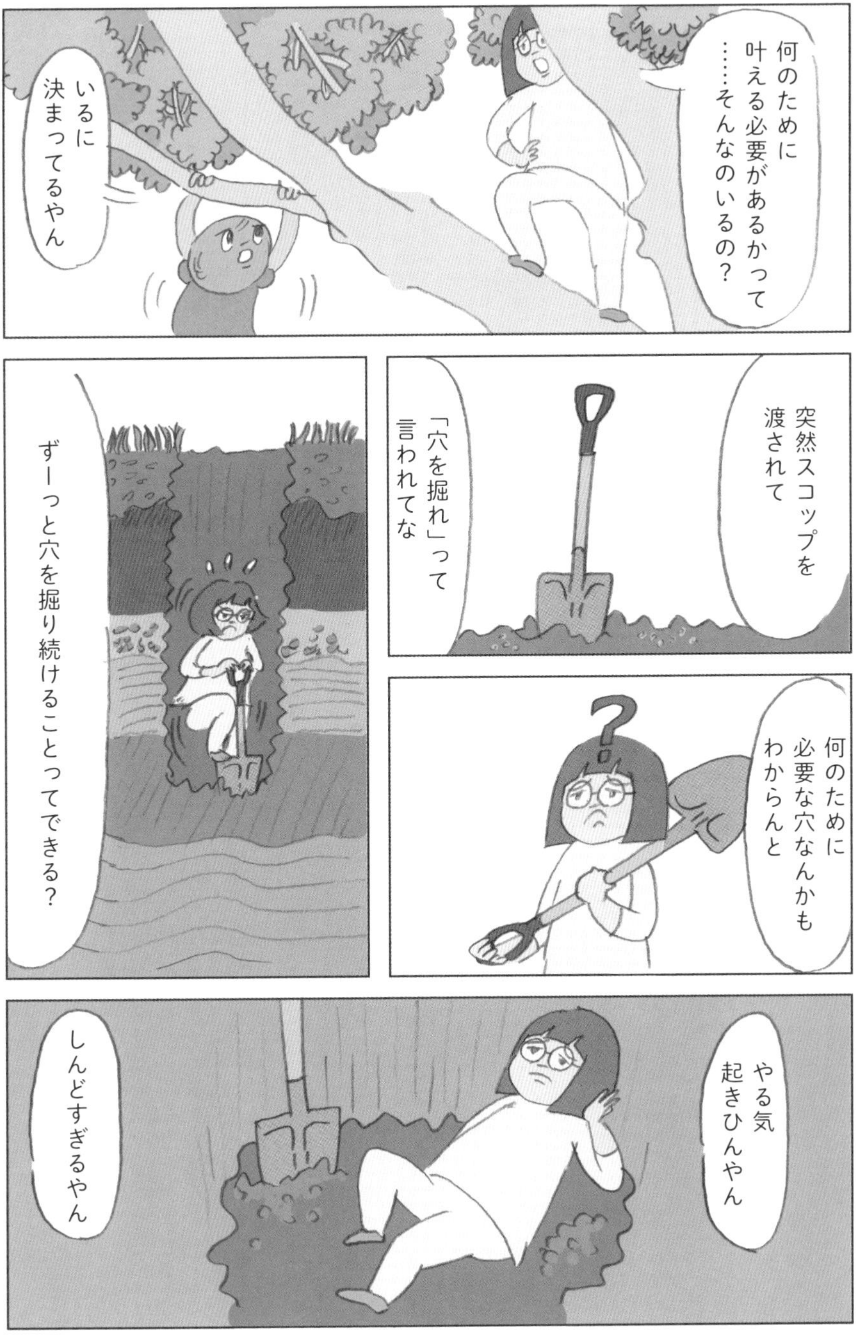

格言　「何のために」がはっきりしてるだけで、人は前を向ける

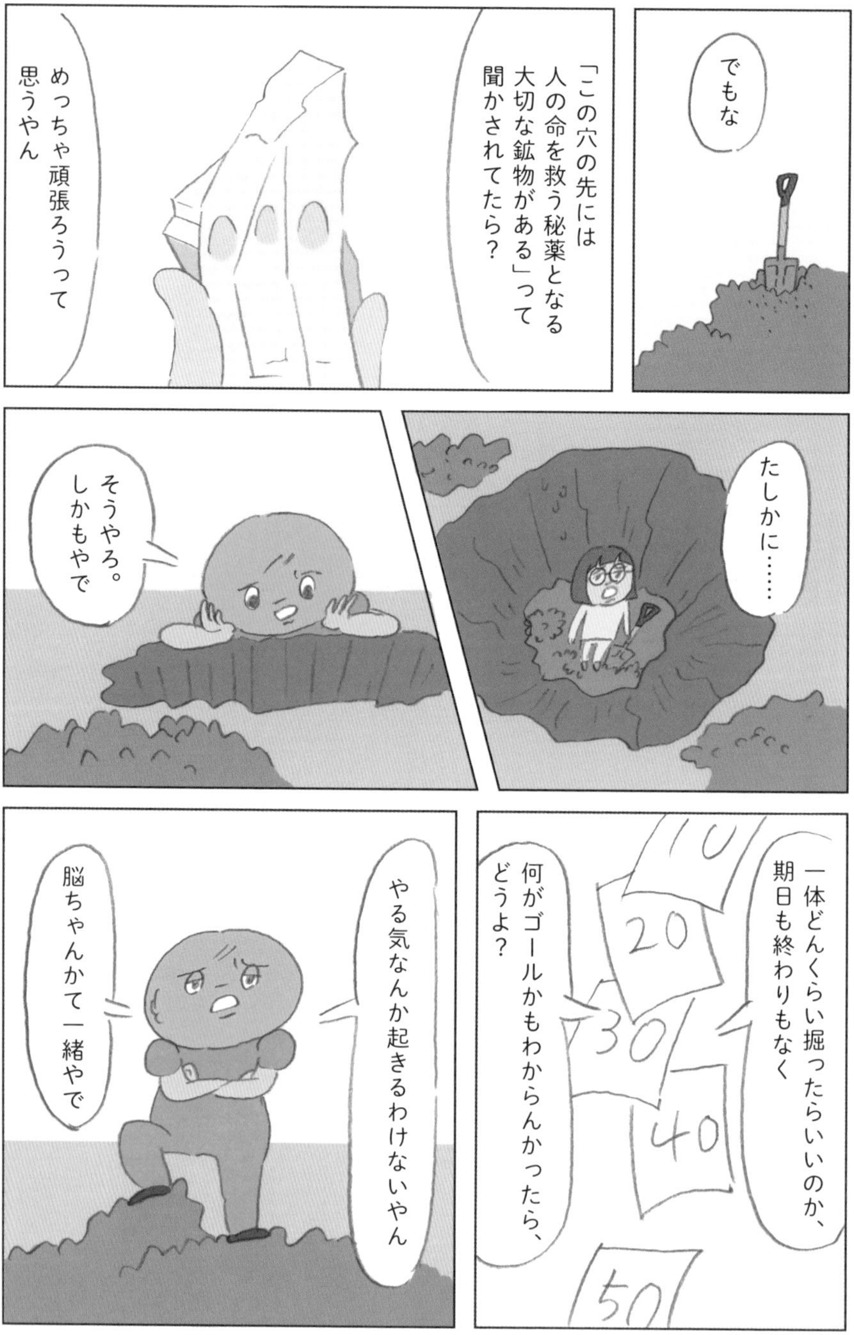
でもな
「この穴の先には人の命を救う秘薬となる大切な鉱物がある」って聞かされてたら？
めっちゃ頑張ろうって思うやん
たしかに……
そうやろ。しかもやで
一体どんくらい掘ったらいいのか、期日も終わりもなく
何がゴールかもわからんかったら、どうよ？
10
20
30
40
50
やる気なんか起きるわけないやん
脳ちゃんかて一緒やで

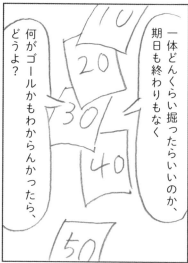

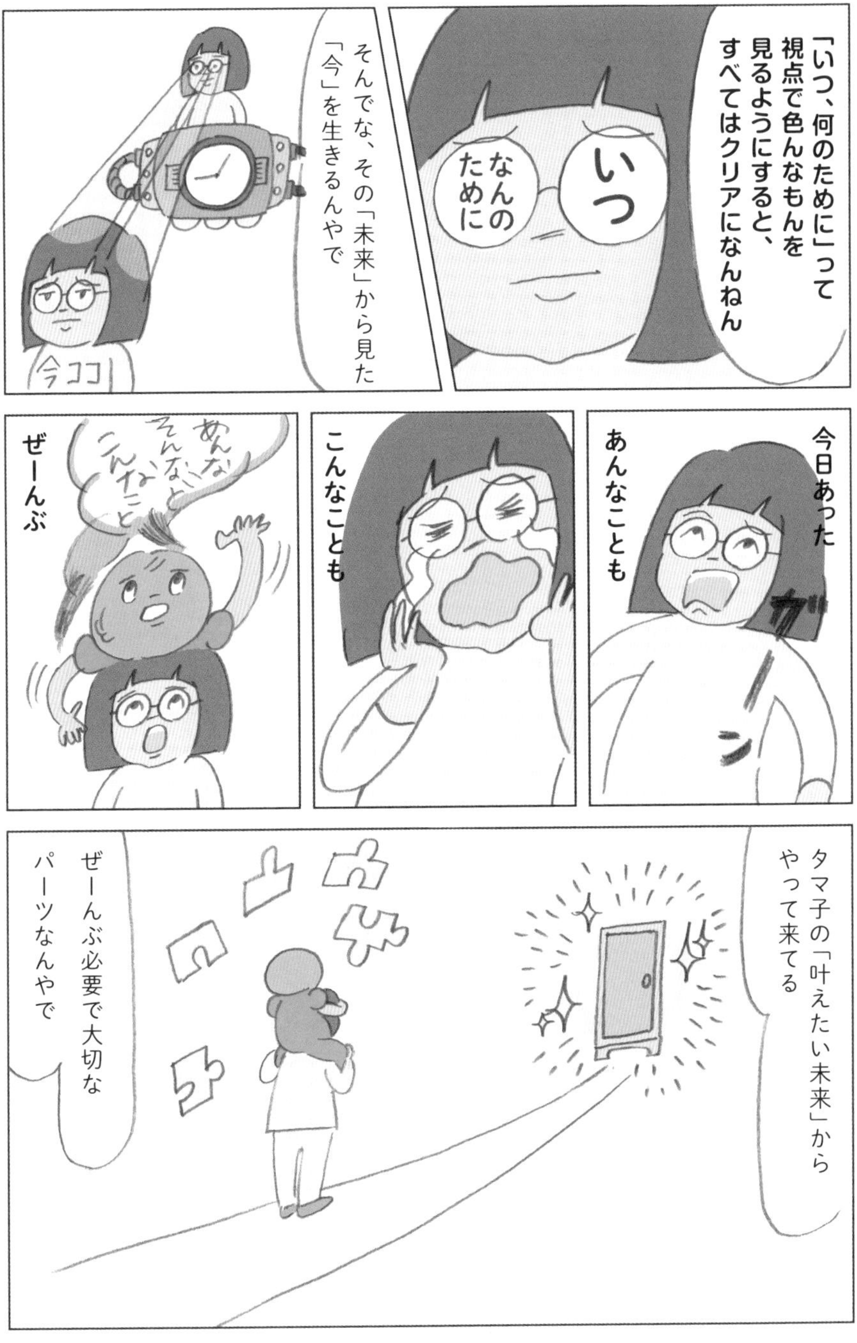
「いつ、何のために」って視点で色んなもんを見るようにすると、すべてはクリアになんねん
いつ
なんのために
そんでな、その「未来」から見た「今」を生きるんやで
今ココ
今日あった
あんなことも
ガーン
こんなことも
ぜーんぶ
あんな
そんなこと
こんなこと
タマ子の「叶えたい未来」からやって来てる
ぜーんぶ必要で大切なパーツなんやで

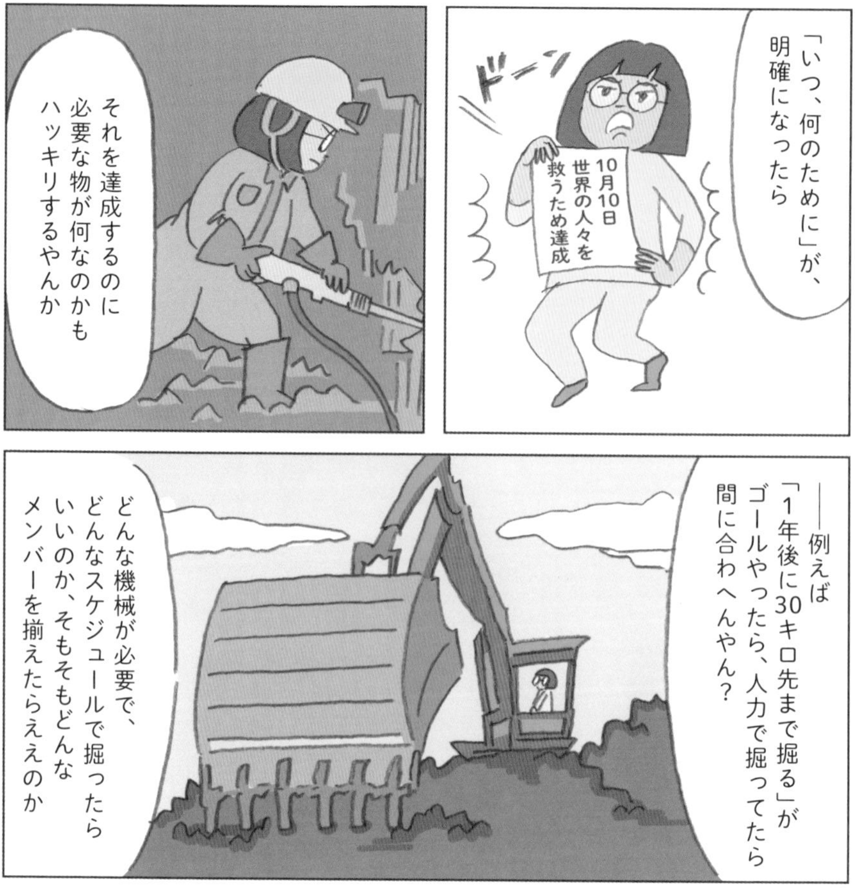
「いつ、何のために」が、明確になったら
ドーーン
10月10日 世界の人々を救うため達成
それを達成するのに必要な物が何なのかもハッキリするやんか
──例えば「1年後に30キロ先まで掘る」がゴールやったら、人力で掘ってたら間に合わへんやん？
どんな機械が必要で、どんなスケジュールで掘ったらいいのか、そもそもどんなメンバーを揃えたらええのか
そういう情報をな、脳ちゃんが集めんねん
必要な時に必要な場所へとタマ子を導いて、達成するのに必要な人との出会いを引き寄せ
タマ子の未来の記憶に向かって、現実を創っていくってことや

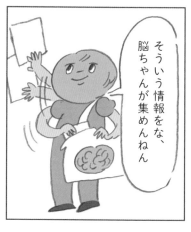

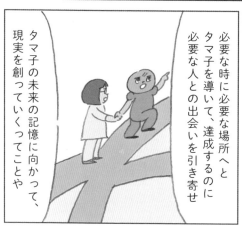

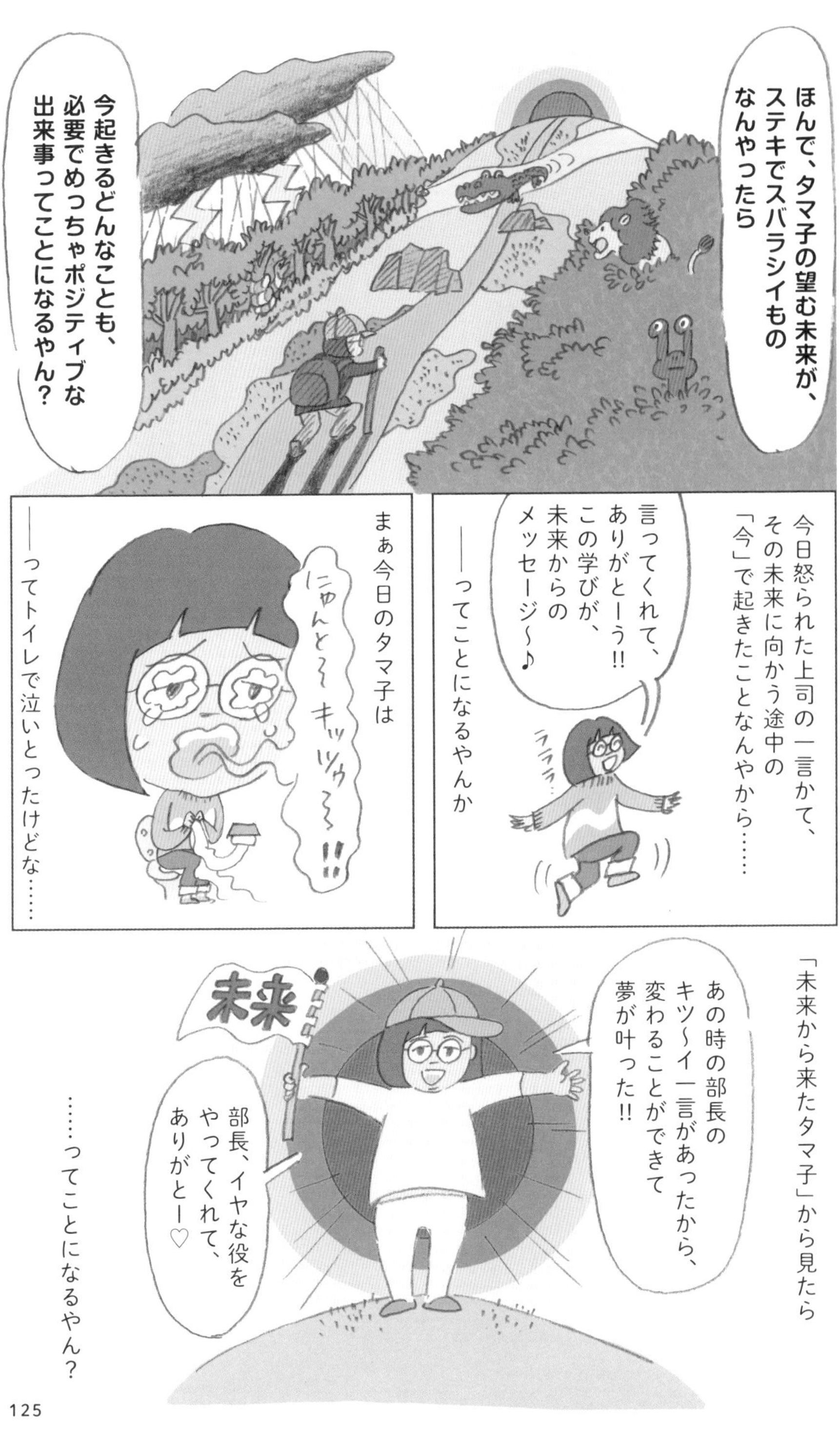
ほんで、タマ子の望む未来が、ステキでスバラシイものなんやったら
今起きるどんなことも、必要でめっちゃポジティブな出来事ってことになるやん？
今日怒られた上司の一言かて、その未来に向かう途中の「今」で起きたことなんやから……
言ってくれて、ありがとーう!! この学びが、未来からのメッセージ～♪
――ってことになるやんか
ラララ
まぁ今日のタマ子は
――ってトイレで泣いとったけどな……
「未来から来たタマ子」から見たら
あの時の部長のキツ～イ一言があったから、変わることができて夢が叶った!!
未来
部長、イヤな役をやってくれて、ありがとー♡
……ってことになるやん？

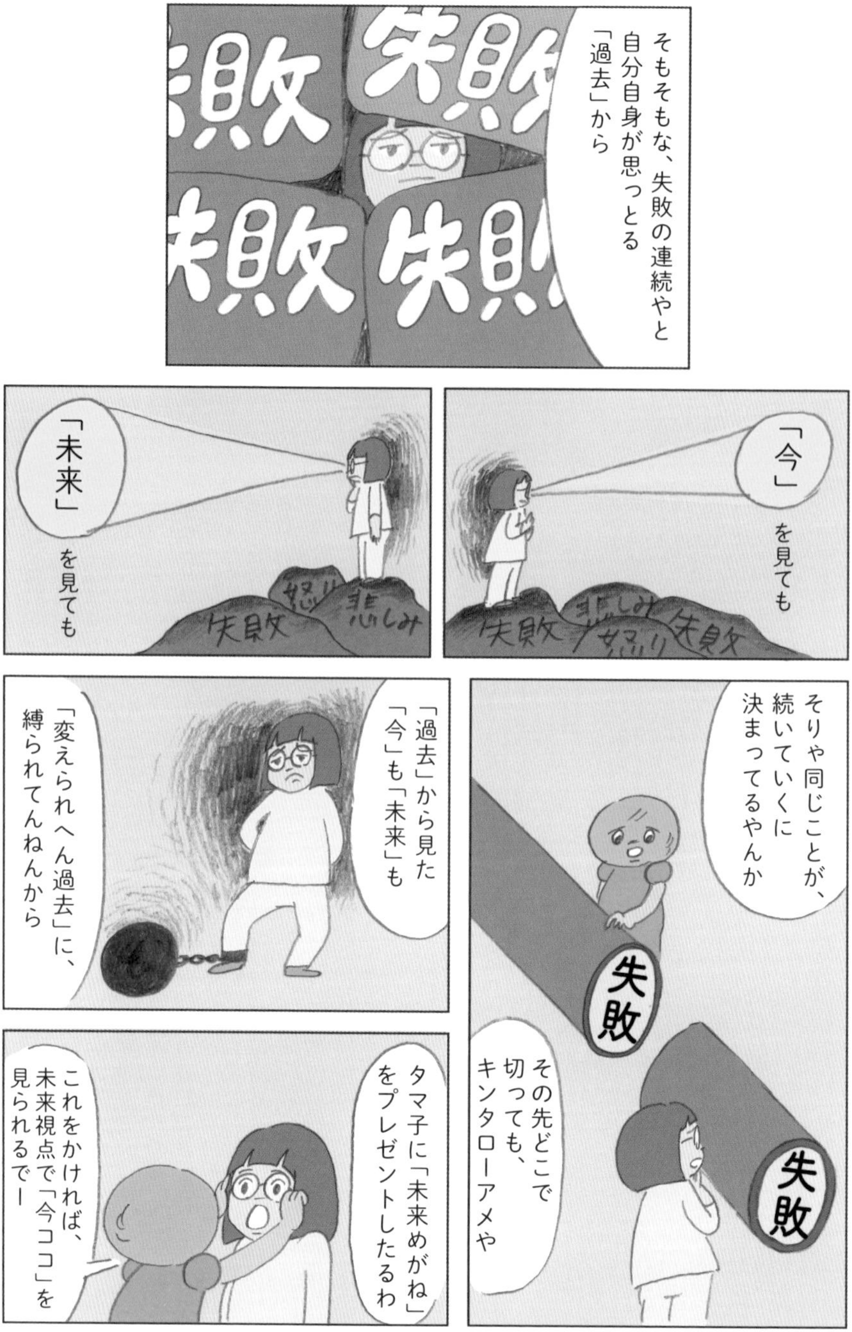
そもそもな、失敗の連続やと
自分自身が思っとる
「過去」から
失敗
「今」
を見ても
「未来」
を見ても
失敗
怒り
悲しみ
「過去」から見た
「今」も「未来」も
「変えられへん過去」に、
縛られてんねんから
そりゃ同じことが、
続いていくに
決まってるやんか
その先どこで
切っても、
キンタローアメや
失敗
失敗
タマ子に「未来めがね」
をプレゼントしたるわ
これをかければ、
未来視点で「今ココ」を
見られるでー

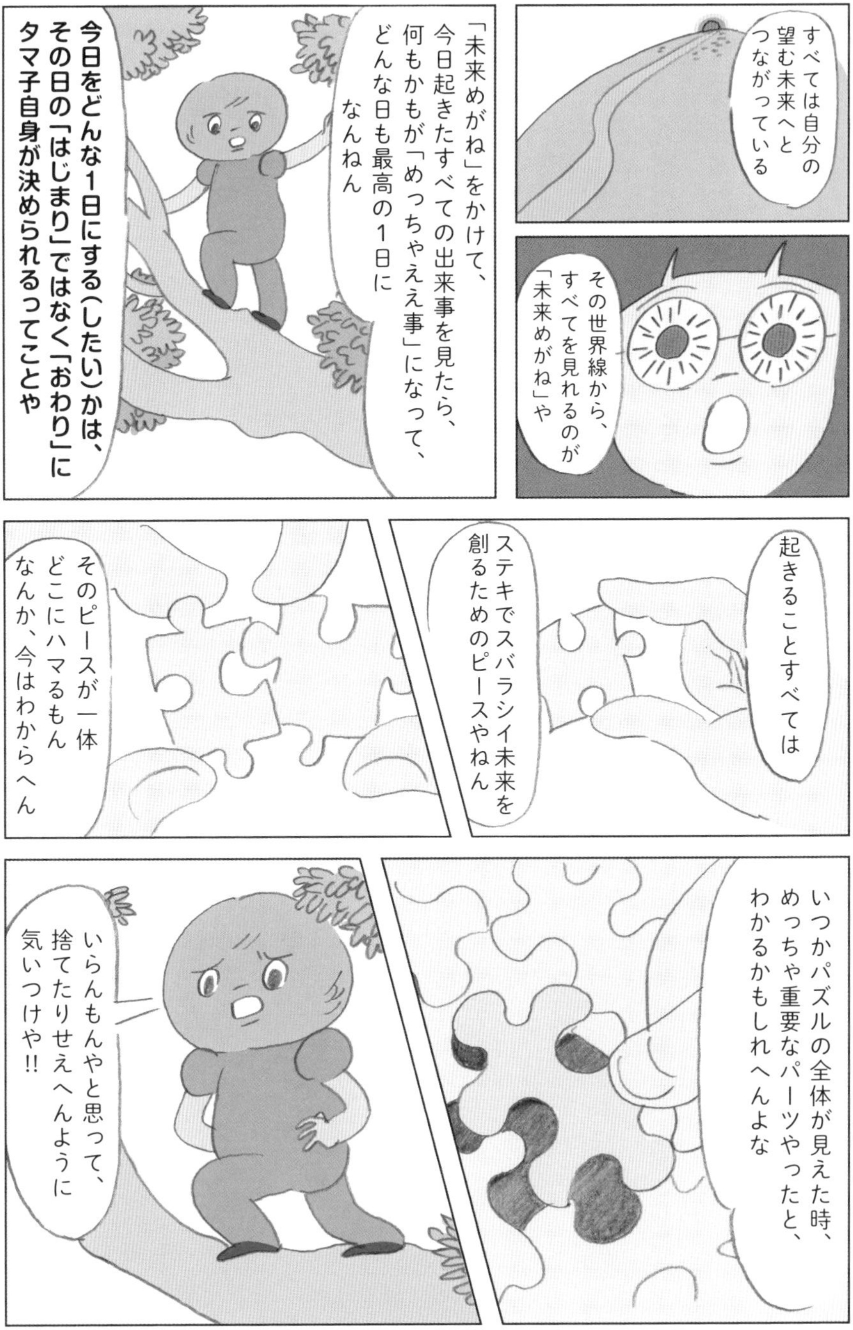
すべては自分の望む未来へとつながっている
その世界線から、すべてを見れるのが「未来めがね」や
「未来めがね」をかけて、今日起きたすべての出来事を見たら、何もかもが「めっちゃええ事」になって、どんな日も最高の１日になんねん
今日をどんな1日にする(したい)かは、その日の「はじまり」ではなく「おわり」にタマ子自身が決められるってことや
起きることすべては
ステキでスバラシイ未来を創るためのピースやねん
そのピースが一体どこにハマるもんなんか、今はわからへん
いつかパズルの全体が見えた時、めっちゃ重要なパーツやったと、わかるかもしれへんよな
いらんもんやと思って、捨てたりせえへんように気いつけや!!

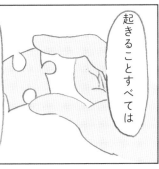

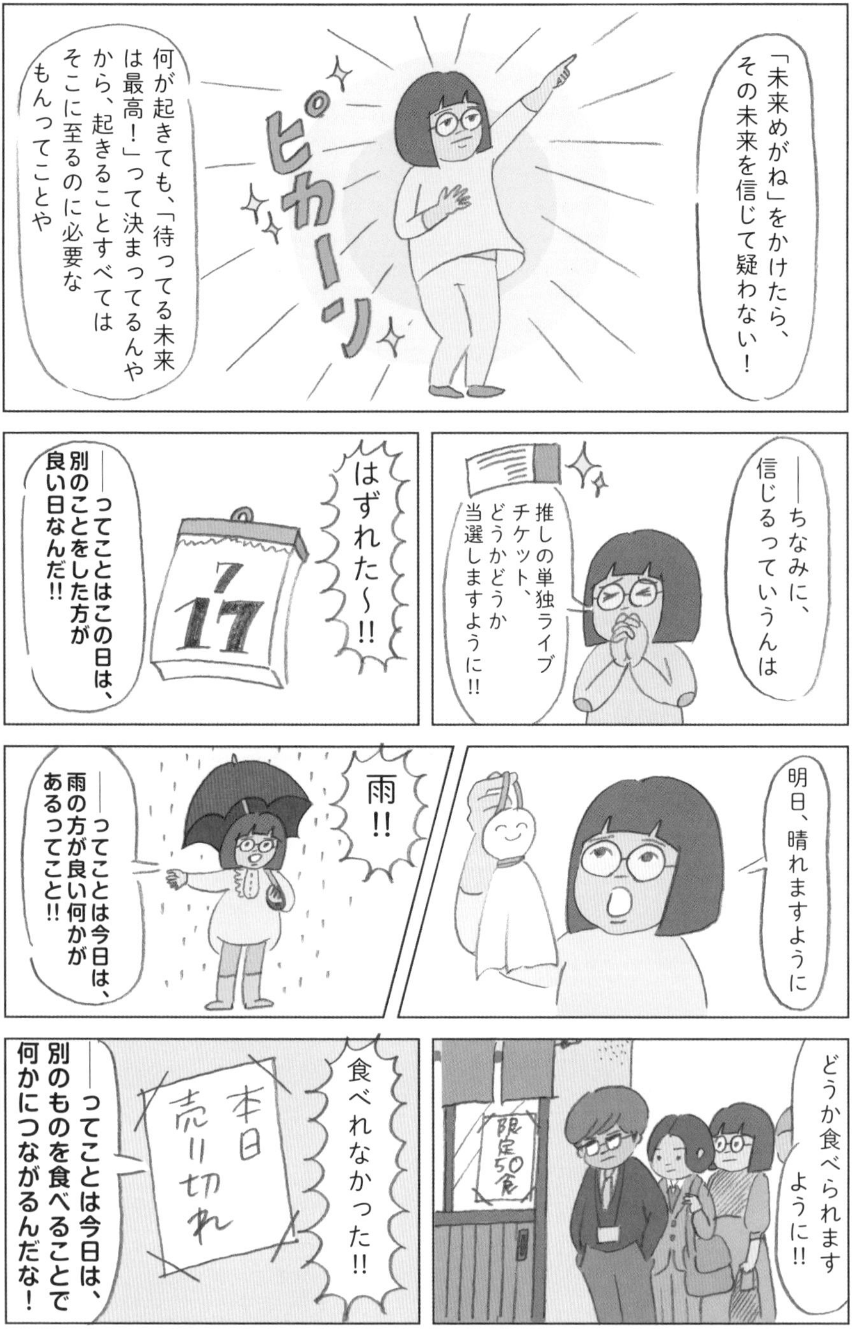
「未来めがね」をかけたら、その未来を信じて疑わない！
ピカーン
何が起きても、「待ってる未来は最高！」って決まってるんやから、起きることすべてはそこに至るのに必要なもんってことや
――ちなみに、信じるっていうんは
推しの単独ライブチケット、どうかどうか当選しますように!!
はずれた～!!
――ってことはこの日は、別のことをした方が良い日なんだ!!
7
17
明日、晴れますように
雨!!
――ってことは今日は、雨の方が良い何かがあるってこと!!
どうか食べられますように!!
限定50食
食べれなかった!!
本日売り切れ
――ってことは今日は、別のものを食べることで何かにつながるんだな！

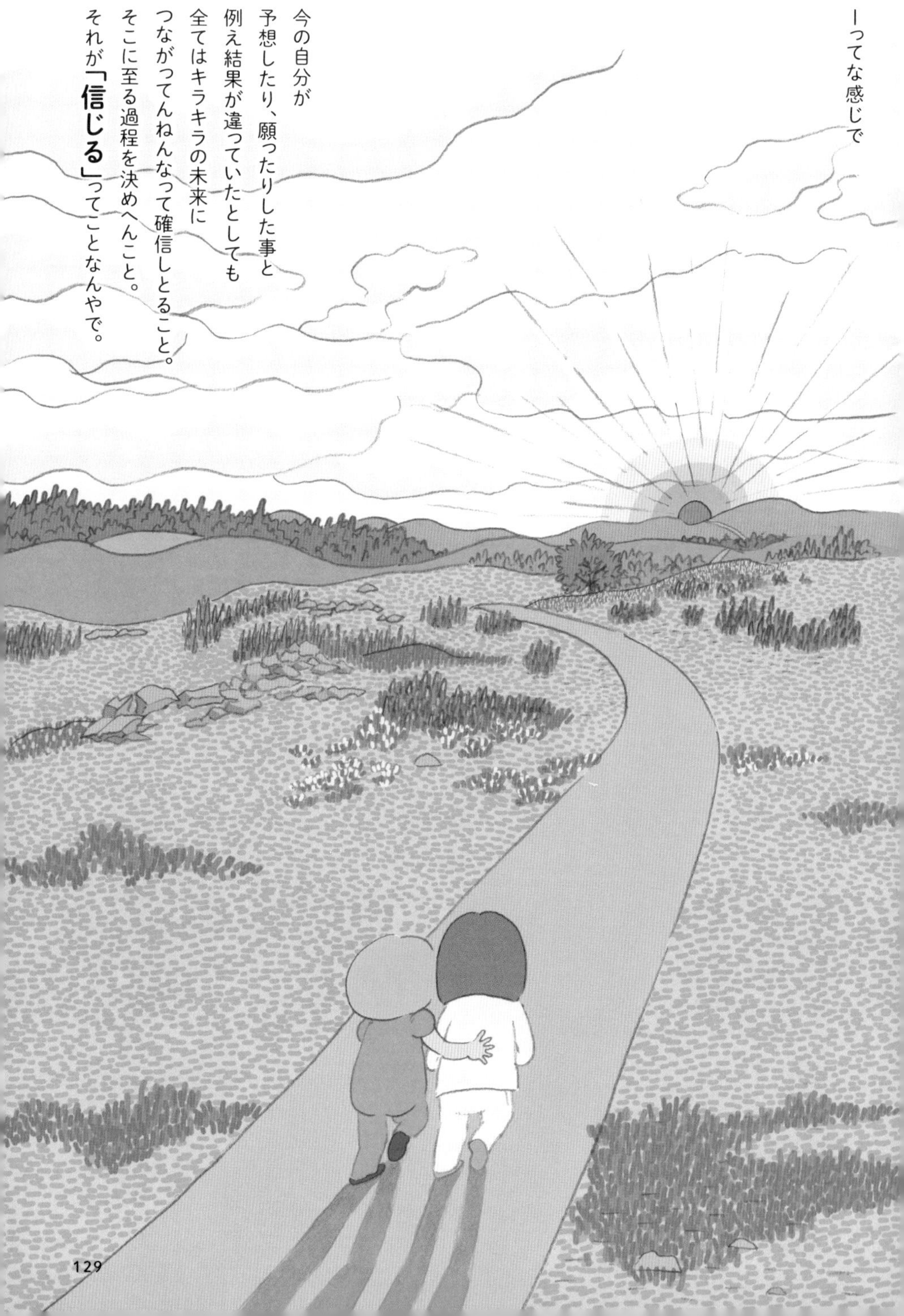
ーってな感じで
今の自分が
予想したり、願ったりした事と
例え結果が違っていたとしても
全てはキラキラの未来に
つながってんねんなって確信しとること。
そこに至る過程を決めへんこと。
それが**「信じる」**ってことなんやで。

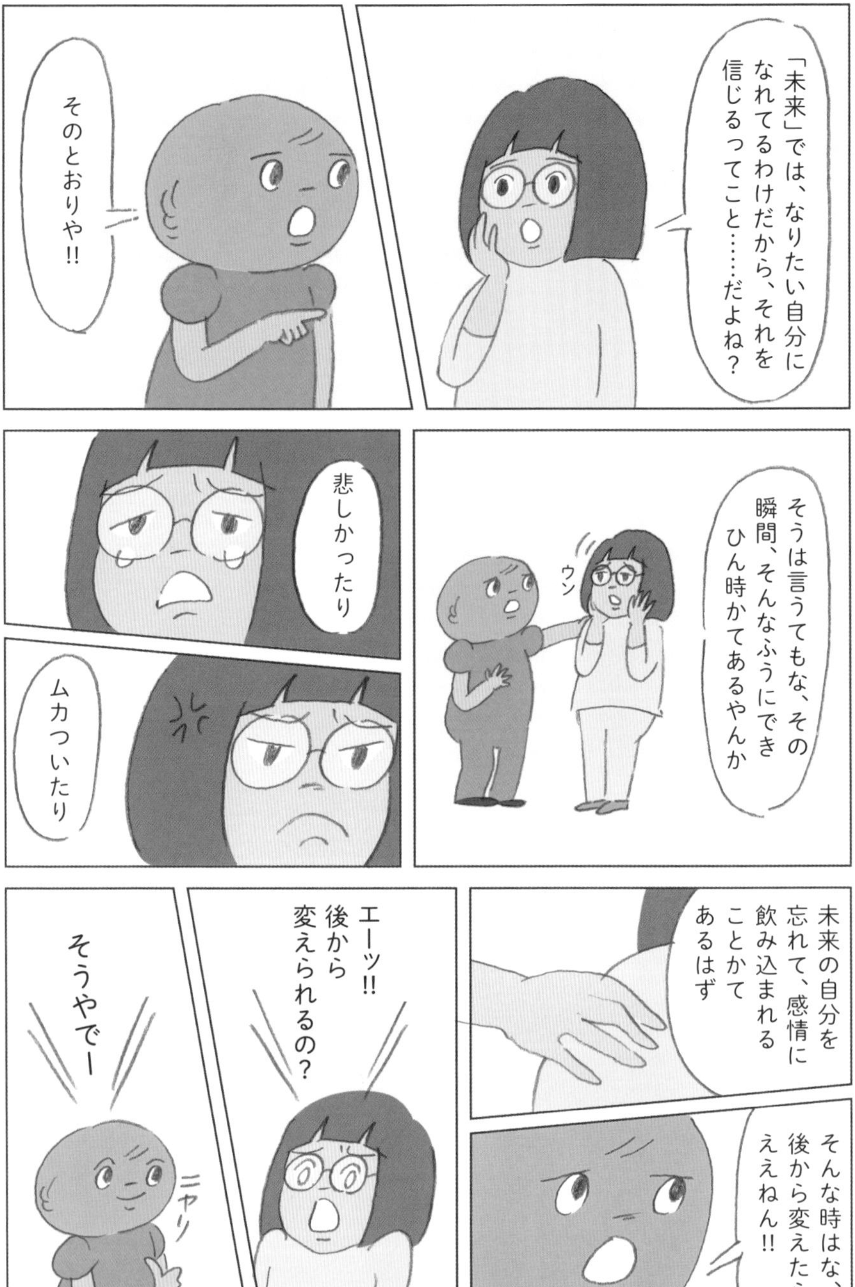
「未来」では、なりたい自分になれてるわけだから、それを信じるってこと……だよね？
そのとおりや!!
そうは言うてもな、その瞬間、そんなふうにできひん時かてあるやんか
ウン
悲しかったり
ムカついたり
未来の自分を忘れて、感情に飲み込まれることかてあるはず
そんな時はな、後から変えたらええねん!!
エーッ!! 後から変えられるの？
そうやでー
ニヤリ

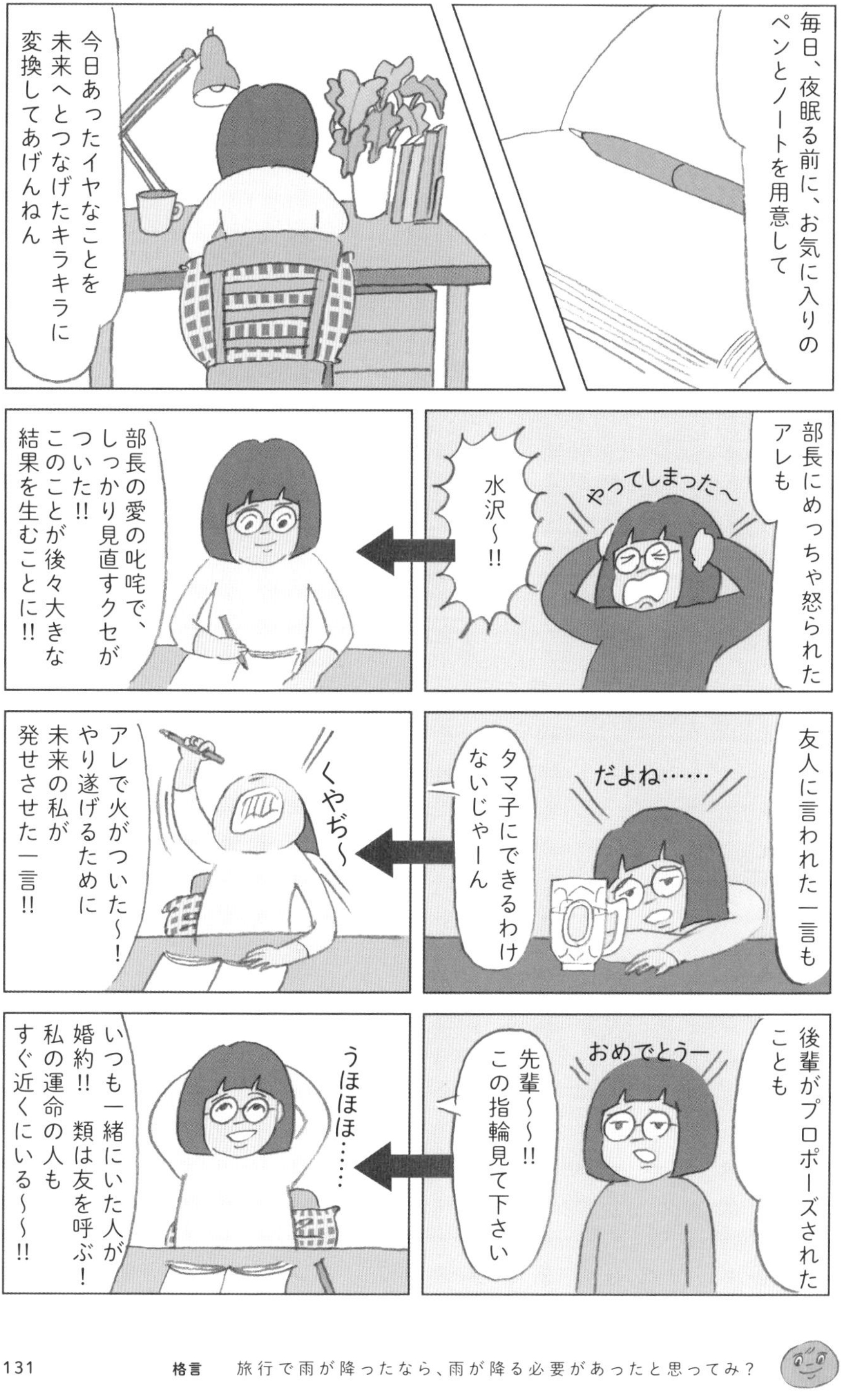
毎日、夜眠る前に、お気に入りのペンとノートを用意して
今日あったイヤなことを未来へとつなげたキラキラに変換してあげんねん
部長にめっちゃ怒られたアレも
やってしまった〜
水沢〜!!
部長の愛の叱咤で、しっかり見直すクセがついた!! このことが後々大きな結果を生むことに!!
友人に言われた一言も
だよね……
タマ子にできるわけないじゃーん
くやぢ〜
アレで火がついた〜！ やり遂げるために未来の私が発させた一言!!
後輩がプロポーズされたことも
おめでとうー
先輩〜〜!! この指輪見て下さい
うほほほ……
いつも一緒にいた人が婚約!! 類は友を呼ぶ！ 私の運命の人もすぐ近くにいる〜〜!!

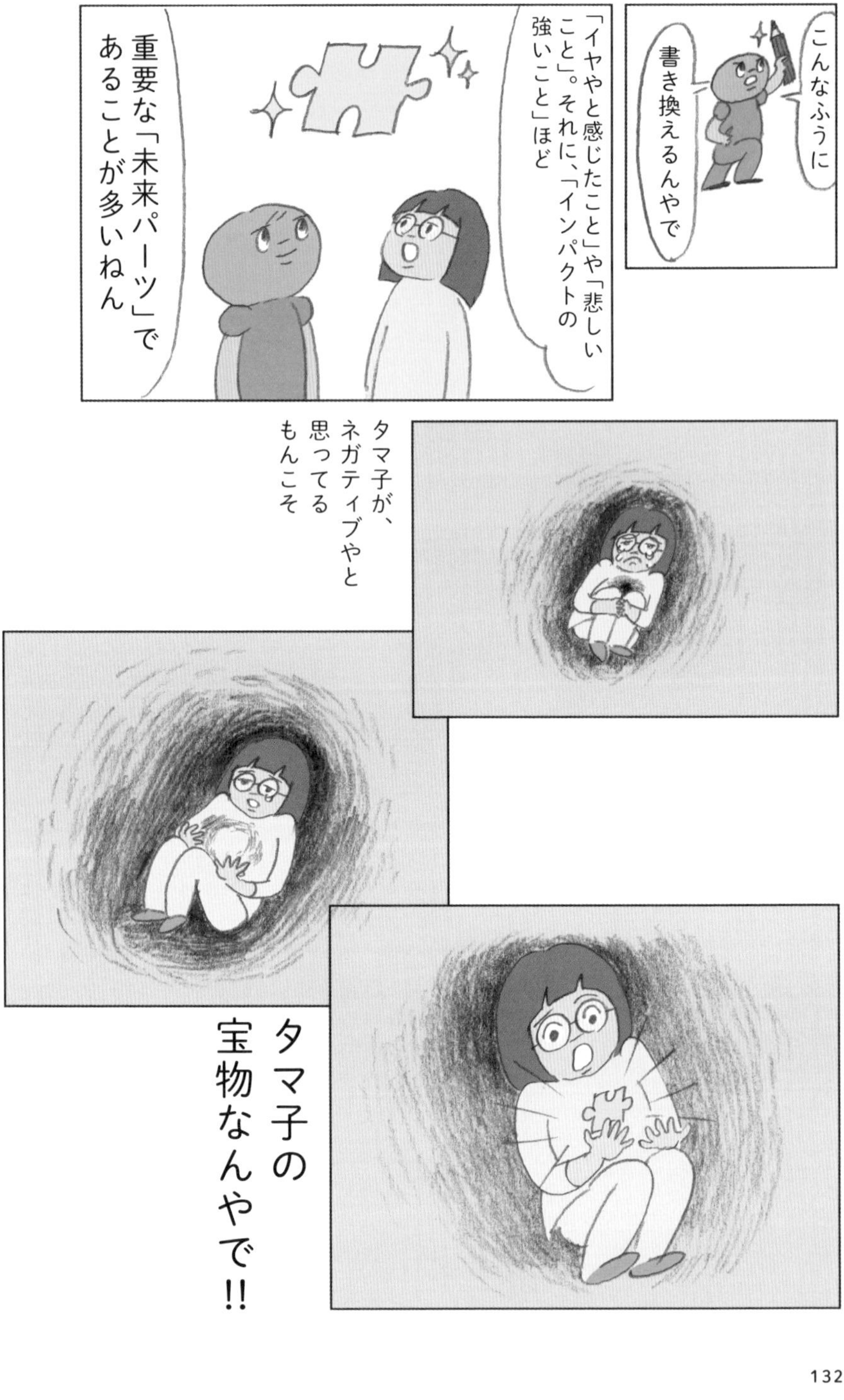
こんなふうに
書き換えるんやで
「イヤやと感じたこと」や「悲しいこと」。それに、「インパクトの強いこと」ほど
重要な「未来パーツ」であることが多いねん
タマ子が、ネガティブやと思ってるもんこそ
タマ子の宝物なんやで!!

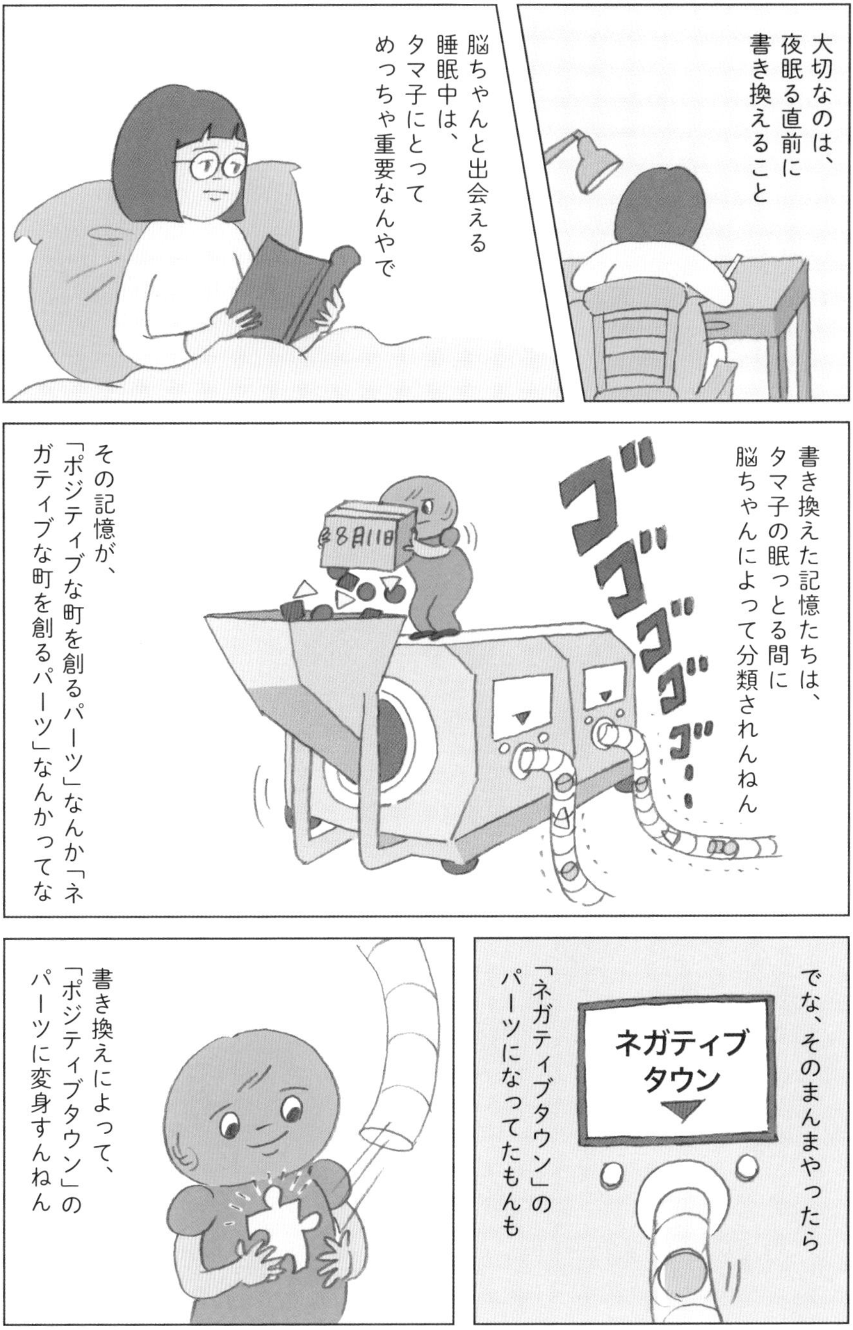
大切なのは、夜眠る直前に書き換えること
脳ちゃんと出会える睡眠中は、タマ子にとってめっちゃ重要なんやで
書き換えた記憶たちは、タマ子の眠っとる間に脳ちゃんによって分類されんねん
ゴゴゴゴゴ…
8月11日
その記憶が、「ポジティブな町を創るパーツ」なんか「ネガティブな町を創るパーツ」なんかってな
でな、そのまんまやったら「ネガティブタウン」のパーツになってたもんも
ネガティブタウン
書き換えによって、「ポジティブタウン」のパーツに変身すんねん

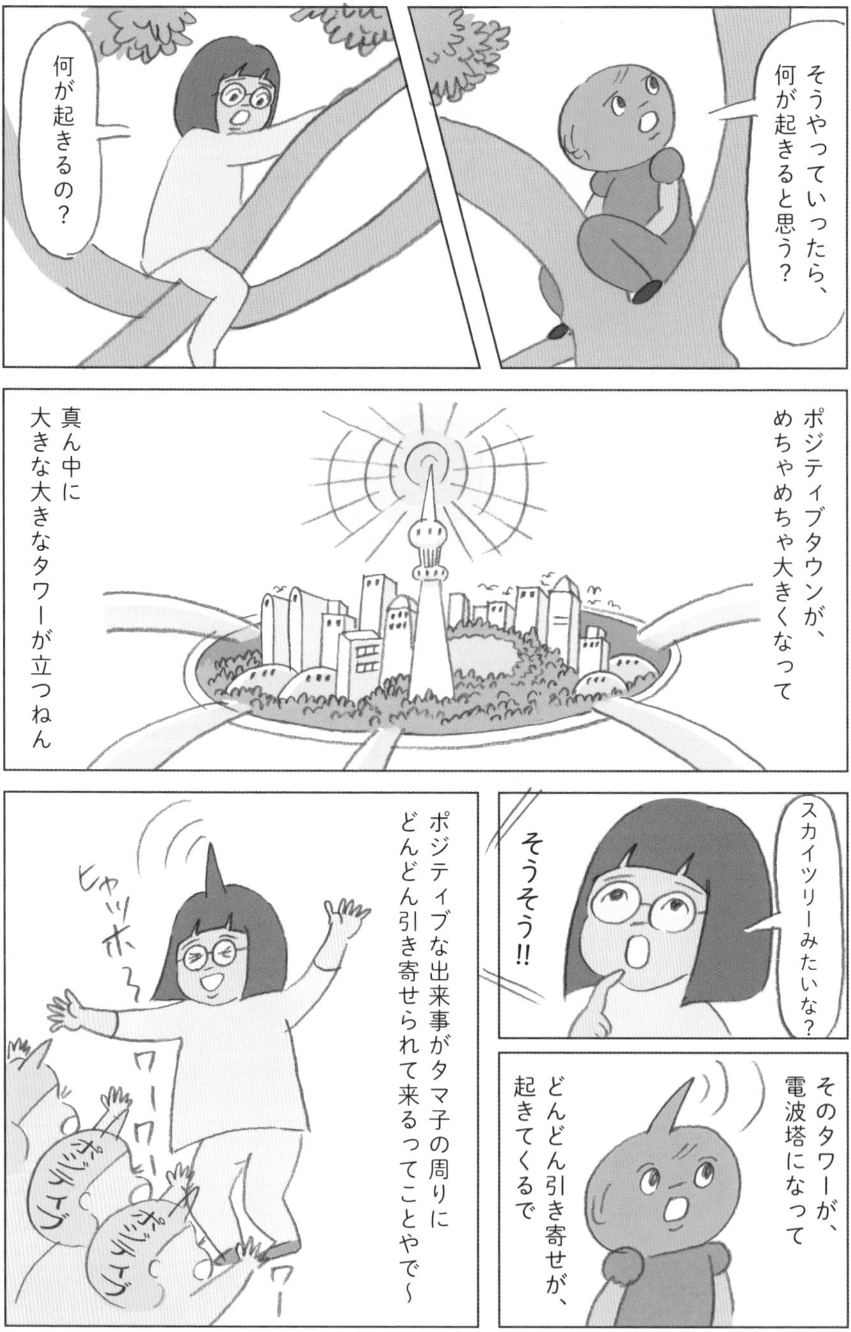
そうやっていったら、何が起きると思う？
何が起きるの？
ポジティブタウンが、めちゃめちゃ大きくなって
真ん中に大きな大きなタワーが立つねん
スカイツリーみたいな？
そうそう!!
そのタワーが、電波塔になって
どんどん引き寄せが、起きてくるで
ポジティブな出来事がタマ子の周りにどんどん引き寄せられて来るってことやで～
ヒャッホ～
ワーワー
ワー
ポジティブ
ポジティブ

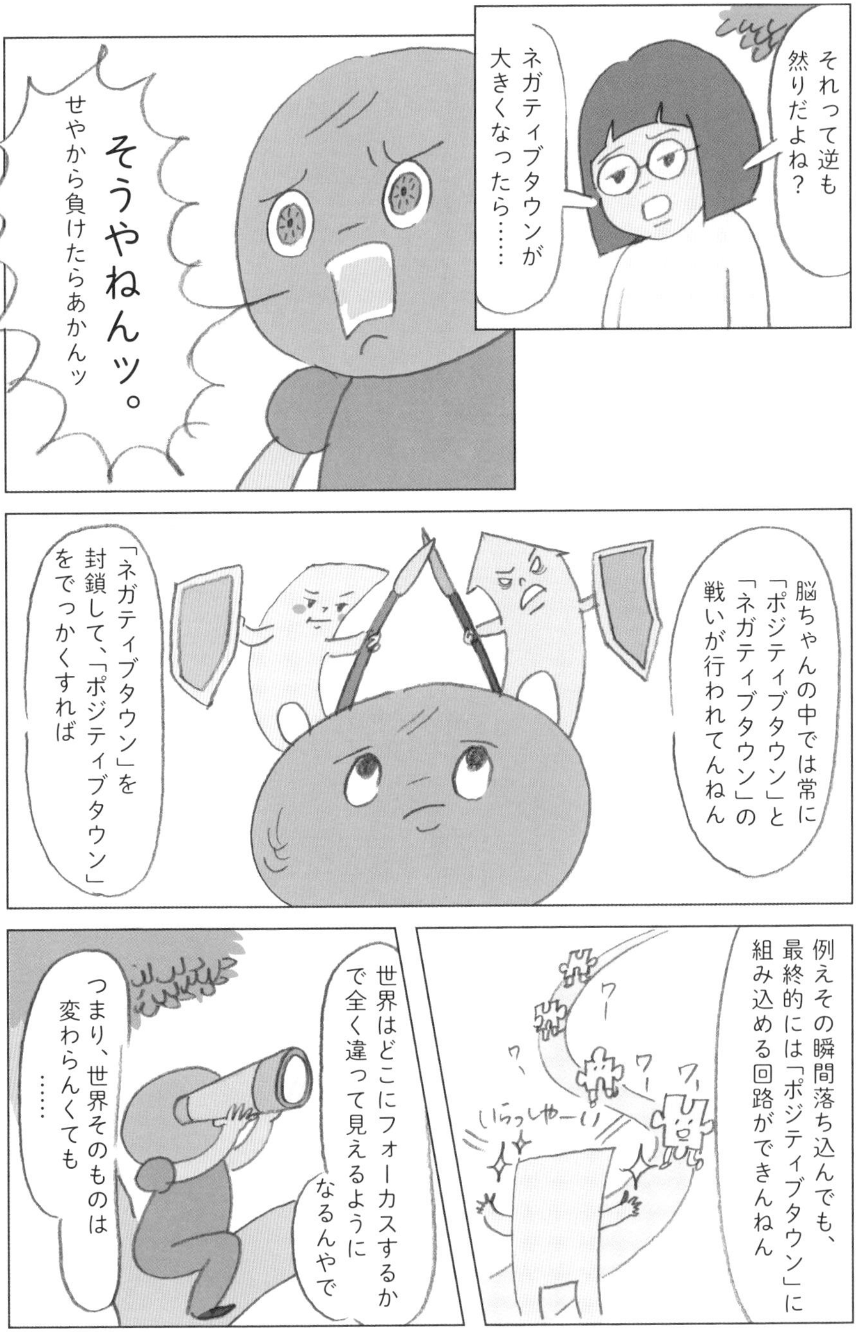
それって逆も然りだよね？
ネガティブタウンが大きくなったら……
そうやねんッ。
せやから負けたらあかんッ
脳ちゃんの中では常に「ポジティブタウン」と「ネガティブタウン」の戦いが行われてんねん
「ネガティブタウン」を封鎖して、「ポジティブタウン」をでっかくすれば
例えその瞬間落ち込んでも、最終的には「ポジティブタウン」に組み込める回路ができんねん
ワー
ワー
ワー
ワー
いらっしゃーい
世界はどこにフォーカスするかで全く違って見えるようになるんやで
つまり、世界そのものは変わらんくても……

格言　脳内は常に、ネガティブVSポジティブの攻防戦！

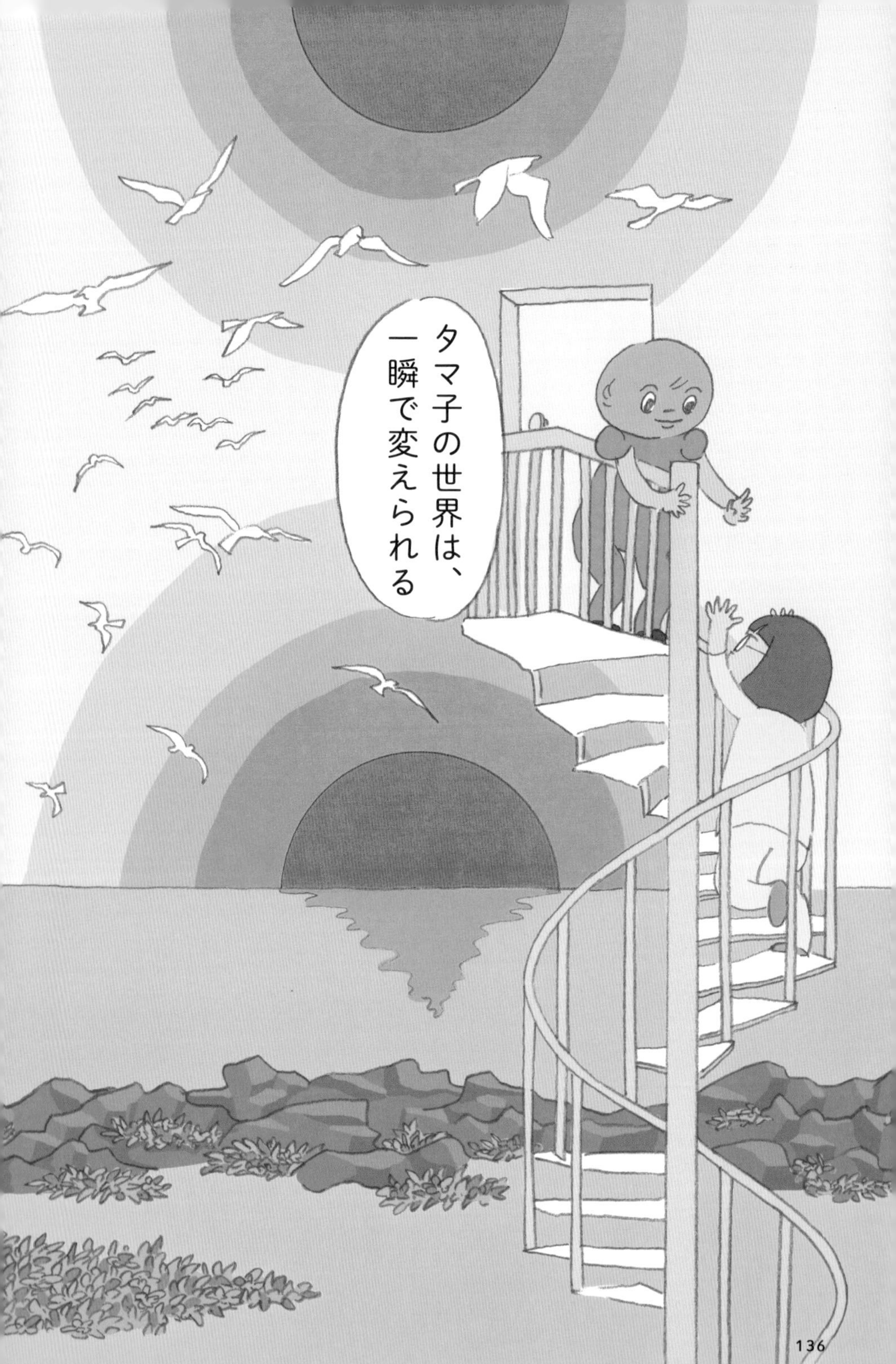
タマ子の世界は、一瞬で変えられる

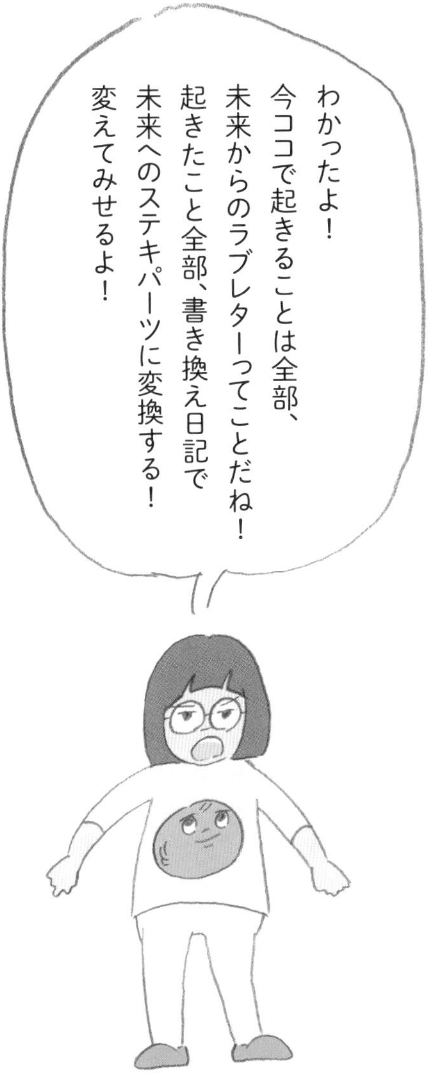
わかったよ！
今ココで起きることは全部、
未来からのラブレターってことだね！
起きたこと全部、書き換え日記で
未来へのステキパーツに変換する！
変えてみせるよ！

1 夜眠る直前に書き換える

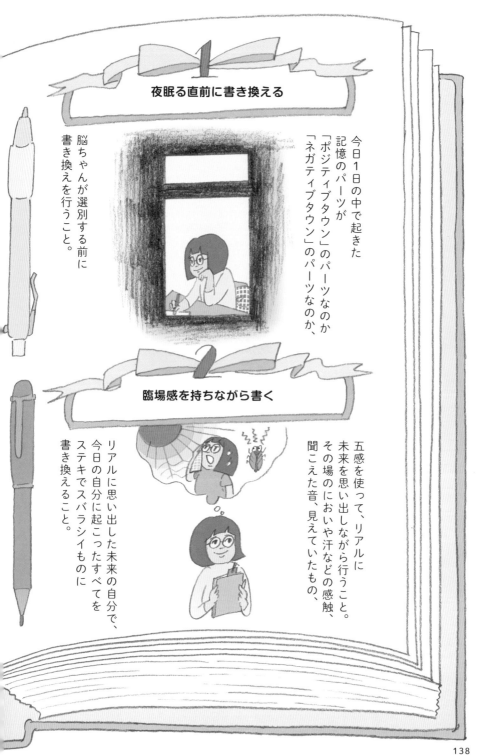

今日1日の中で起きた
記憶のパーツが
「ポジティブタウン」のパーツなのか
「ネガティブタウン」のパーツなのか、

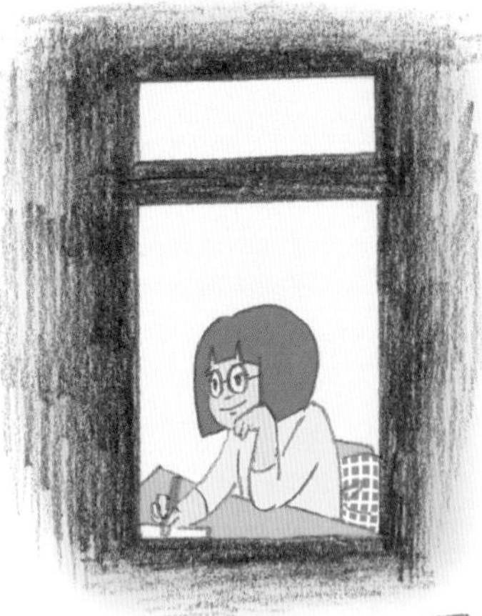

脳ちゃんが選別する前に
書き換えを行うこと。

2 臨場感を持ちながら書く

五感を使って、リアルに
未来を思い出しながら行うこと。
その場のにおいや汗などの感触、
聞こえた音、見えていたもの、

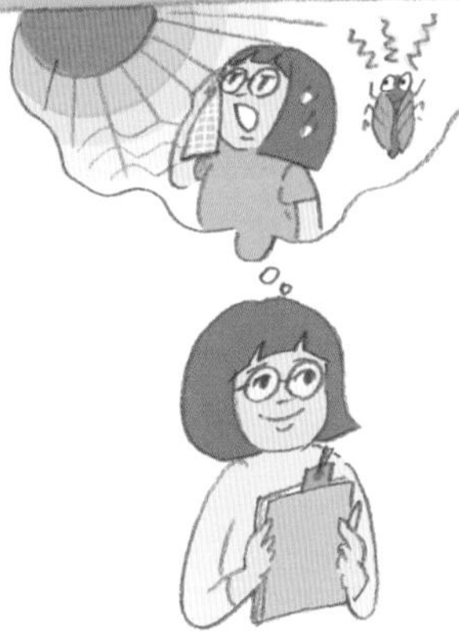

リアルに思い出した未来の自分で、
今日の自分に起こったすべてを
ステキでスバラシイものに
書き換えること。

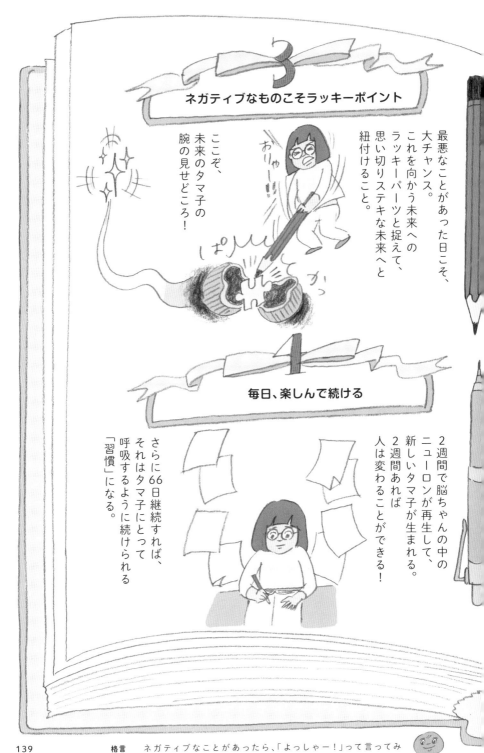

3 ネガティブなものこそラッキーポイント

最悪なことがあった日こそ、
大チャンス。
これを向かう未来への
ラッキーパーツと捉えて、
思い切りステキな未来へと
紐付けること。

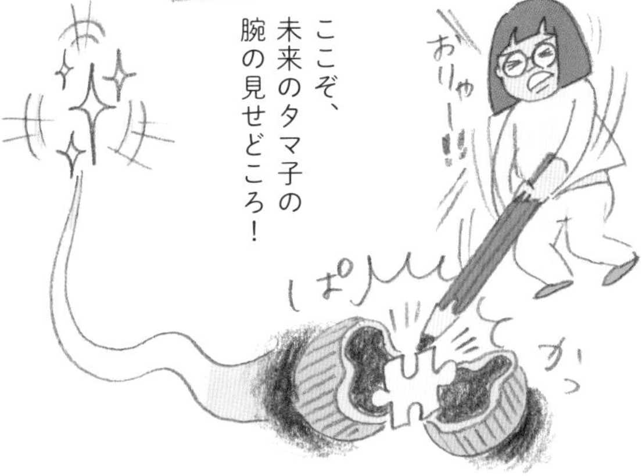

ここぞ、
未来のタマ子の
腕の見せどころ！

4 毎日、楽しんで続ける

2週間で脳ちゃんの中の
ニューロンが再生して、
新しいタマ子が生まれる。
2週間あれば
人は変わることができる！

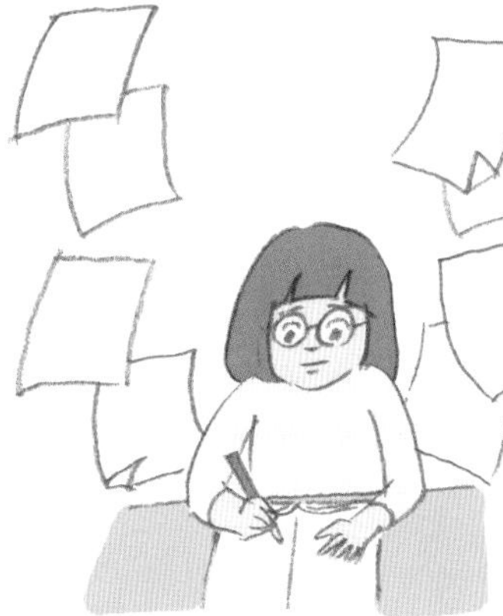

さらに66日継続すれば、
それはタマ子にとって
呼吸するように続けられる
「習慣」になる。

格言　ネガティブなことがあったら、「よっしゃー！」って言ってみ

脳ちゃんからの

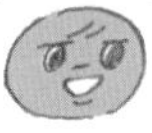

プチアドバイス

「未来が先か、今が先かで言えば、未来が先に生まれてるんやで」

「未来から今に向かって時間が流れてるって
意味わからん！」ってタマ子は言うてたけど、
これはもうゆるぎのない事実や。
というか、毎朝、スーツを着て玄関を出てるんはなんで？
「会社に行く」という未来が決まってるからやろ？
そしたら、「玄関を出る」という行動を決めてるんは、
完全に「会社に行く」という未来のほうやん。
ほら、時間は未来から今に向かって
流れてるってことやな。
ほんで、逆に言えば、思い描くことのできる未来は
確かに存在していて、選択されるのを
待ってるってことやで。
じゃあその未来をつかみ取るために
大事なのは何かと言えば、すべては未来から
やって来ているんやと信じて、
現実をコントロールしようとしないことや。
「全ては最高最善に進んでる」。
そうつぶやきながら今を楽しんでやー！

第5夜

脳ちゃんが
なんでも叶えてあげる!

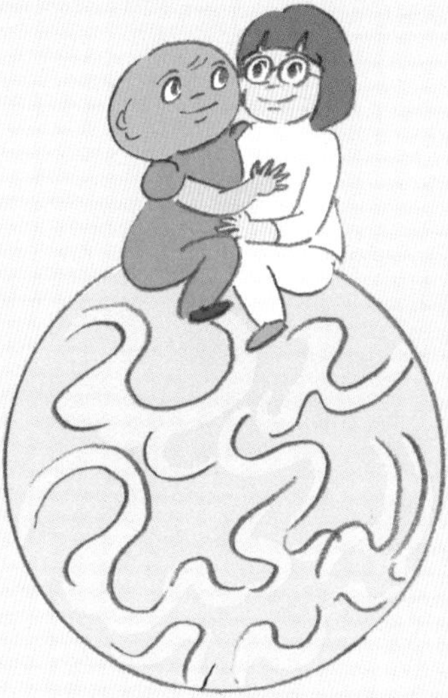

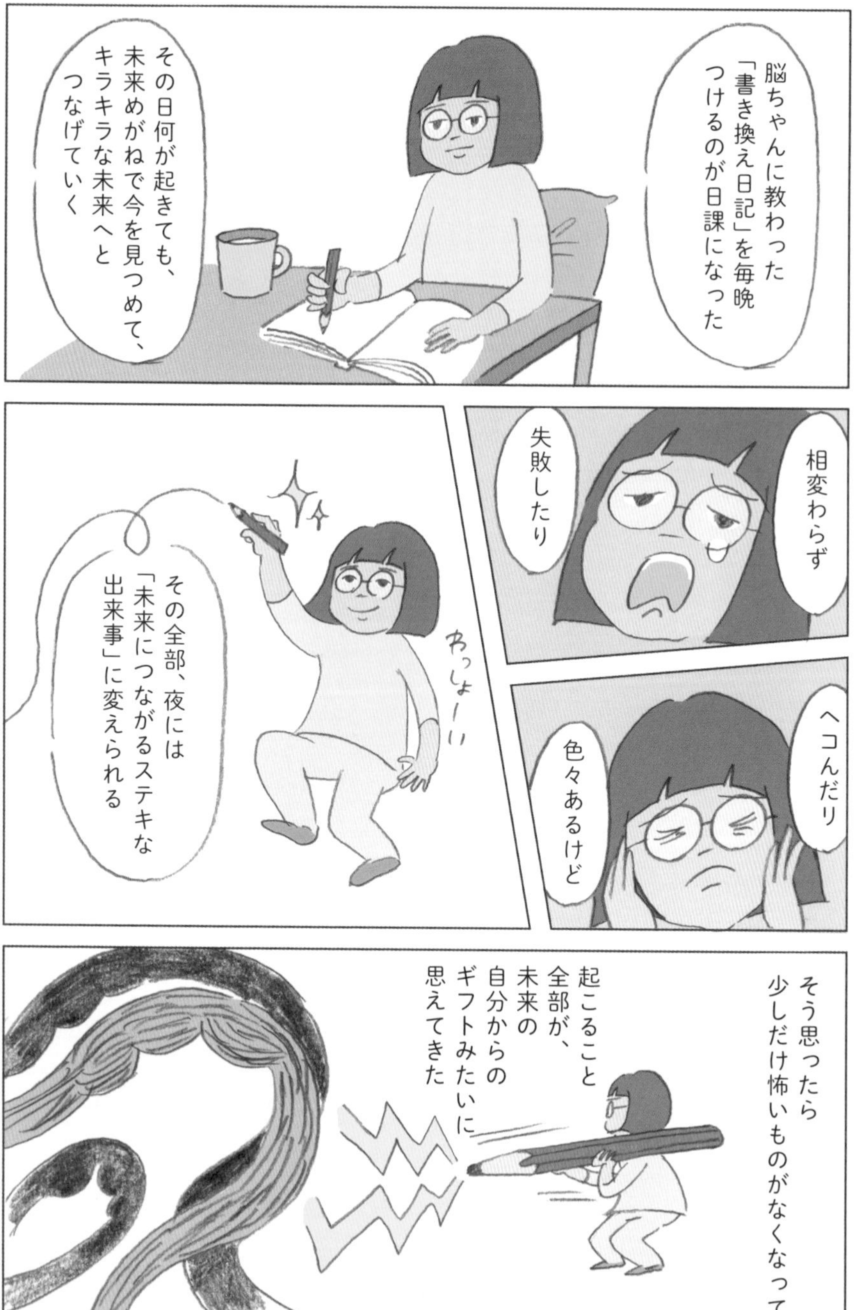
脳ちゃんに教わった
「書き換え日記」を毎晩
つけるのが日課になった
その日何が起きても、
未来めがねで今を見つめて、
キラキラな未来へと
つなげていく
相変わらず
失敗したり
ヘコんだり
色々あるけど
その全部、夜には
「未来につながるステキな
出来事」に変えられる
わっしょーい
そう思ったら
少しだけ怖いものがなくなって
起こること
全部が、
未来の
自分からの
ギフトみたいに
思えてきた

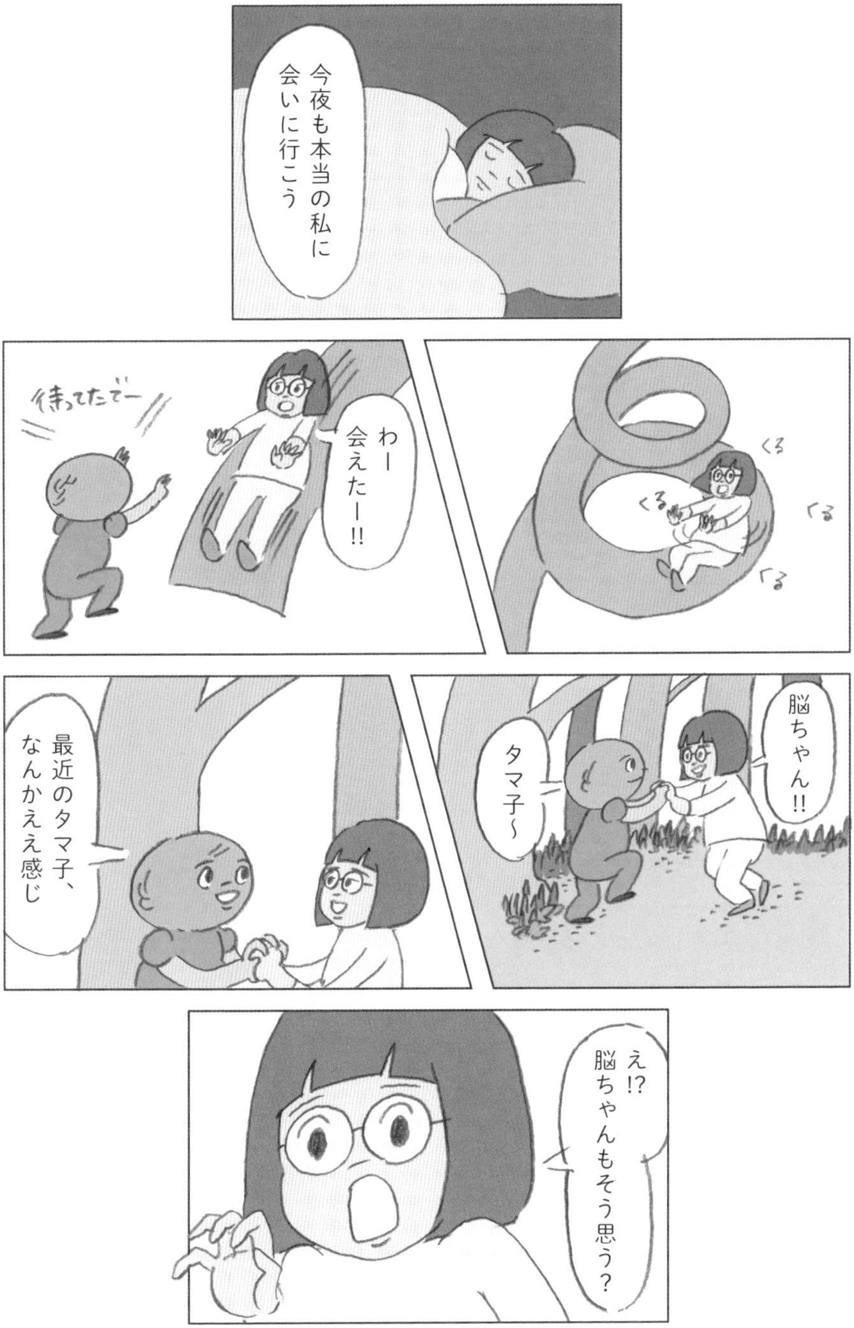
今夜も本当の私に
会いに行こう
くる
くる
くる
くる
わー
会えたー!!
待ってたでー
脳ちゃん!!
タマ子〜
最近のタマ子、
なんかええ感じ
え!?
脳ちゃんもそう思う？

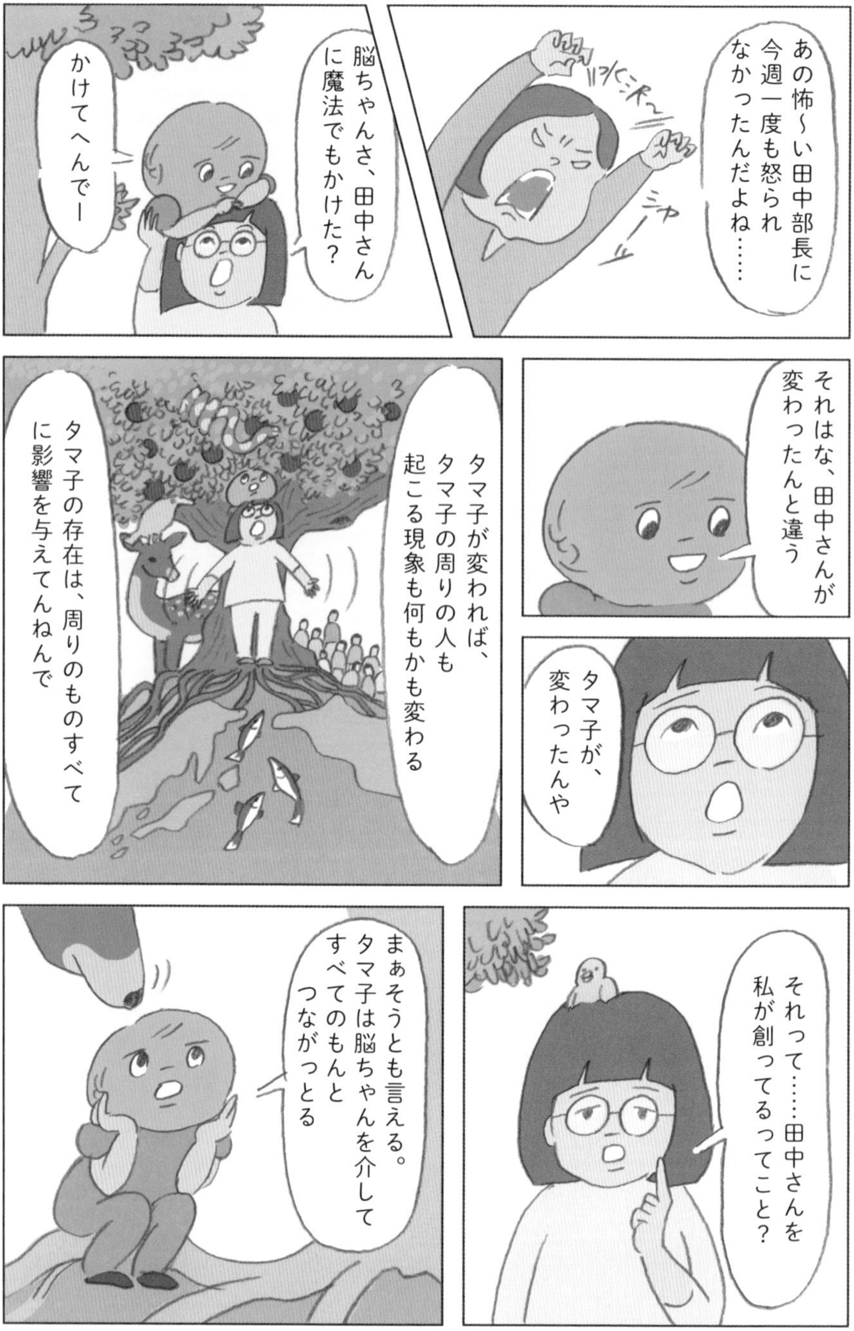

あの怖〜い田中部長に今週一度も怒られなかったんだよね……
脳ちゃんさ、田中さんに魔法でもかけた？
かけてへんでー
それはな、田中さんが変わったんと違う
タマ子が、変わったんや
タマ子が変われば、タマ子の周りの人も起こる現象も何もかも変わる
タマ子の存在は、周りのものすべてに影響を与えてんねんで
それって……田中さんを私が創ってるってこと？
まぁそうとも言える。タマ子は脳ちゃんを介してすべてのもんとつながっとる

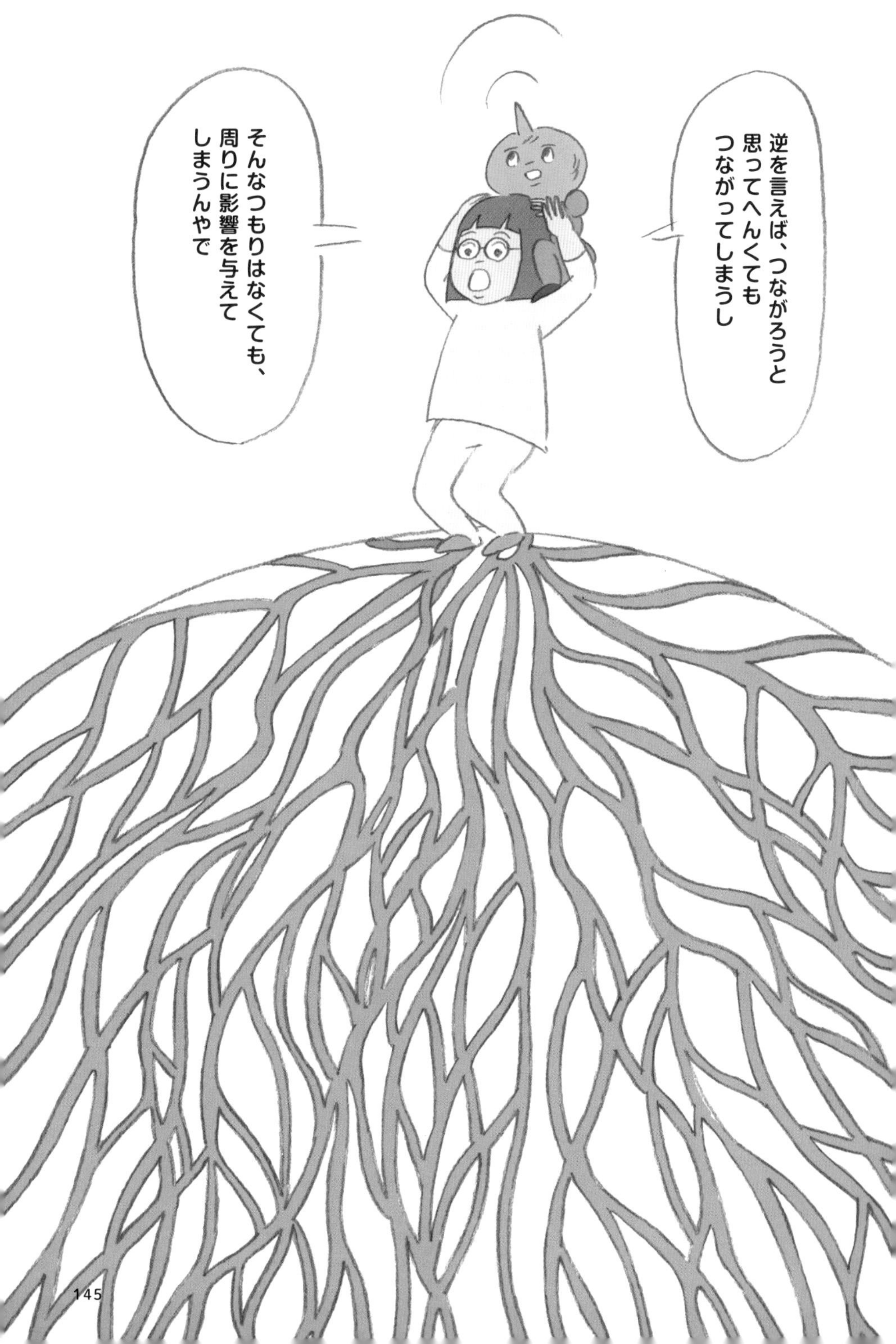
逆を言えば、つながろうと思ってへんくてもつながってしまうし
そんなつもりはなくても、周りに影響を与えてしまうんやで

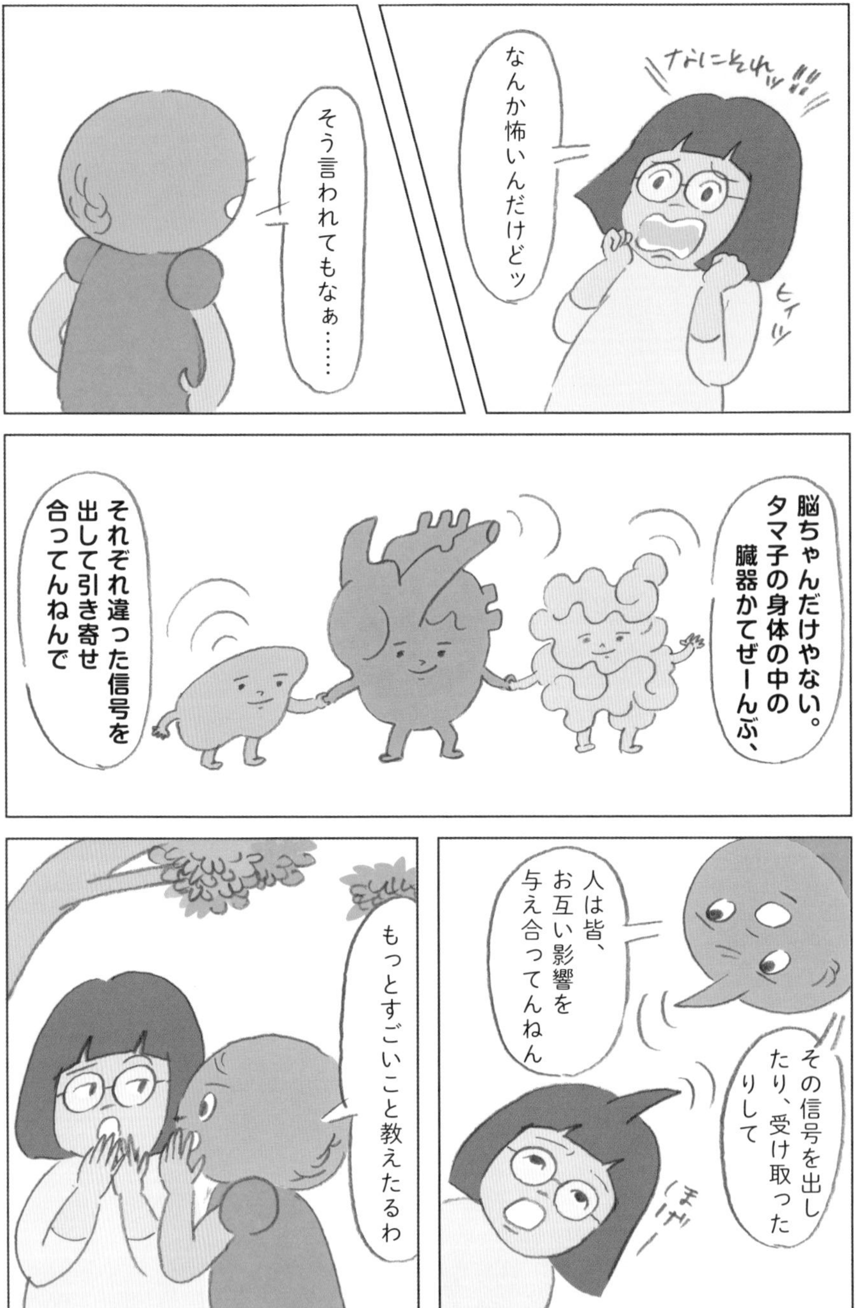
なにそれッ!!
なんか怖いんだけどッ
ヒィッ
そう言われてもなぁ……
脳ちゃんだけやない。タマ子の身体の中の臓器かてぜーんぶ、
それぞれ違った信号を出して引き寄せ合ってんねんで
人は皆、お互い影響を与え合ってんねん
その信号を出したり、受け取ったりして
ほげー
もっとすごいこと教えたるわ

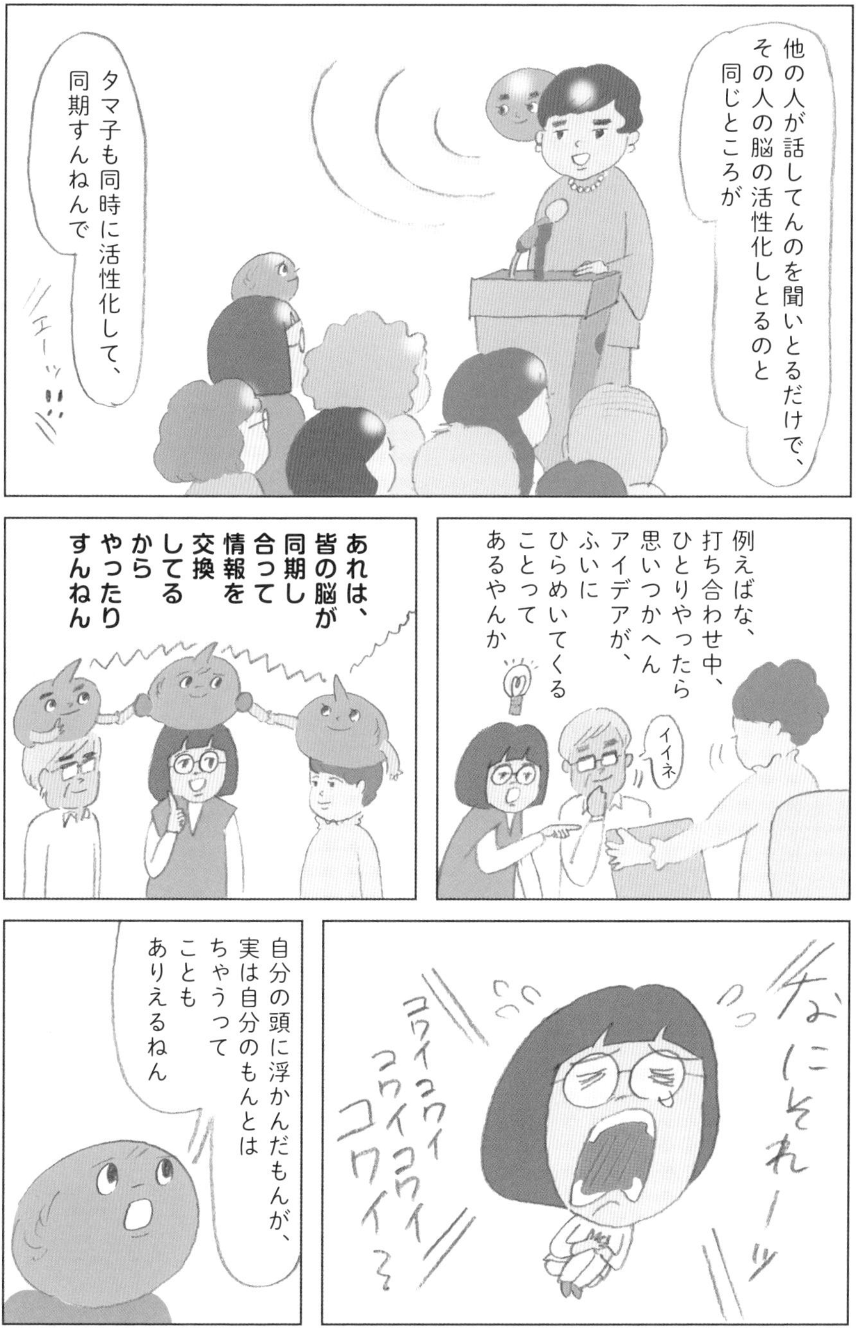
他の人が話してんのを聞いとるだけで、その人の脳の活性化しとるのと同じところが
タマ子も同時に活性化して、同期すんねんで
エーッ!!
例えばな、打ち合わせ中、ひとりやったら思いつかへんアイデアが、ふいにひらめいてくることってあるやんか
イイネ
あれは、皆の脳が同期し合って情報を交換してるからやったりすんねん
なにそれーーッ
コワイコワイ
コワイコワイ
コワイ～
自分の頭に浮かんだもんが、実は自分のもんとはちゃうってこともありえるねん

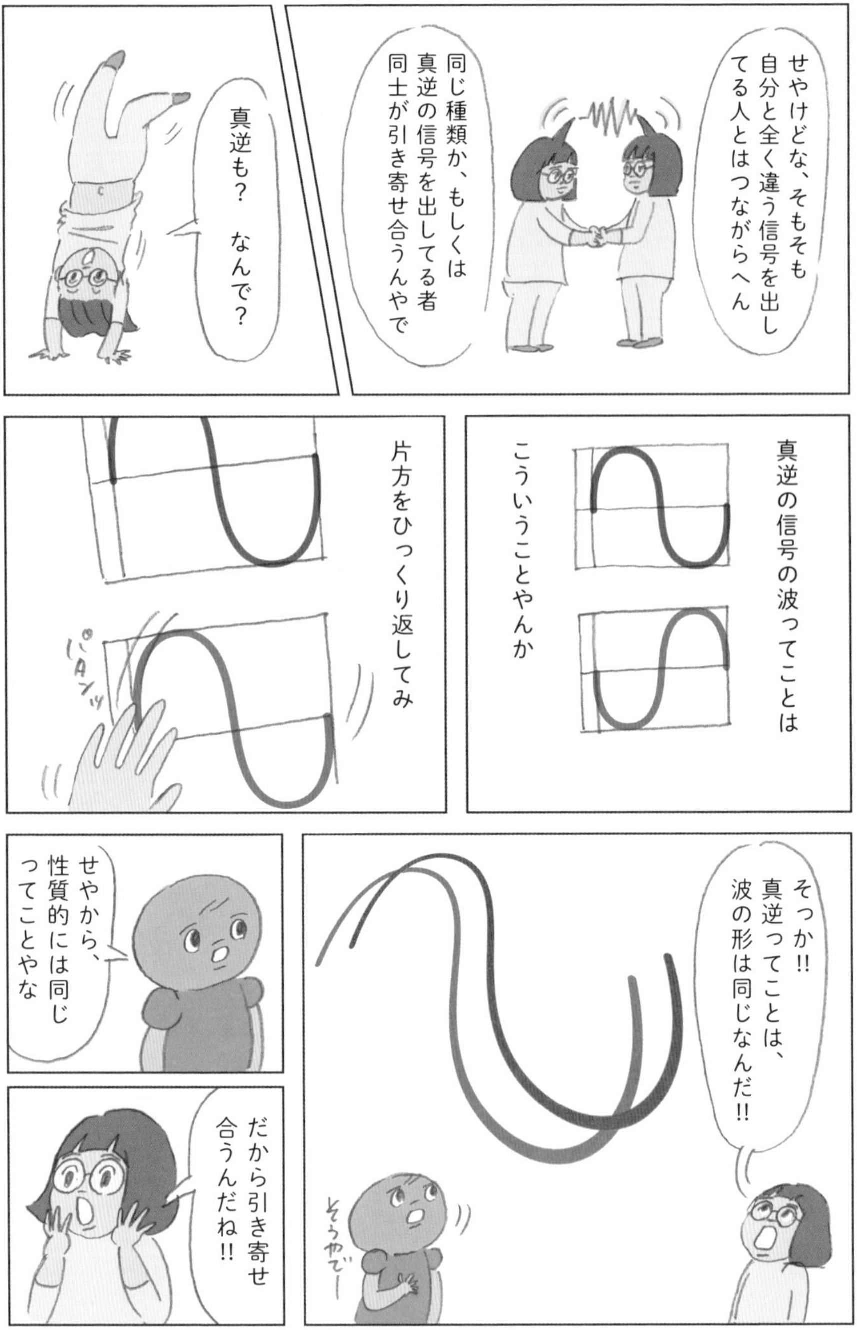
せやけどな、そもそも自分と全く違う信号を出してる人とはつながらへん
同じ種類か、もしくは真逆の信号を出してる者同士が引き寄せ合うんやで
真逆も？　なんで？
真逆の信号の波ってことは
こういうことやんか
片方をひっくり返してみ
そっか!! 真逆ってことは、波の形は同じなんだ!!
そうやでー
せやから、性質的には同じってことやな
だから引き寄せ合うんだね!!

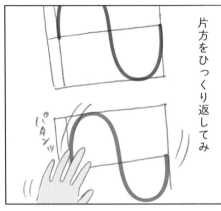

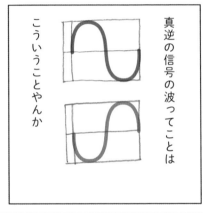

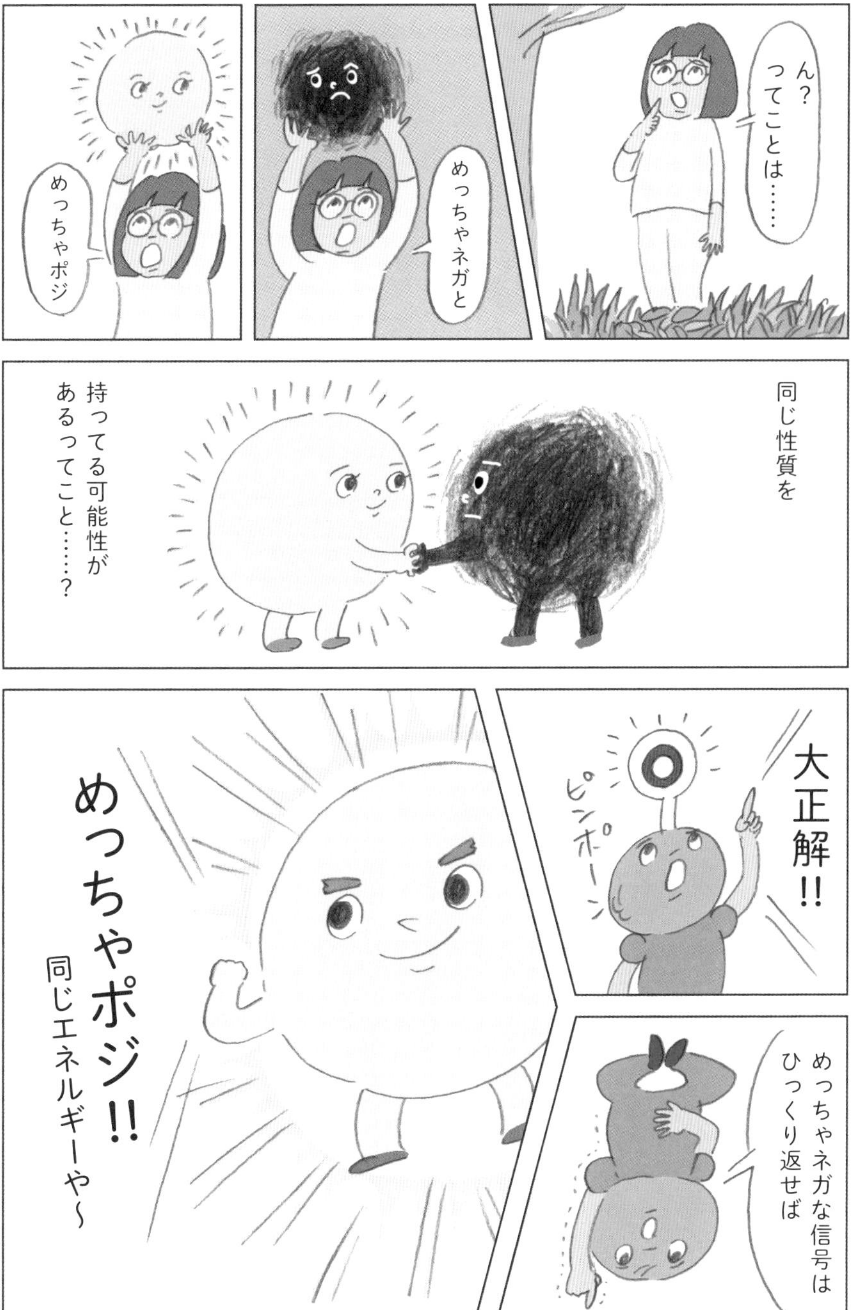
ん？ってことは……
めっちゃネガと
めっちゃポジ
同じ性質を
持ってる可能性があるってこと……？
大正解!!
ピンポーン
めっちゃネガな信号はひっくり返せば
めっちゃポジ!!
同じエネルギーや〜

格言　ネガティブは、逆さにすると、ポジティブに一瞬で変わるねん

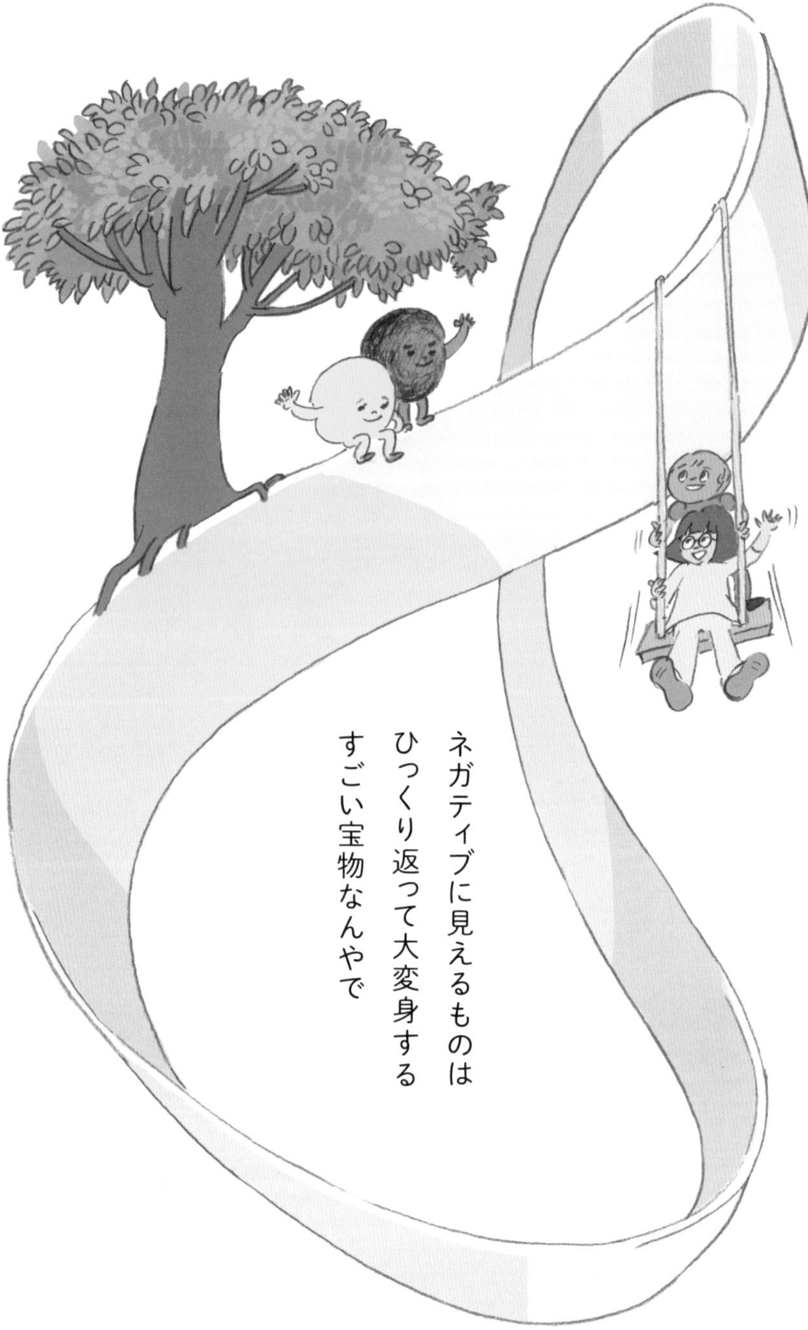
ネガティブに見えるものは
ひっくり返って大変身する
すごい宝物なんやで

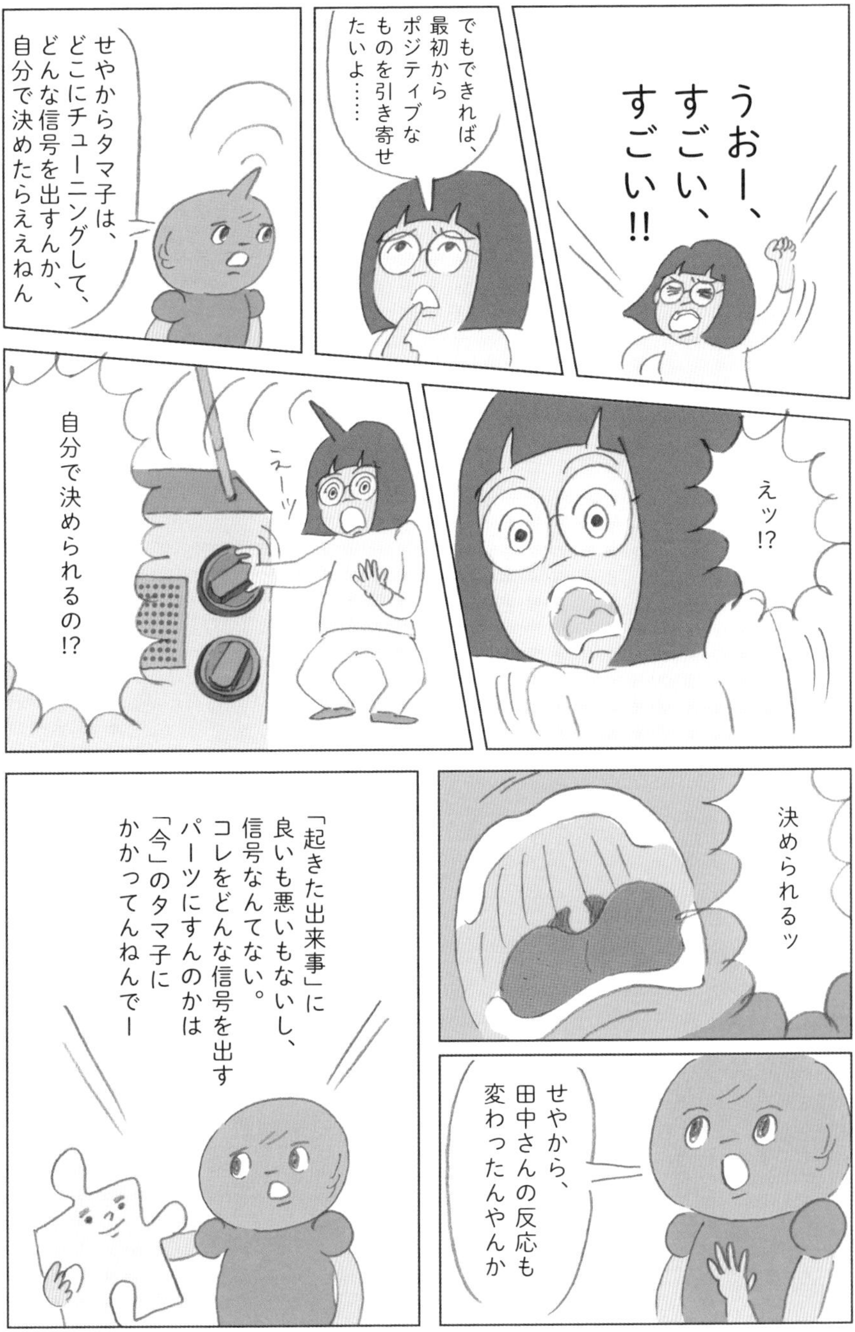
うおー、すごい、すごい!!
でもできれば、最初からポジティブなものを引き寄せたいよ……
せやからタマ子は、どこにチューニングして、どんな信号を出すんか、自分で決めたらええねん
えッ!?
えーッ
自分で決められるの!?
決められるッ
せやから、田中さんの反応も変わったんやんか
「起きた出来事」に良いも悪いもないし、信号なんてない。コレをどんな信号を出すパーツにすんのかは「今」のタマ子にかかってんねんでー

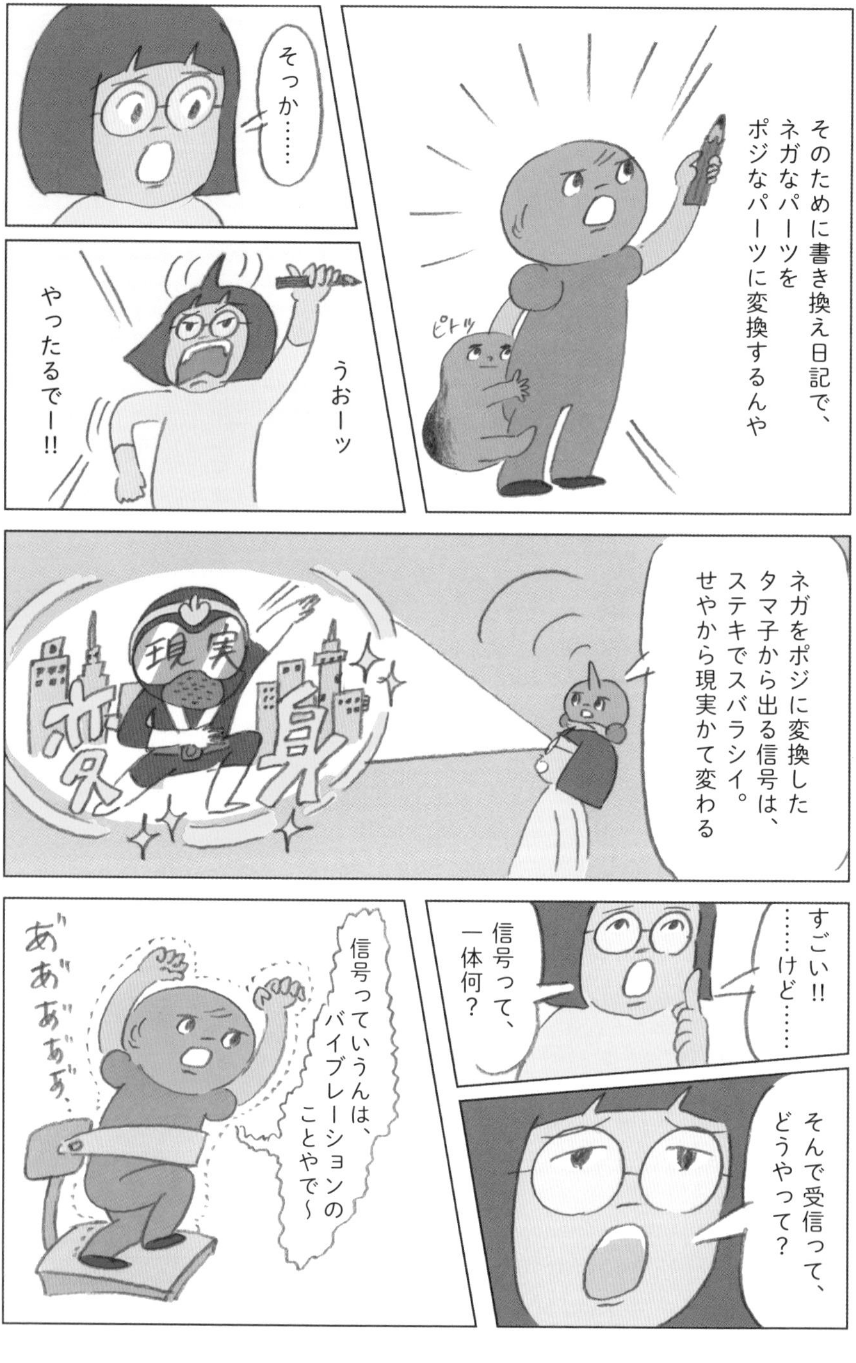

そのために書き換え日記で、
ネガなパーツを
ポジなパーツに変換するんや
ピトッ
そっか……
うおーッ
やったるでー!!
ネガをポジに変換した
タマ子から出る信号は、
ステキでスバラシイ。
せやから現実かて変わる
現実
変身
すごい!!
……けど……
信号って、
一体何?
そんで受信って、
どうやって?
信号っていうんは、
バイブレーションの
ことやで～
あ゛あ゛あ゛あ゛…

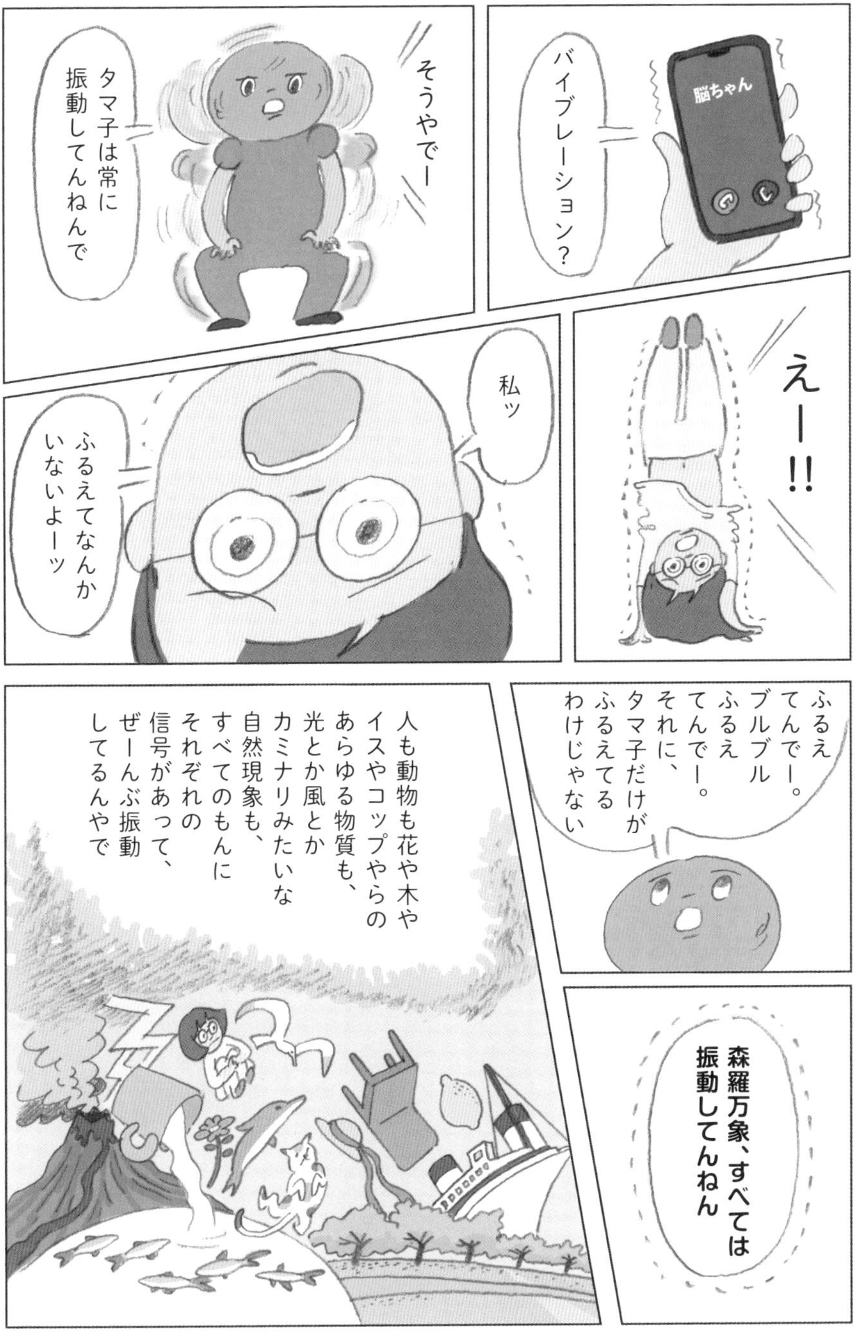
脳ちゃん
バイブレーション？
そうやでー
タマ子は常に振動してんねんで
えー!!
私ッ
ふるえてなんかいないよーッ
ふるえてんでー。ブルブルふるえてんでー。それに、タマ子だけがふるえてるわけじゃない
森羅万象、すべては振動してんねん
人も動物も花や木やイスやコップやらのあらゆる物質も、光とか風とかカミナリみたいな自然現象も、すべてのもんにそれぞれの信号があって、ぜーんぶ振動してるんやで

格言　この世界の全ては振動してて、同じ振動数やと引かれあう

タマ子は振動しながら
森羅万象すべてのものと
交信し合ってんねんで

すべてはコミュニケーションや!!

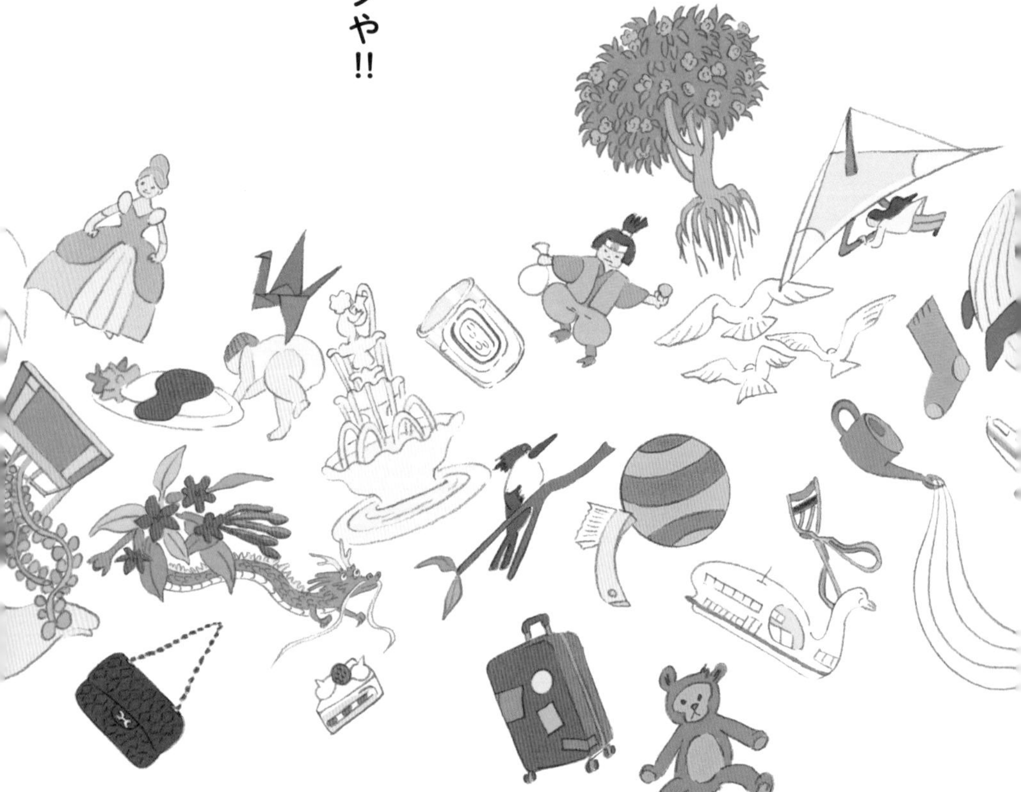

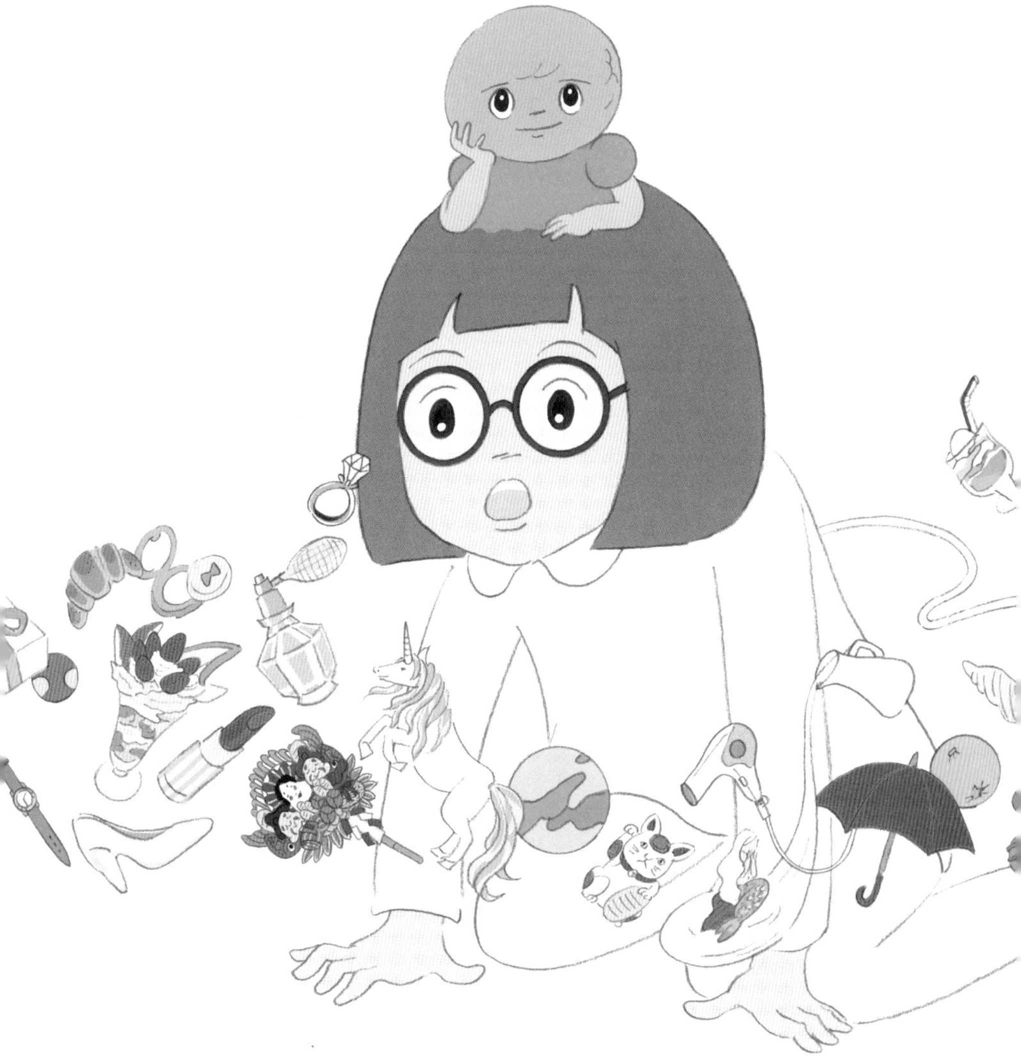

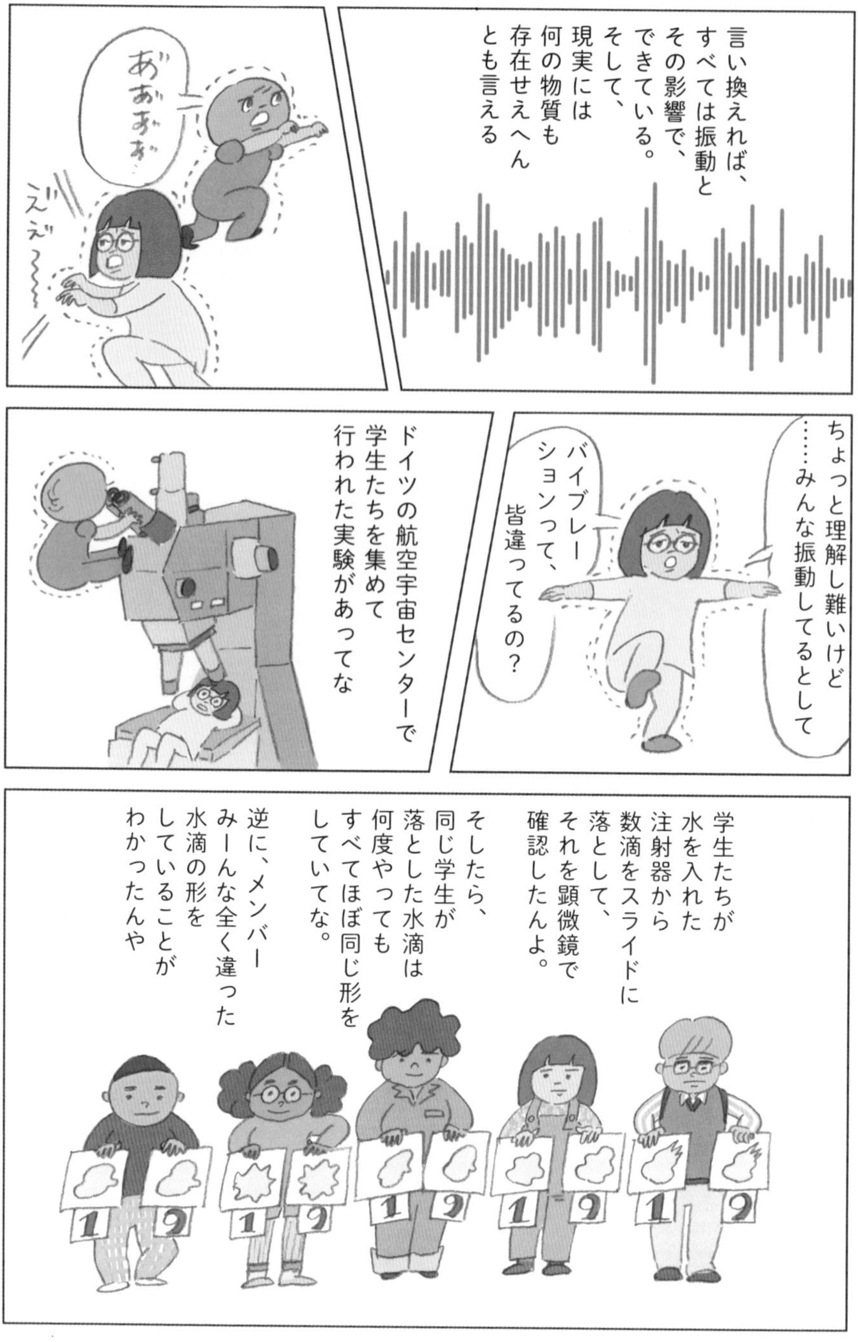

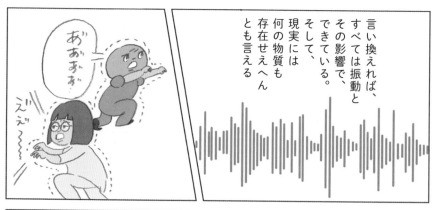

言い換えれば、すべては振動とその影響で、できている。そして、現実には何の物質も存在せえへんとも言える
あ゛あ゛あ゛あ゛…
え゛え゛〜〜〜
ちょっと理解し難いけど……みんな振動してるとして
バイブレーションって、皆違ってるの？
ドイツの航空宇宙センターで学生たちを集めて行われた実験があってな
学生たちが水を入れた注射器から数滴をスライドに落として、それを顕微鏡で確認したんよ。
そしたら、同じ学生が落とした水滴は何度やってもすべてほぼ同じ形をしていてな。
逆に、メンバーみーんな全く違った水滴の形をしていることがわかったんや

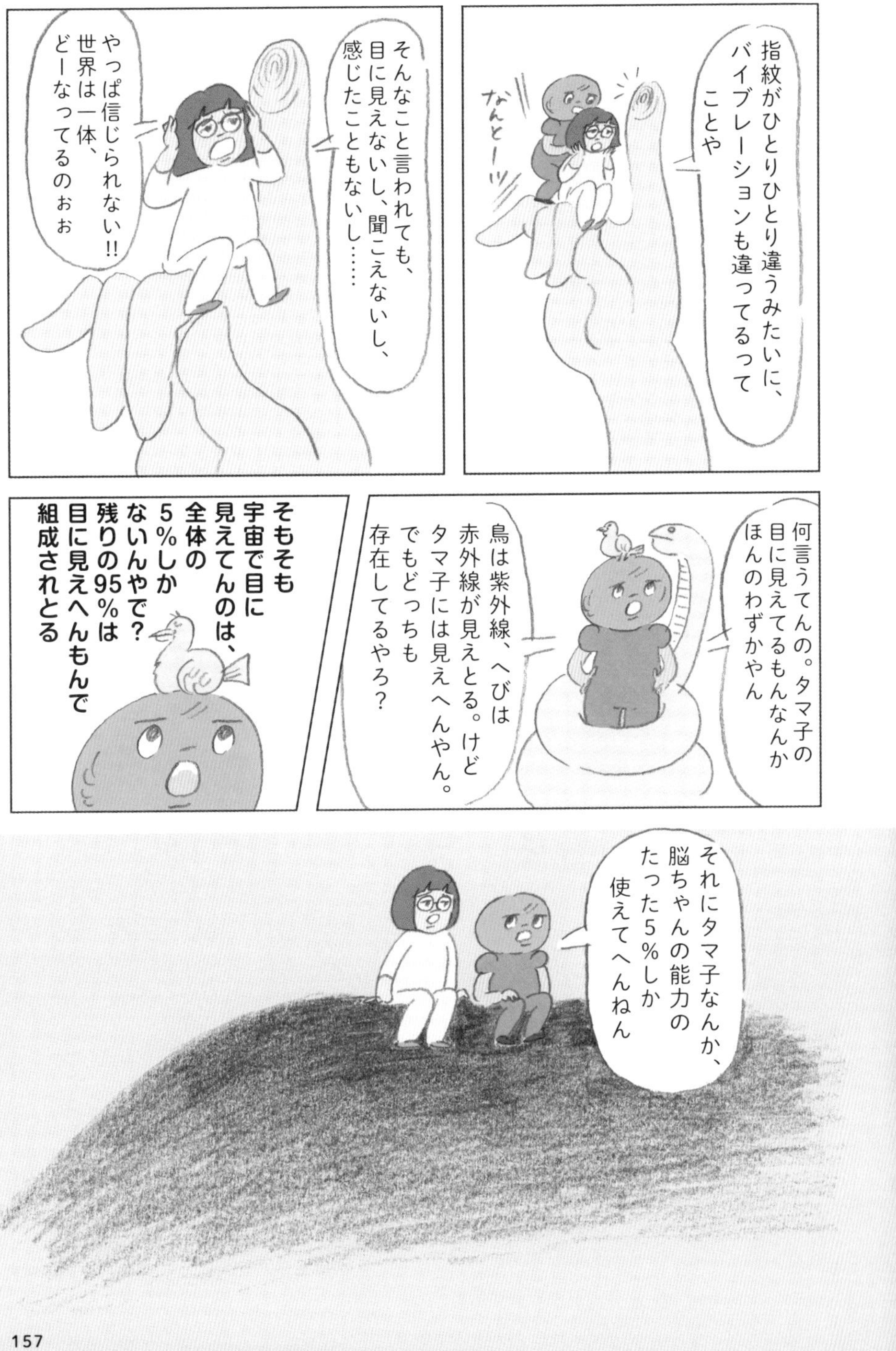
指紋がひとりひとり違うみたいに、バイブレーションも違ってるってことや
なんとー
そんなこと言われても、目に見えないし、聞こえないし、感じたこともないし……
やっぱ信じられない!! 世界は一体、どーなってるのぉぉ
何言うてんの。タマ子の目に見えてるもんなんかほんのわずかやん
鳥は紫外線、へびは赤外線が見えとる。けどタマ子には見えへんやん。でもどっちも存在してるやろ？
そもそも宇宙で目に見えてんのは、全体の5%しかないんやで？残りの95%は目に見えへんもんで組成されとる
それにタマ子なんか、脳ちゃんの能力のたった5%しか使えてへんねん

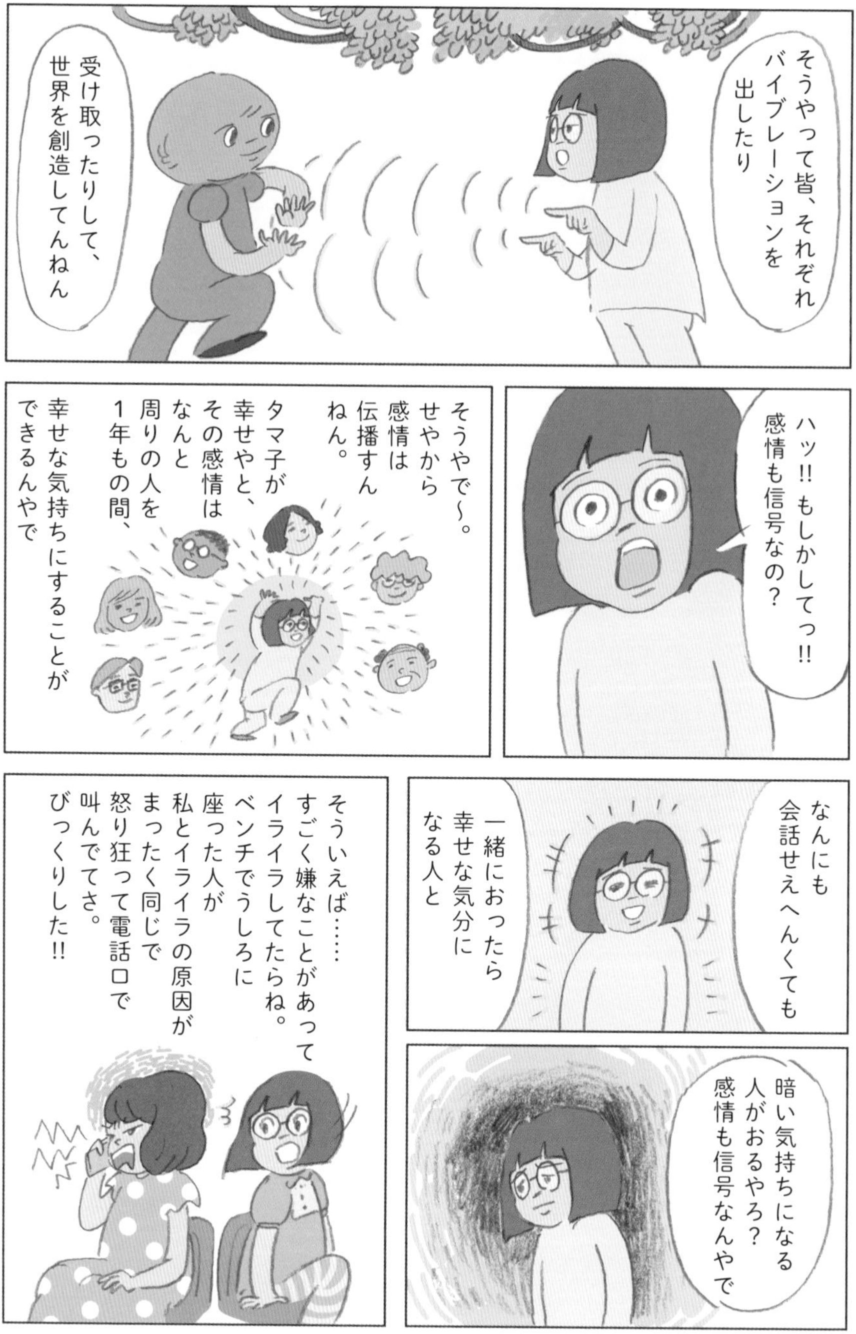

そうやって皆、それぞれバイブレーションを出したり
受け取ったりして、世界を創造してんねん
ハッ!! もしかしてっ!! 感情も信号なの?
そうやで~。せやから感情は伝播すんねん。
タマ子が幸せやと、その感情はなんと周りの人を1年もの間、幸せな気持ちにすることができるんやで
なんにも会話せえへんくても
一緒におったら幸せな気分になる人と
暗い気持ちになる人がおるやろ? 感情も信号なんやで
そういえば……すごく嫌なことがあってイライラしてたらね。ベンチでうしろに座った人が私とイライラの原因がまったく同じで怒り狂って電話口で叫んでてさ。びっくりした!!

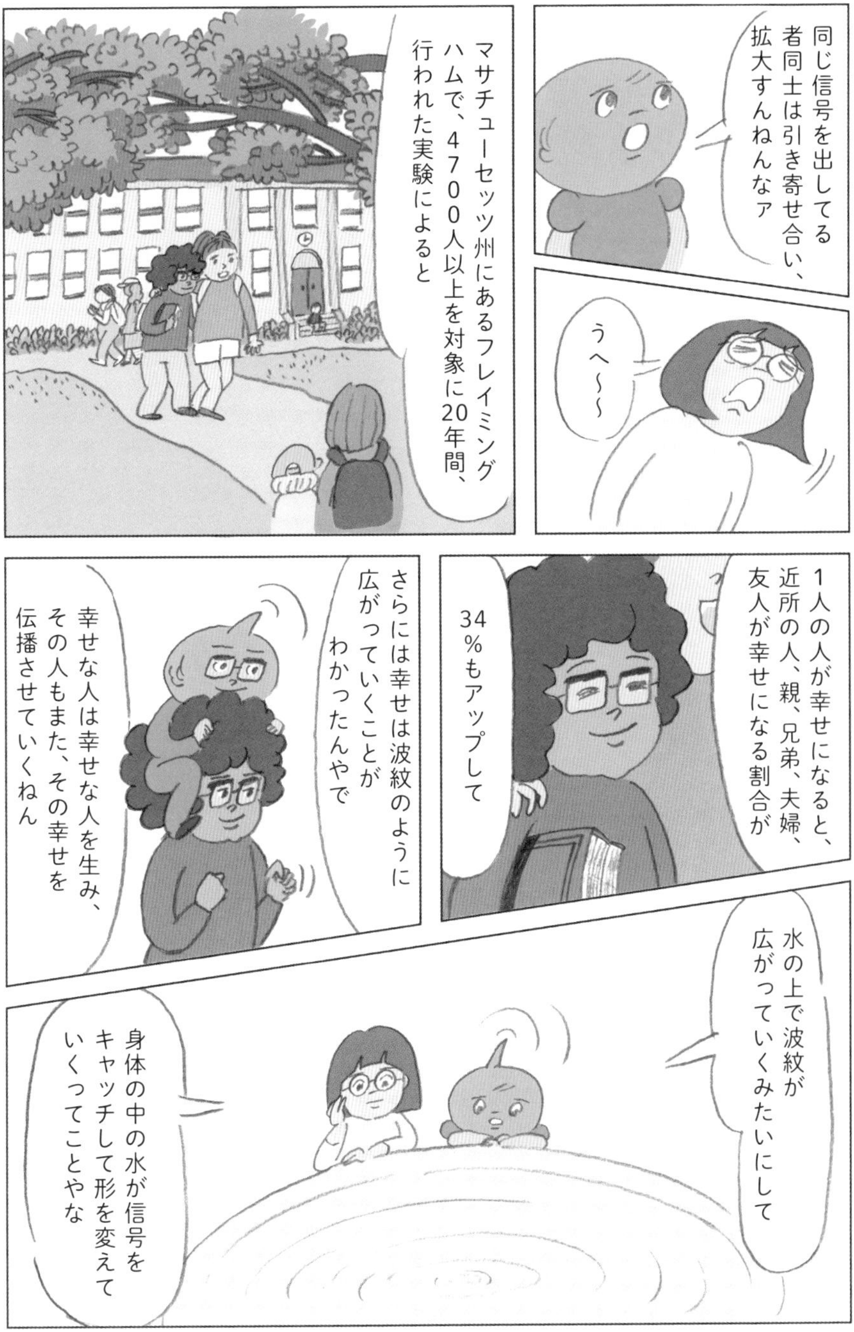
同じ信号を出してる者同士は引き寄せ合い、拡大すんねんなァ
うへ〜〜
マサチューセッツ州にあるフレイミングハムで、４７００人以上を対象に20年間、行われた実験によると
1人の人が幸せになると、近所の人、親、兄弟、夫婦、友人が幸せになる割合が
34％もアップして
さらには幸せは波紋のように広がっていくことがわかったんやで
幸せな人は幸せな人を生み、その人もまた、その幸せを伝播させていくねん
水の上で波紋が広がっていくみたいにして
身体の中の水が信号をキャッチして形を変えていくってことやな

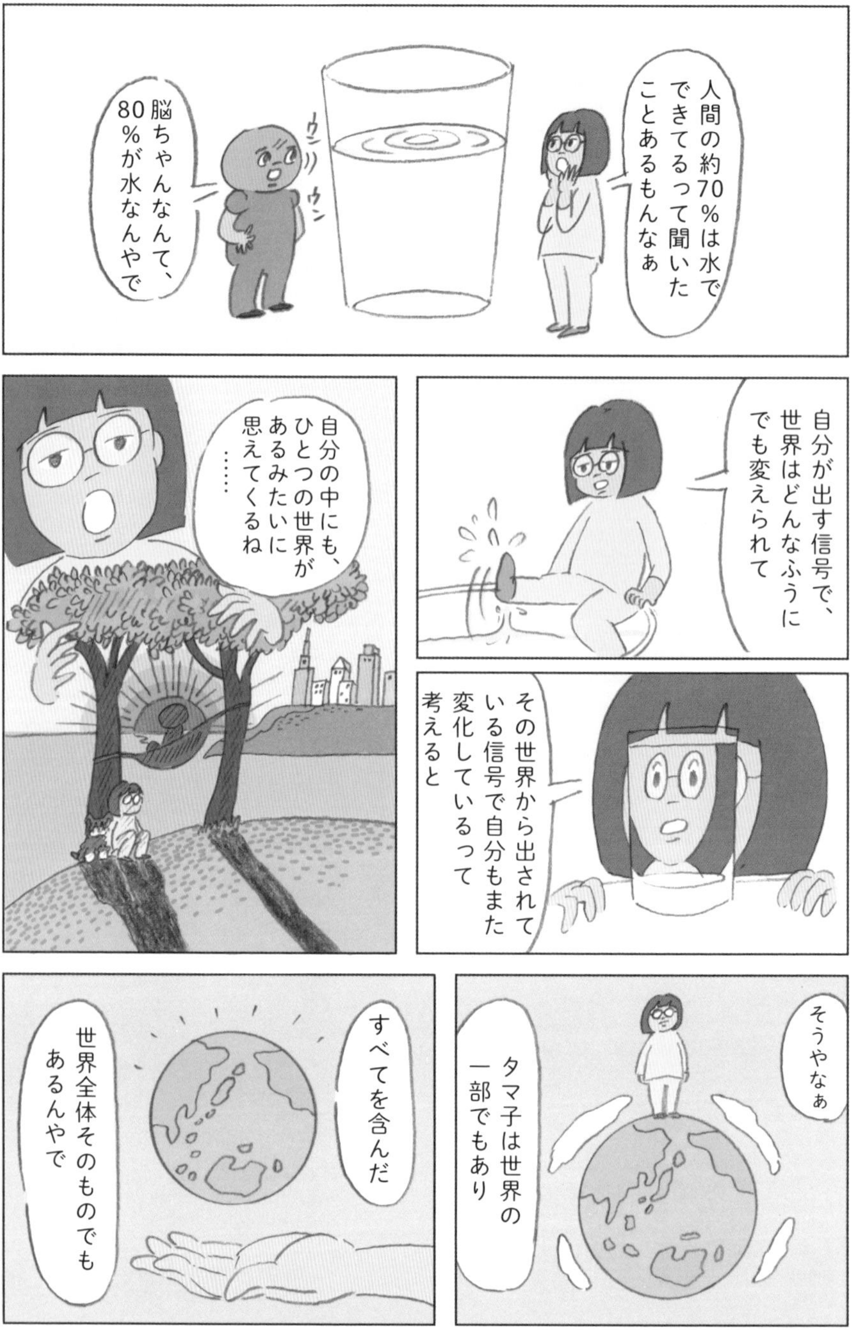
人間の約70%は水でできてるって聞いたことあるもんなぁ
ウン ウン
脳ちゃんなんて、80%が水なんやで
自分が出す信号で、世界はどんなふうにでも変えられて
その世界から出されている信号で自分もまた変化しているって考えると
自分の中にも、ひとつの世界があるみたいに思えてくるね……
そうやなぁ
タマ子は世界の一部でもあり
すべてを含んだ
世界全体そのものでもあるんやで

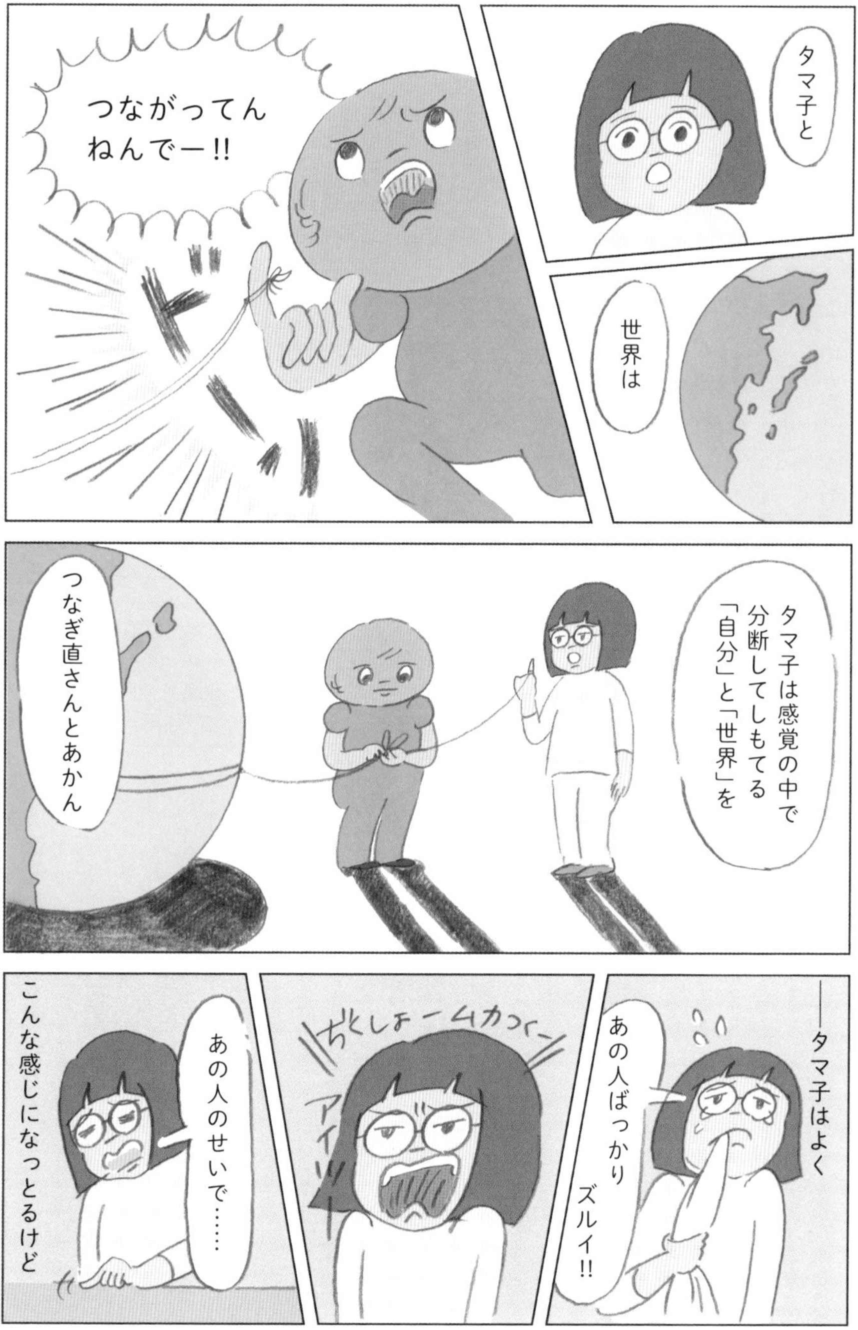
タマ子と
世界は
つながってんねんでー!!
ドーン
タマ子は感覚の中で分断してしもてる「自分」と「世界」を
つなぎ直さんとあかん
――タマ子はよく
あの人ばっかりズルイ!!
ちくしょームカつくー
アイツ
あの人のせいで……
こんな感じになっとるけど

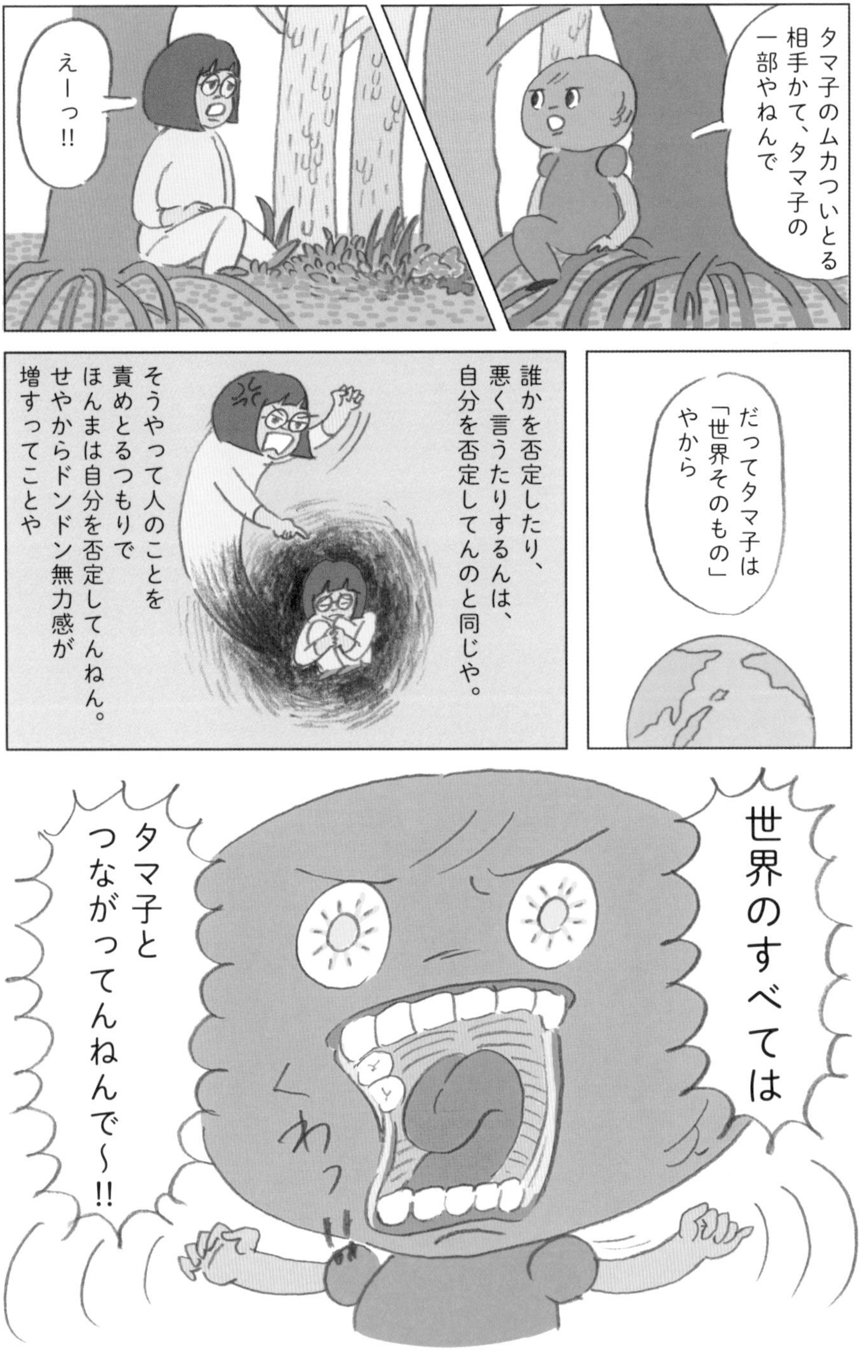
タマ子のムカついとる相手かて、タマ子の一部やねんで
えーっ!!
だって タマ子は「世界そのもの」やから
誰かを否定したり、悪く言うたりするんは、自分を否定してんのと同じや。
そうやって人のことを責めとるつもりでほんまは自分を否定してんねん。せやからドンドン無力感が増すってことや
世界のすべては
タマ子とつながってんねんで〜!!
くわっ

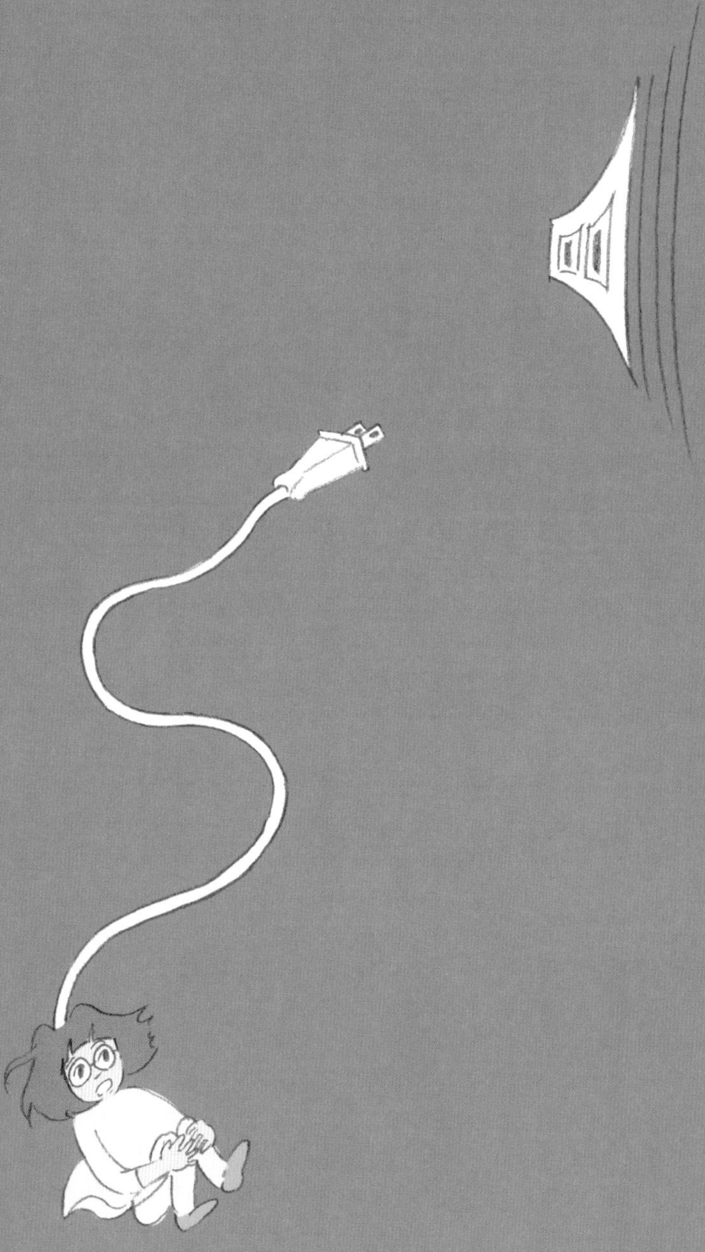

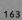

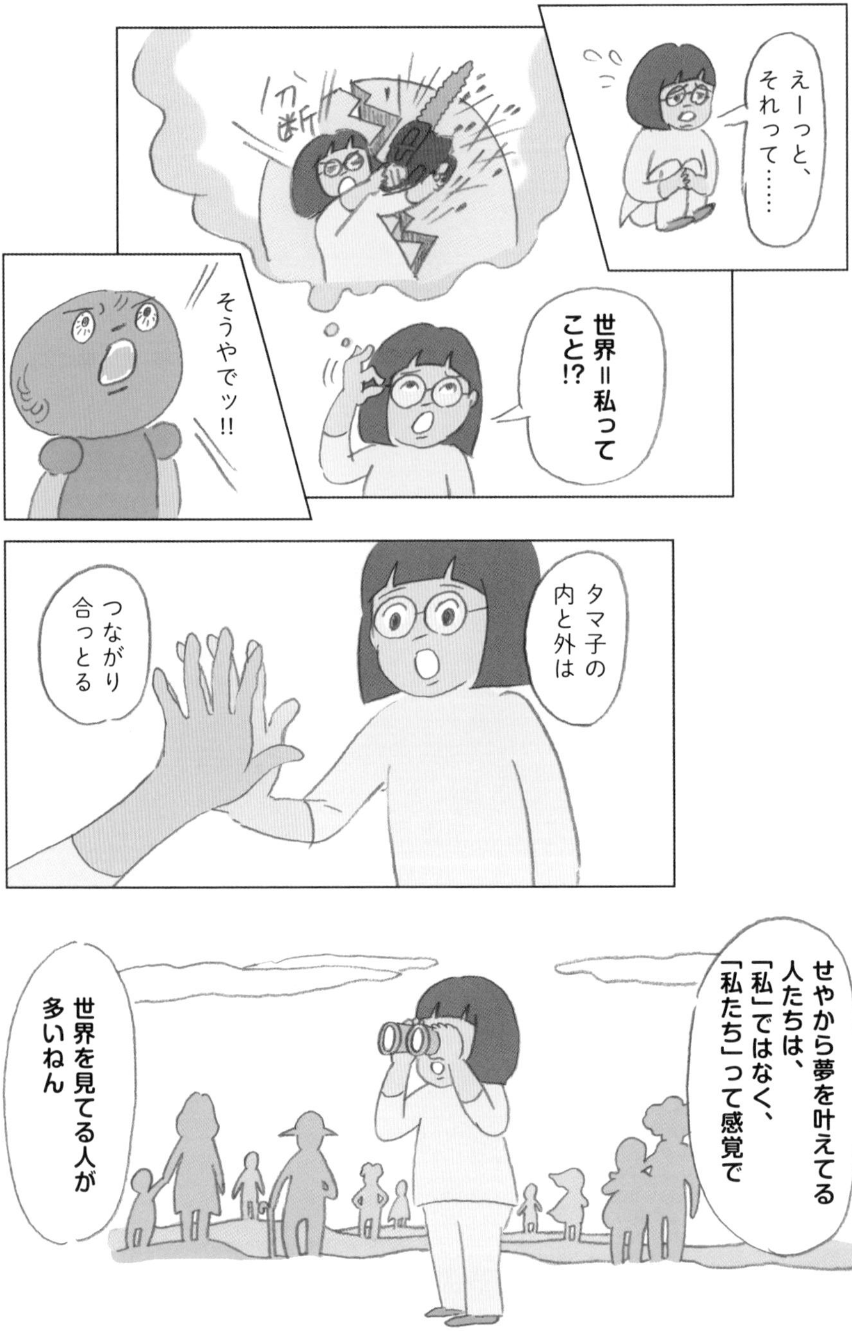
えーっと、
それって……
切断
世界=私ってこと!?
そうやでッ!!
タマ子の内と外は
つながり合っとる
せやから夢を叶えてる人たちは、「私」ではなく、「私たち」って感覚で
世界を見てる人が多いねん

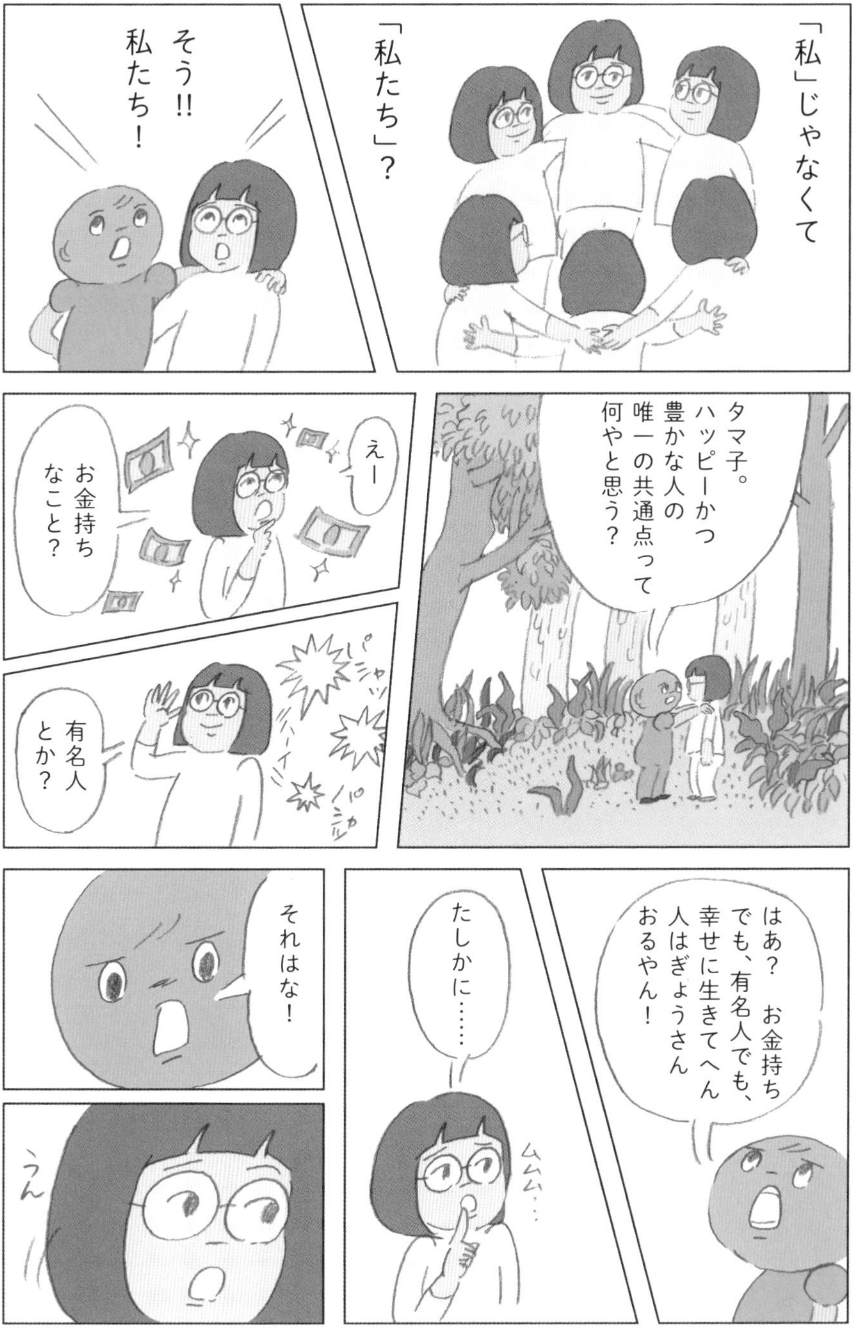
「私」じゃなくて
「私たち」？
そう!!
私たち！
タマ子。ハッピーかつ豊かな人の唯一の共通点って何やと思う？
えー
お金持ちなこと？
有名人とか？
パシャッ
はあ？　お金持ちでも、有名人でも、幸せに生きてへん人はぎょうさんおるやん！
たしかに……
ムムム…
それはな！
うん

格言　お金持ち＝幸せやない。有名＝幸せとも違うで

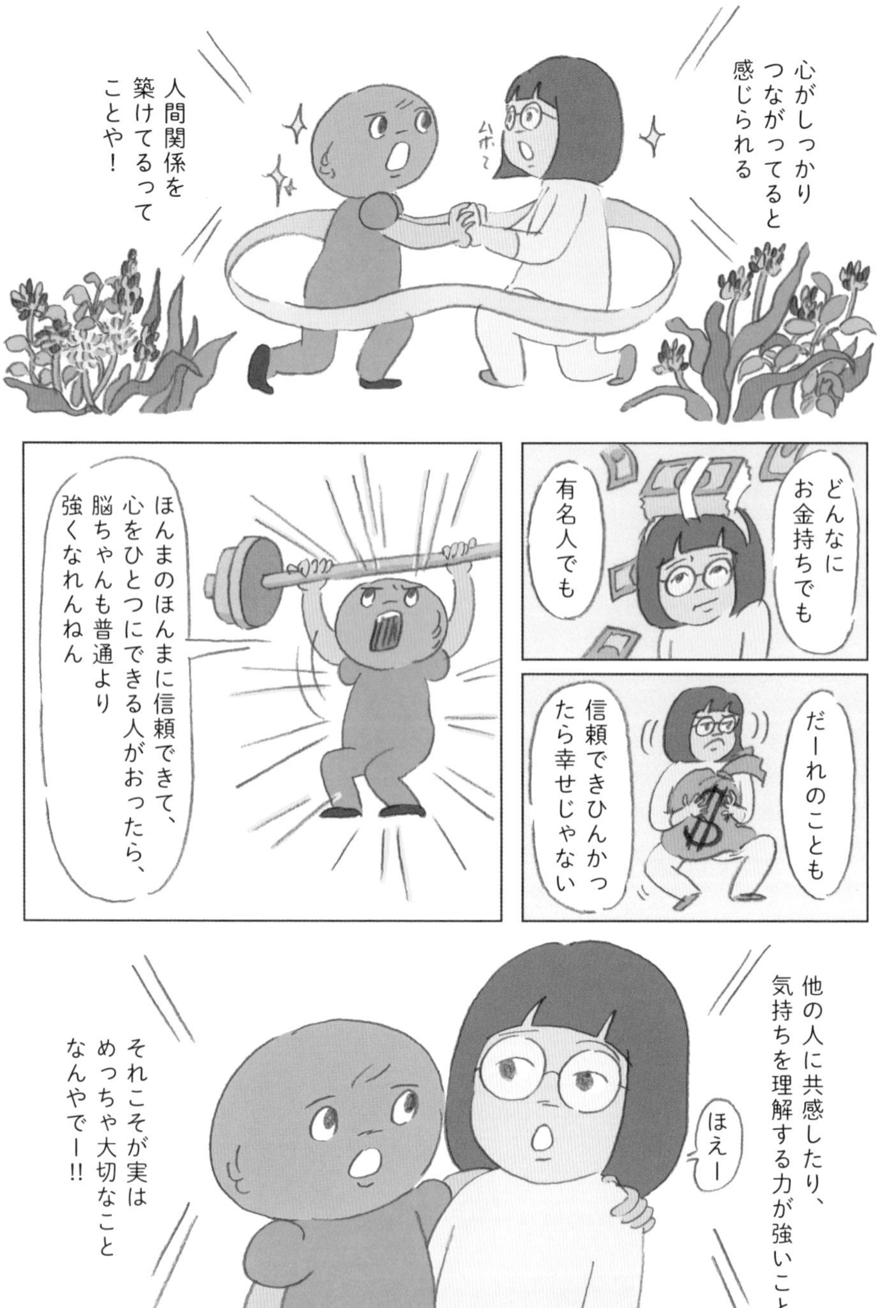
心がしっかりつながってると感じられる
人間関係を築けてるってことや！
どんなにお金持ちでも
有名人でも
だーれのことも
信頼できひんかったら幸せじゃない
ほんまのほんまに信頼できて、心をひとつにできる人がおったら、脳ちゃんも普通より強くなれんねん
他の人に共感したり、気持ちを理解する力が強いこと
ほえー
それこそが実はめっちゃ大切なことなんやでー!!

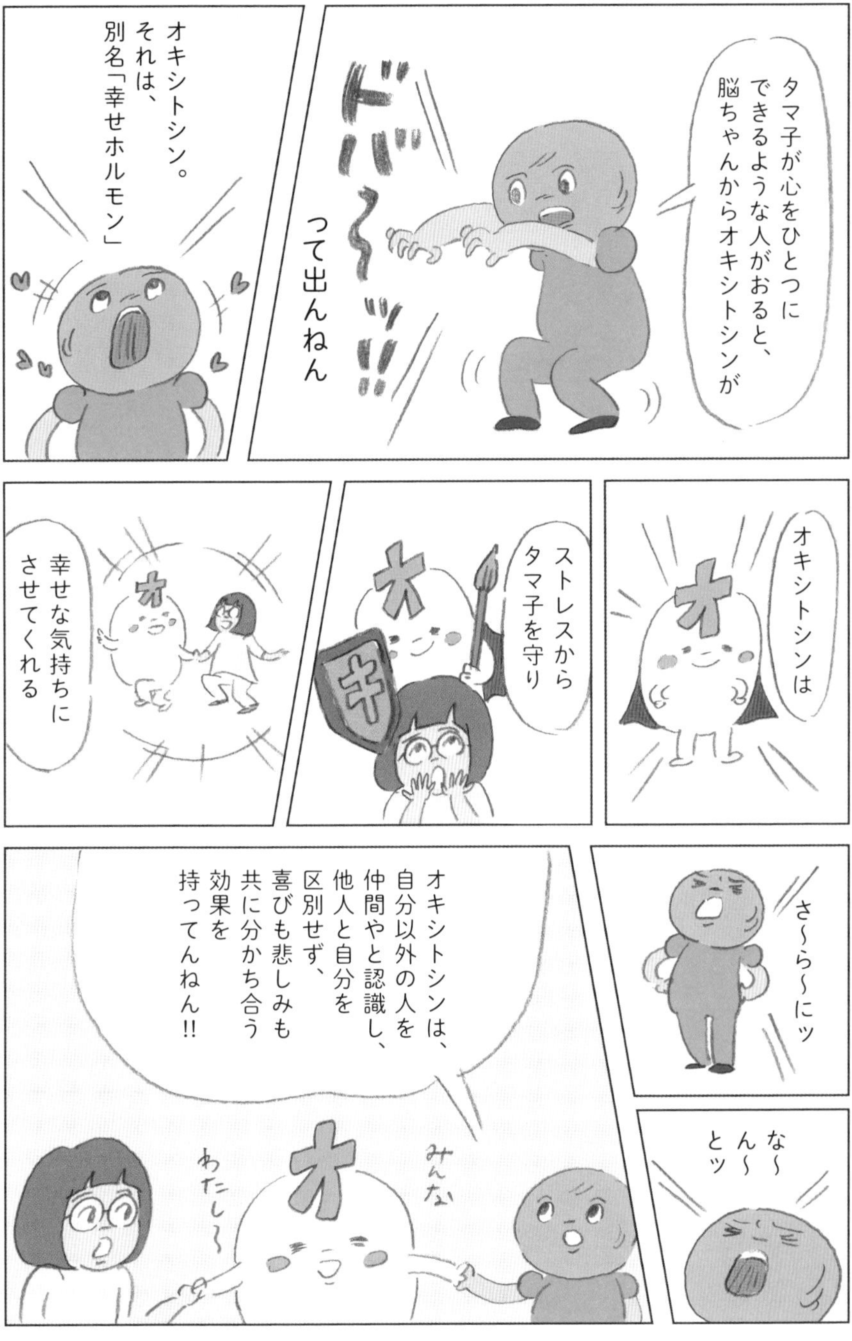

タマ子が心をひとつにできるような人がおると、脳ちゃんからオキシトシンが
ドバ〜ッ!!
って出んねん
オキシトシン。それは、別名「幸せホルモン」
オキシトシンは
ストレスからタマ子を守り
幸せな気持ちにさせてくれる
さ〜ら〜にッ
な〜ん〜とッ
オキシトシンは、自分以外の人を仲間やと認識し、他人と自分を区別せず、喜びも悲しみも共に分かち合う効果を持ってんねん!!
みんな
わたし〜

格言　人と信頼し合えると、脳から幸せホルモンがドバーって出るで！

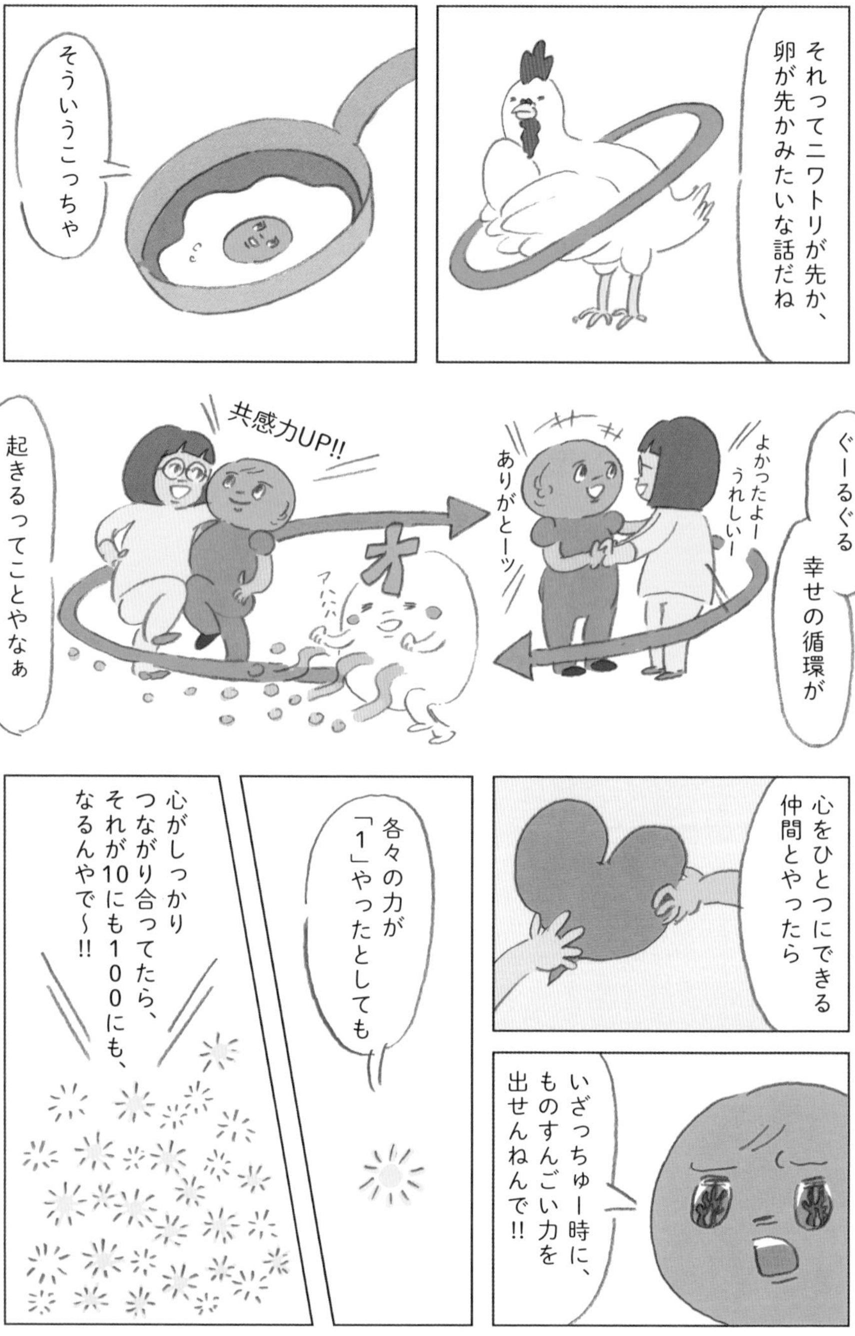
それってニワトリが先か、卵が先かみたいな話だね
そういうこっちゃ
ぐーるぐる幸せの循環が
よかったよー
うれしいー
ありがとーッ
共感力UP!!
オ
起きるってことやなぁ
心をひとつにできる仲間とやったら
いざっちゅー時に、ものすんごい力を出せんねんで!!
各々の力が「1」やったとしても
心がしっかりつながり合ってたら、それが10にも100にも、なるんやで〜!!

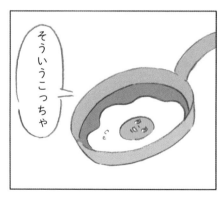

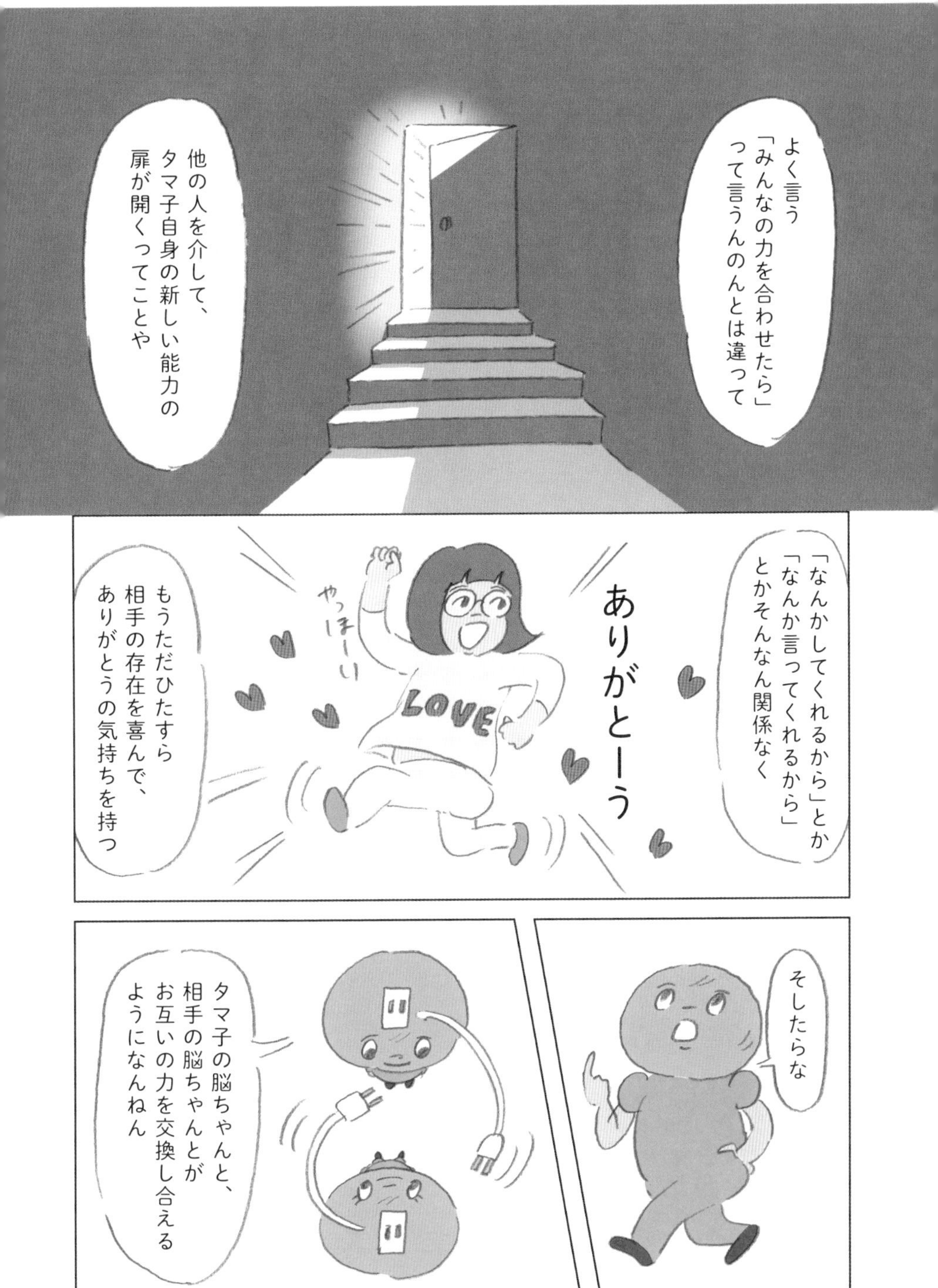
よく言う
「みんなの力を合わせたら」
って言うんのんとは違って
他の人を介して、
タマ子自身の新しい能力の
扉が開くってことや
「なんかしてくれるから」とか
「なんか言ってくれるから」
とかそんなん関係なく
ありがとーう
やっほーい
LOVE
もうただひたすら
相手の存在を喜んで、
ありがとうの気持ちを持つ
そしたらな
タマ子の脳ちゃんと、
相手の脳ちゃんとが
お互いの力を交換し合える
ようになんねん

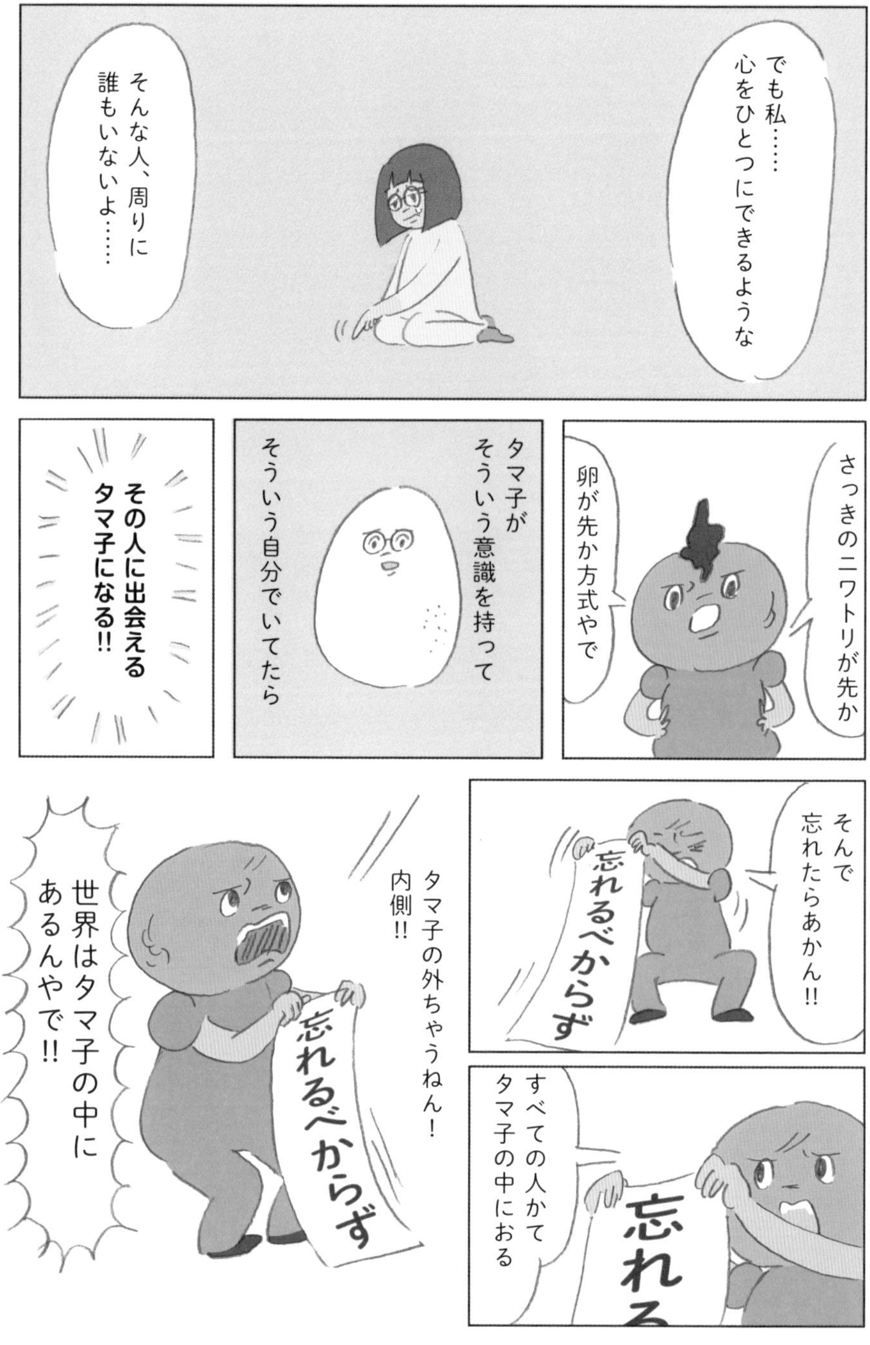

でも私……
心をひとつにできるような
そんな人、周りに
誰もいないよ……
さっきのニワトリが先か
卵が先か方式やで
タマ子が
そういう意識を持って
そういう自分でいてたら
その人に出会える
タマ子になる!!
そんで
忘れたらあかん!!
忘れるべからず
すべての人かて
タマ子の中におる
忘れる
タマ子の外ちゃうねん！
内側!!
世界はタマ子の中に
あるんやで!!
忘れるべからず

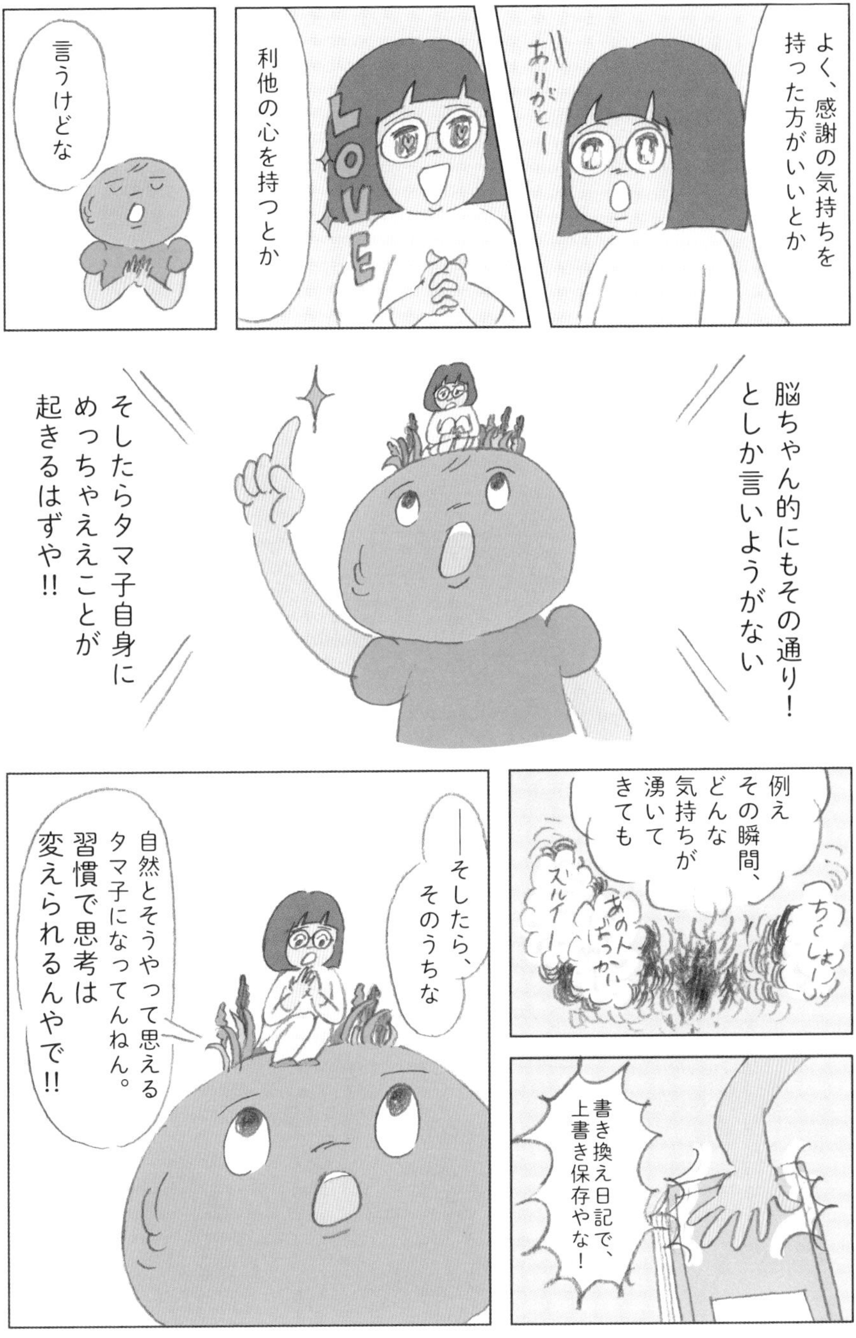
よく、感謝の気持ちを持った方がいいとか
ありがとー
利他の心を持つとか
LOVE
言うけどな
脳ちゃん的にもその通り！としか言いようがない
そしたらタマ子自身にめっちゃええことが起きるはずや!!
例えその瞬間、どんな気持ちが湧いてきても
ちくしょー！
あの人ばっかい
ズルイー
書き換え日記で、上書き保存やな！
――そしたら、そのうちな
自然とそうやって思えるタマ子になってんねん。習慣で思考は変えられるんやで!!

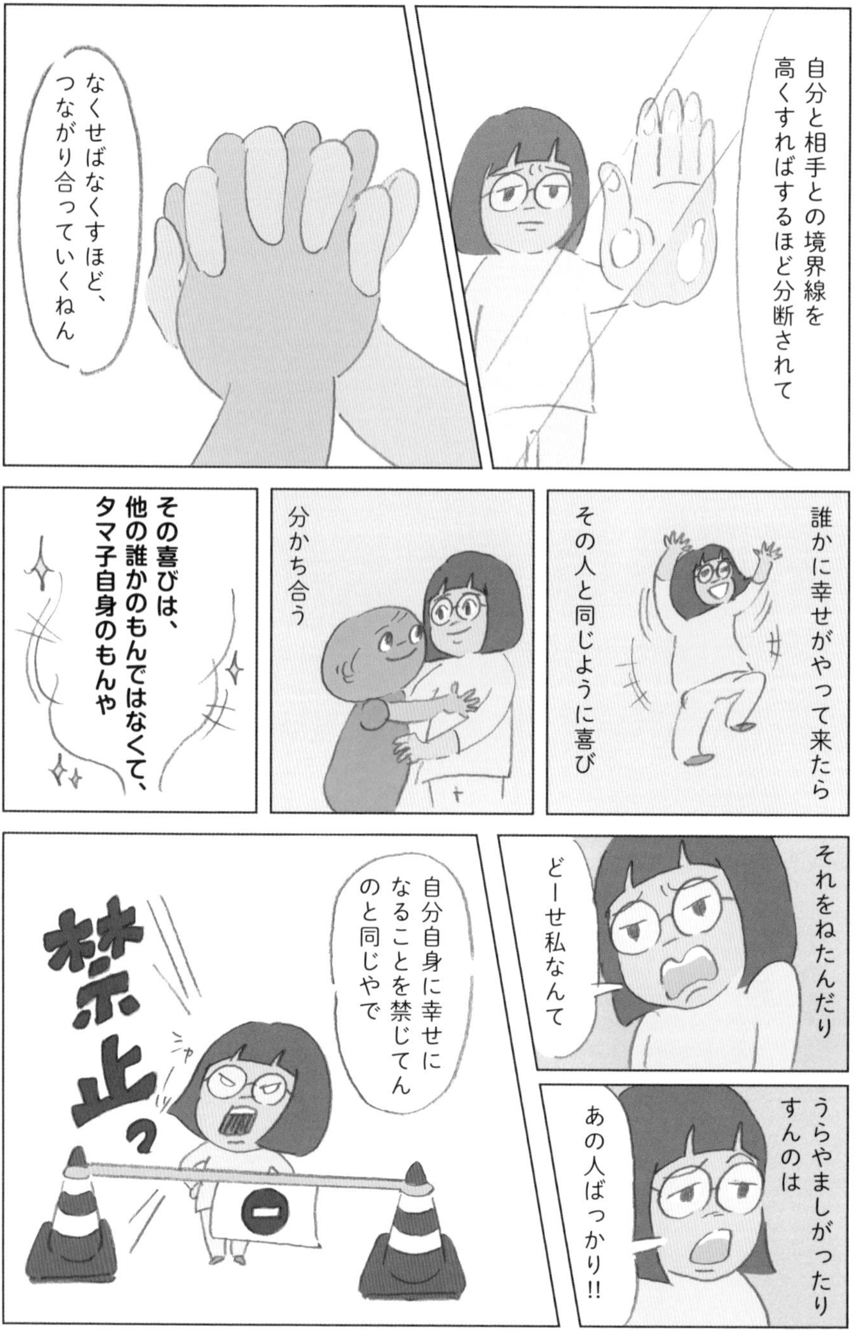
自分と相手との境界線を
高くすればするほど分断されて
なくせばなくすほど、
つながり合っていくねん
誰かに幸せがやって来たら
その人と同じように喜び
分かち合う
その喜びは、
他の誰かのもんではなくて、
タマ子自身のもんや
それをねたんだり
どーせ私なんて
うらやましがったり
すんのは
あの人ばっかり!!
自分自身に幸せに
なることを禁じてん
のと同じやで
禁止っ

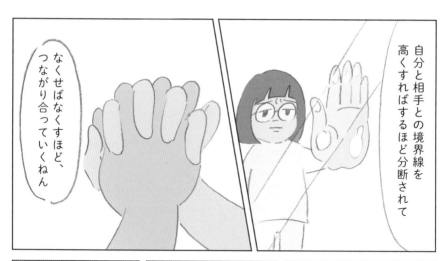

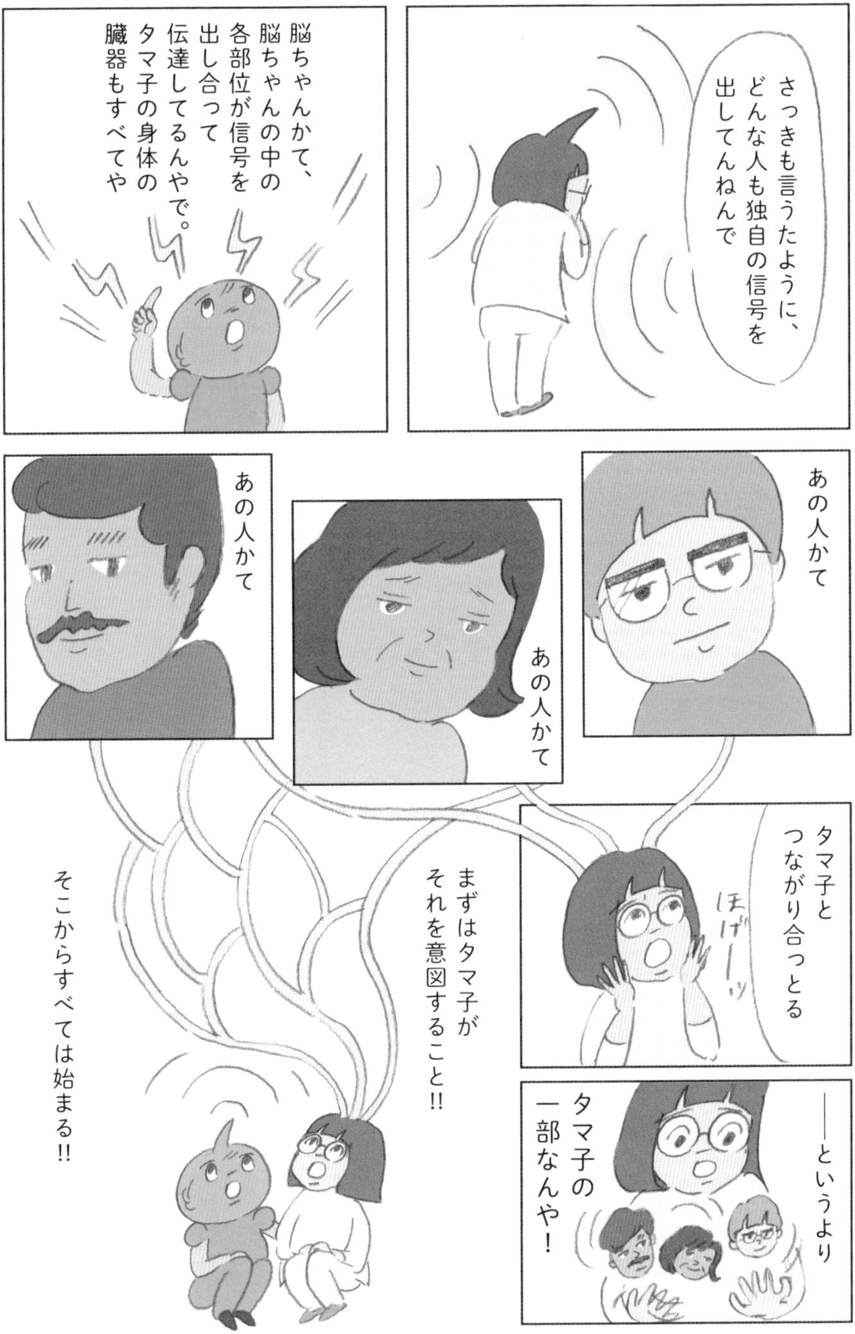
さっきも言うたように、どんな人も独自の信号を出してんねんで
脳ちゃんかて、脳ちゃんの中の各部位が信号を出し合って伝達してるんやで。タマ子の身体の臓器もすべてや
あの人かて
あの人かて
あの人かて
タマ子とつながり合っとる
ほげーーッ
——というより
タマ子の一部なんや！
まずはそれを意図するタマ子がそれを意図すること!!
そこからすべては始まる!!

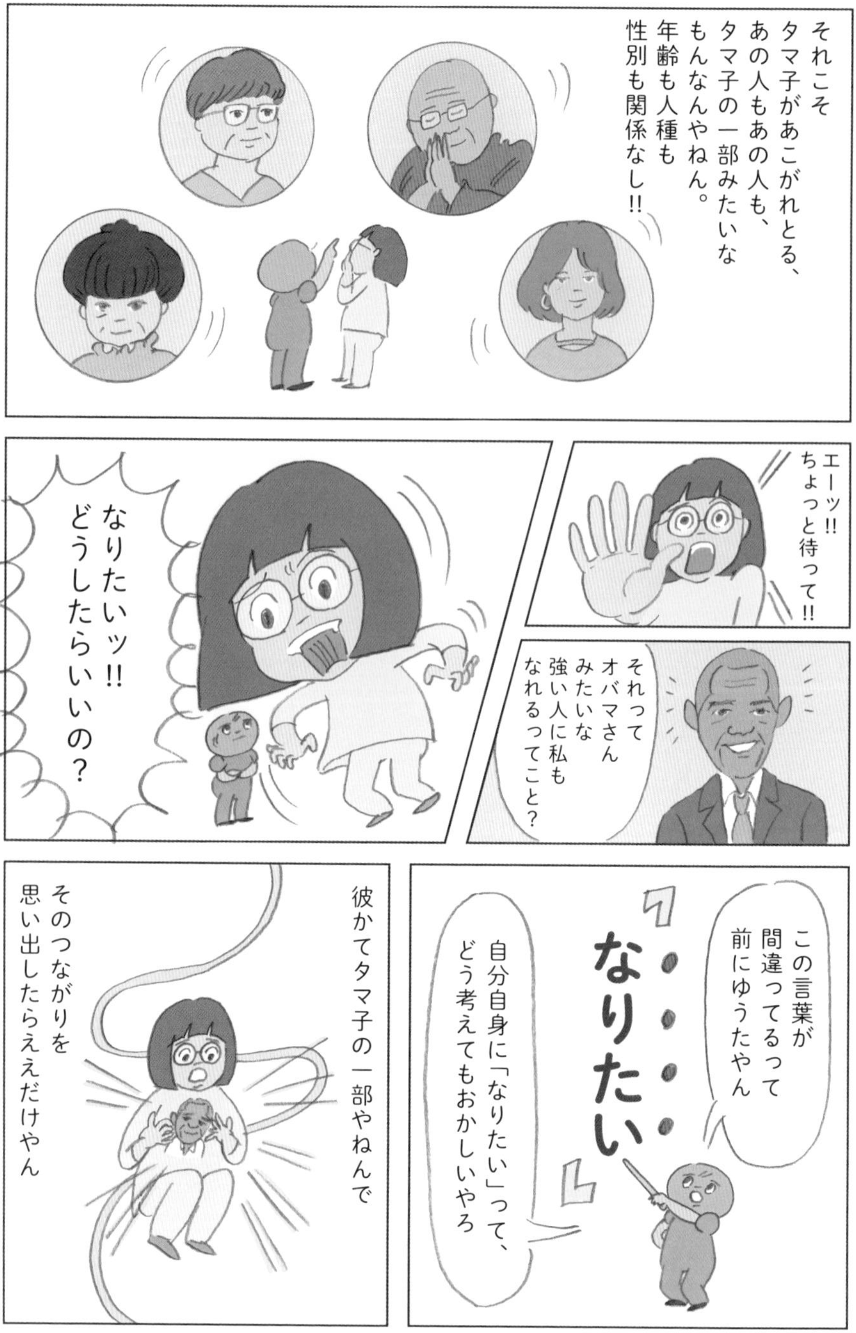

それこそタマ子があこがれとる、あの人もあの人も、タマ子の一部みたいなもんなんやねん。年齢も人種も性別も関係なし!!
エーッ!! ちょっと待って!!
それってオバマさんみたいな強い人に私もなれるってこと?
なりたいッ!! どうしたらいいの?
この言葉が間違ってるって前にゆうたやん
「なりたい」
自分自身に「なりたい」って、どう考えてもおかしいやろ
彼かてタマ子の一部やねんで
そのつながりを思い出したらええだけやん

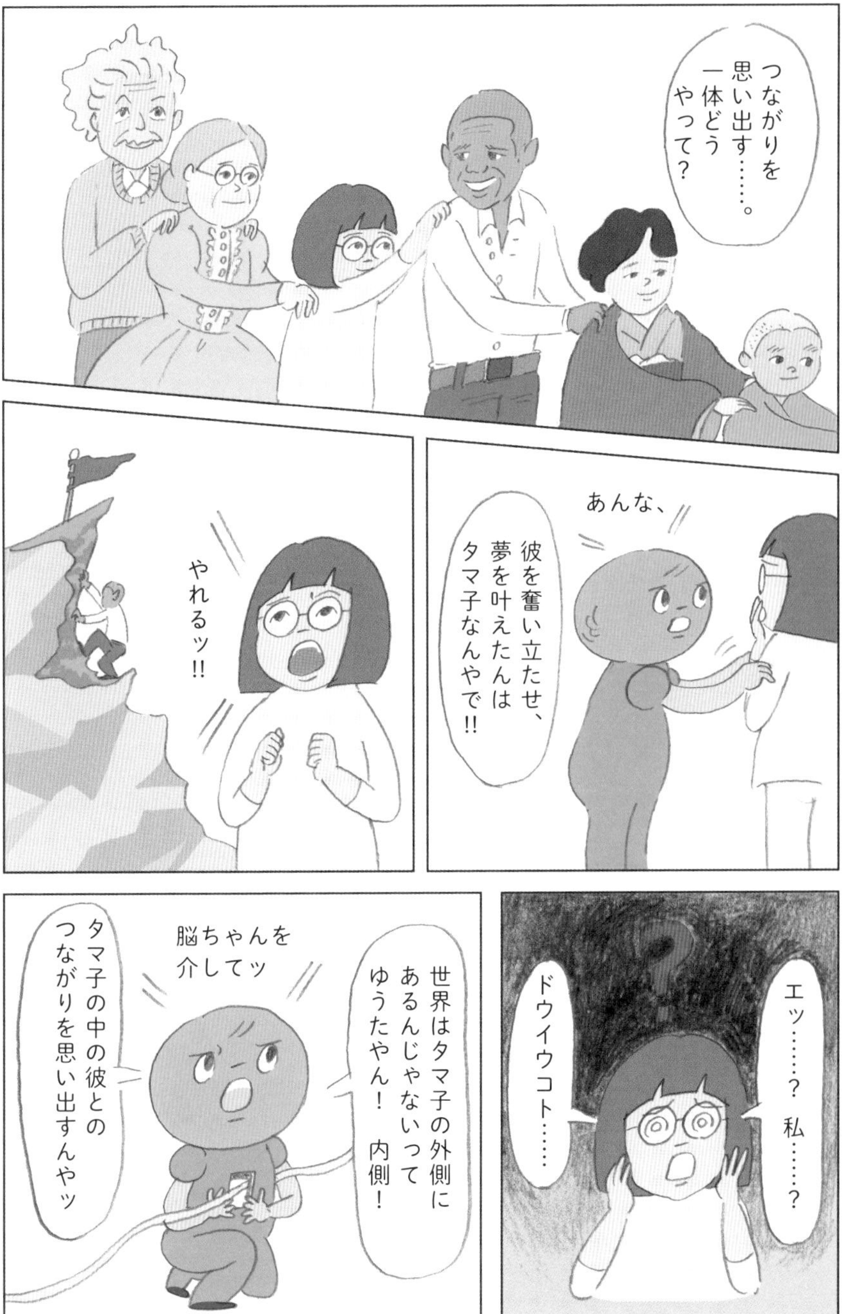
つながりを思い出す……。一体どうやって？
あんな、
彼を奮い立たせ、夢を叶えたんはタマ子なんやで!!
やれるッ!!
エッ……？　私……？
ドウイウコト……
世界はタマ子の外側にあるんじゃないってゆうたやん！　内側！
脳ちゃんを介してッ
タマ子の中の彼とのつながりを思い出すんやッ

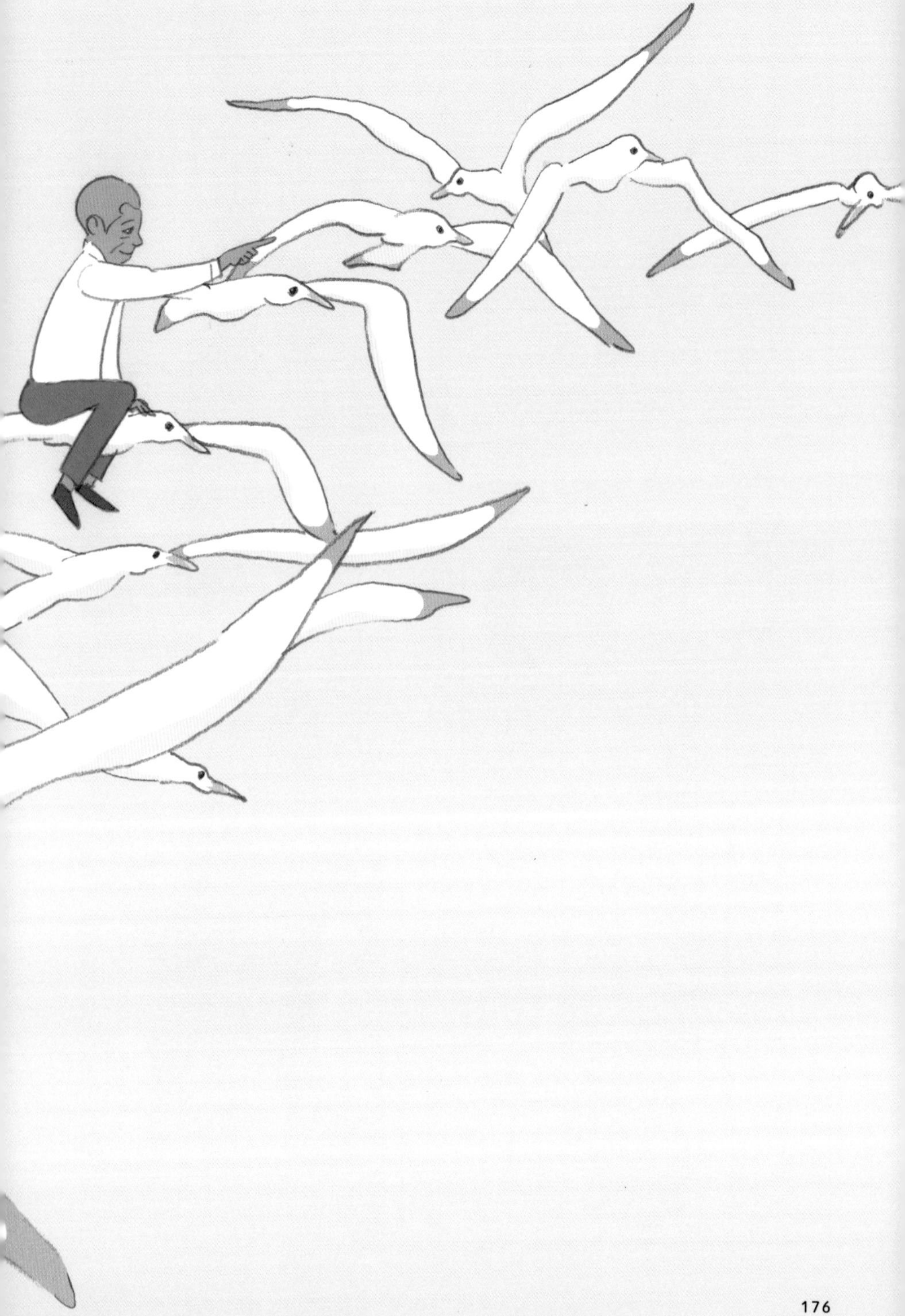

そのつながりを
思い出すだけなんやで!!

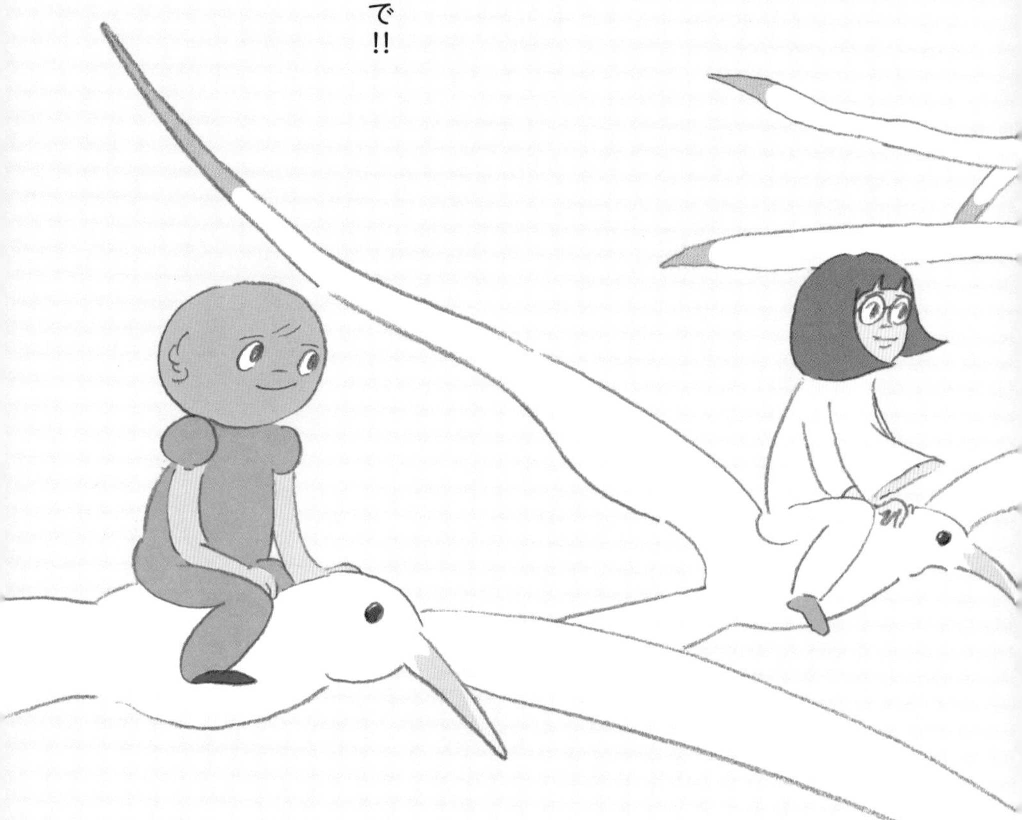

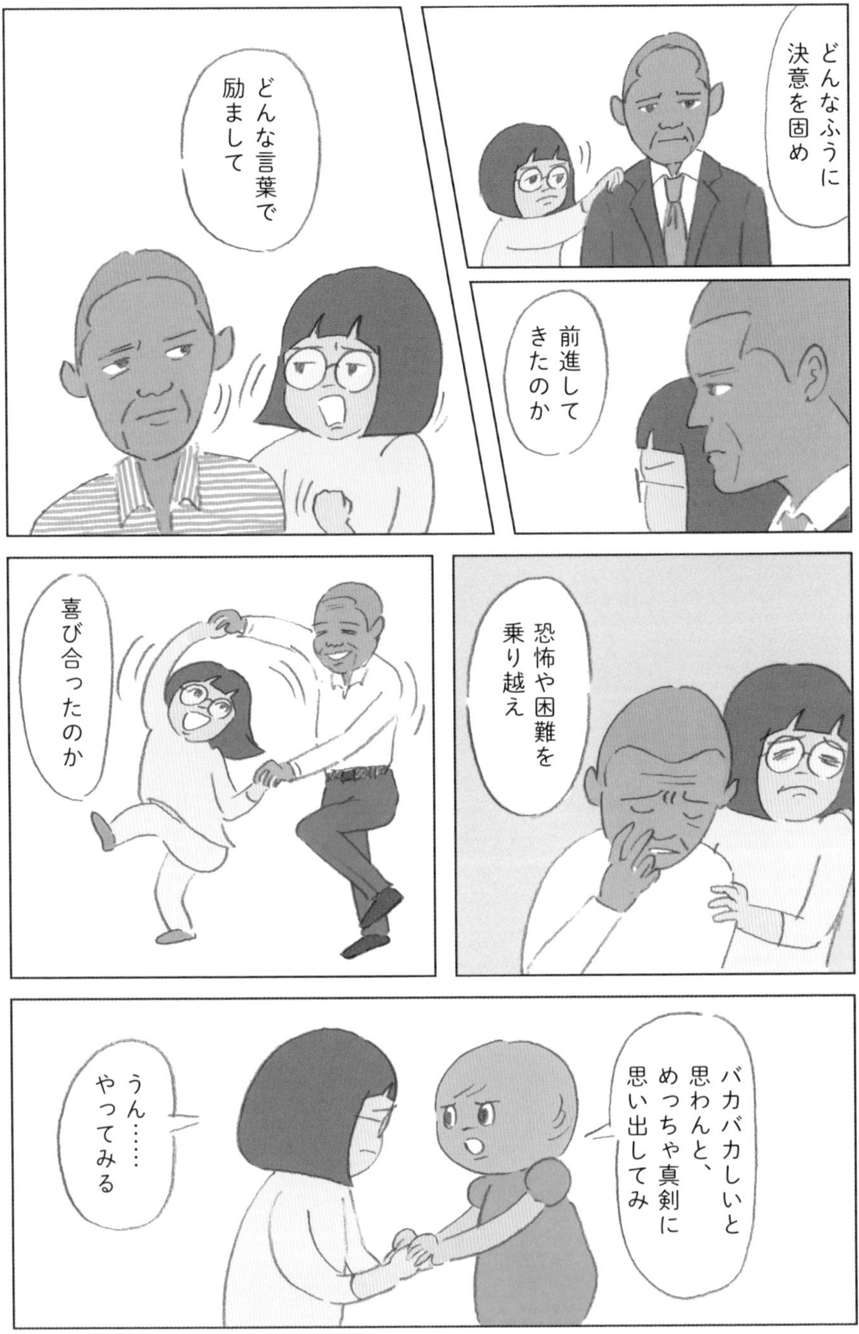
どんなふうに決意を固め
どんな言葉で励まして
前進してきたのか
恐怖や困難を乗り越え
喜び合ったのか
バカバカしいと思わんと、めっちゃ真剣に思い出してみ
うん……やってみる

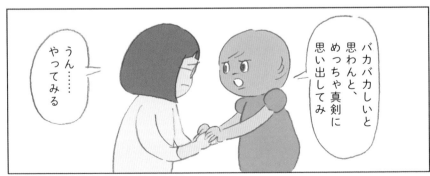

私、思い出してみる!!

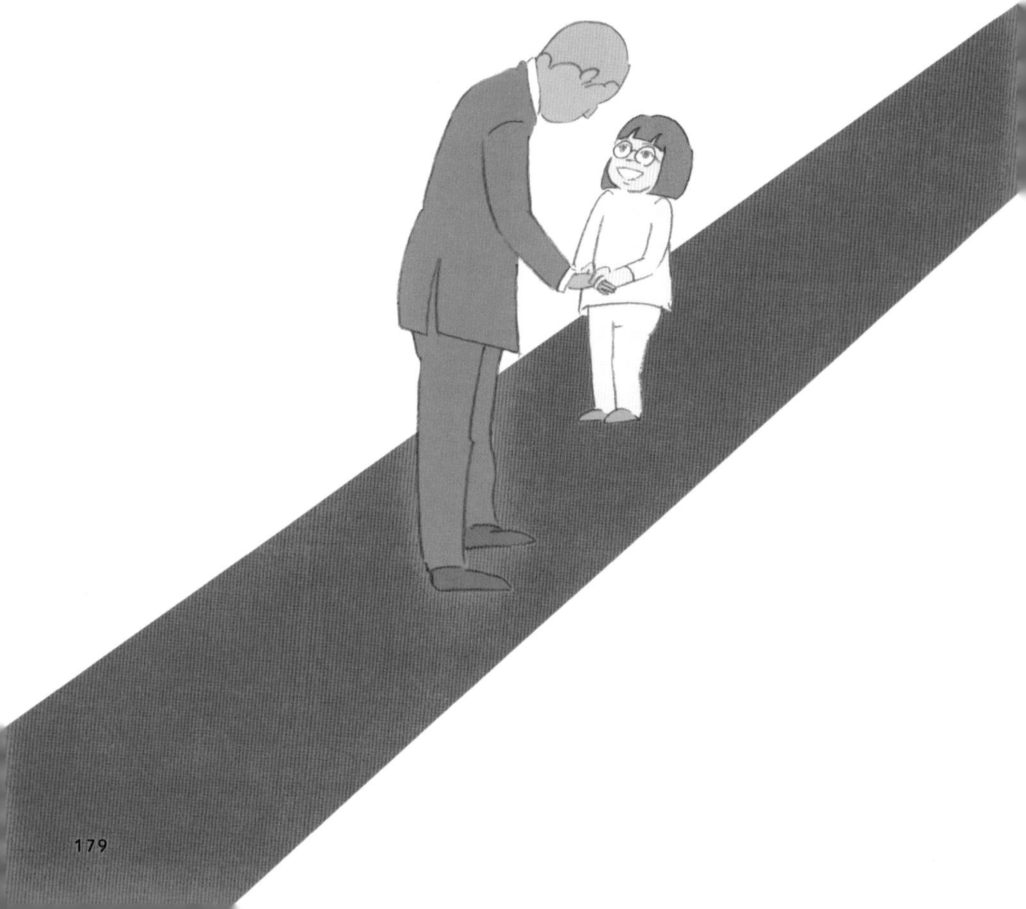

世界の全部は、
タマ子の中にあんねんで

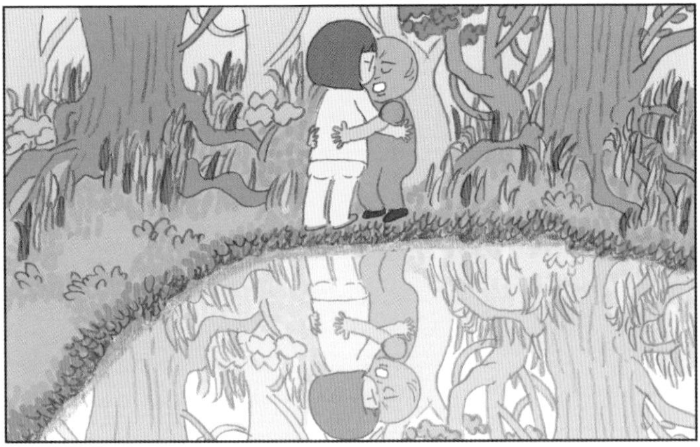

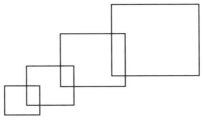

タマ子は、
タマ子の世界の創造主やねん

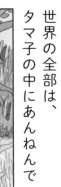

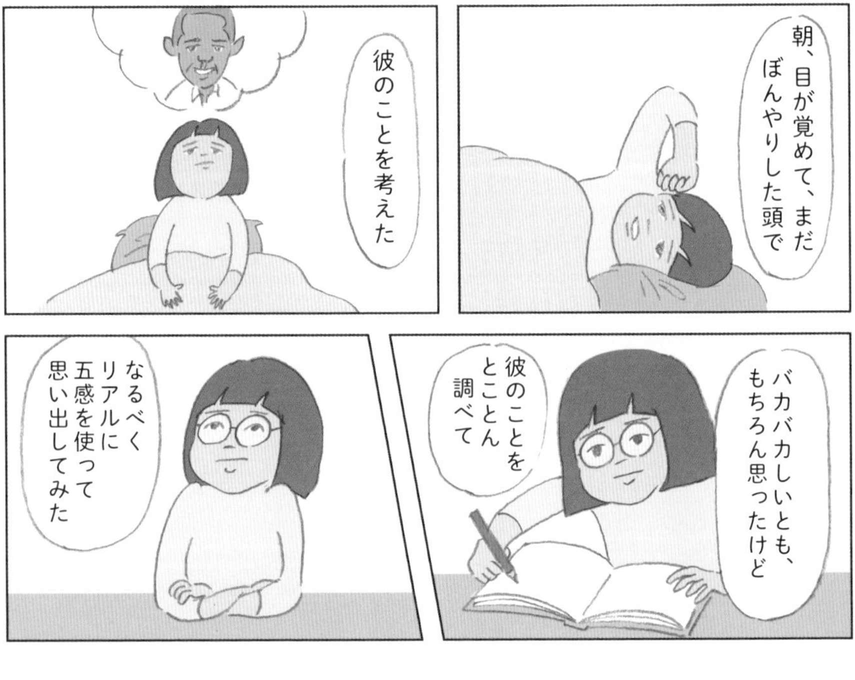
朝、目が覚めて、まだ
ぼんやりした頭で
彼のことを考えた
バカバカしいとも、
もちろん思ったけど
彼のことを
とことん
調べて
なるべく
リアルに
五感を使って
思い出してみた

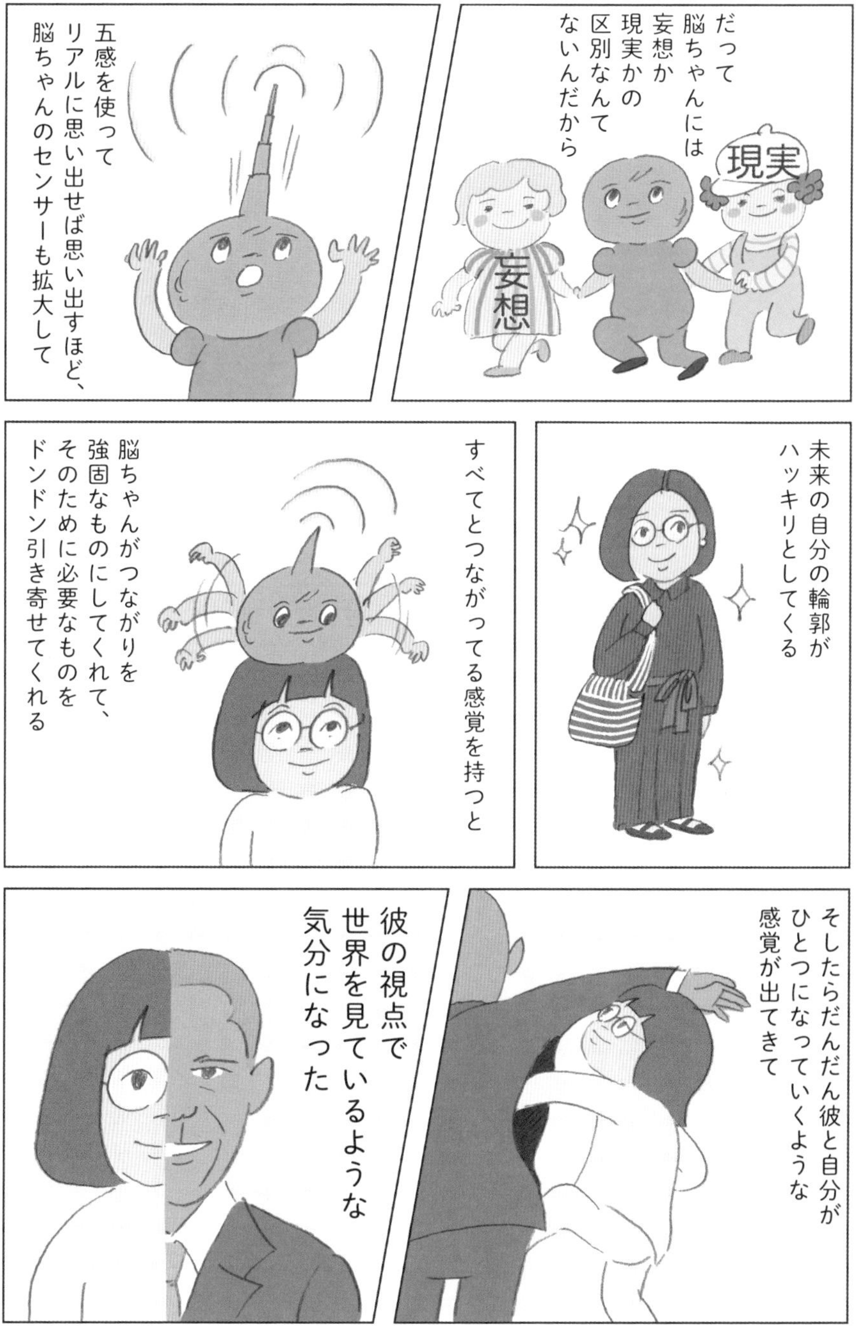
だって脳ちゃんには妄想か現実かの区別なんてないんだから
現実
妄想
五感を使ってリアルに思い出せば思い出すほど、脳ちゃんのセンサーも拡大して
未来の自分の輪郭がハッキリとしてくる
すべてとつながってる感覚を持つと
脳ちゃんがつながりを強固なものにしてくれて、そのために必要なものをドンドン引き寄せてくれる
そしたらだんだん彼と自分がひとつになっていくような感覚が出てきて
彼の視点で世界を見ているような気分になった

格言　脳にとっては、妄想も現実も区別はない！

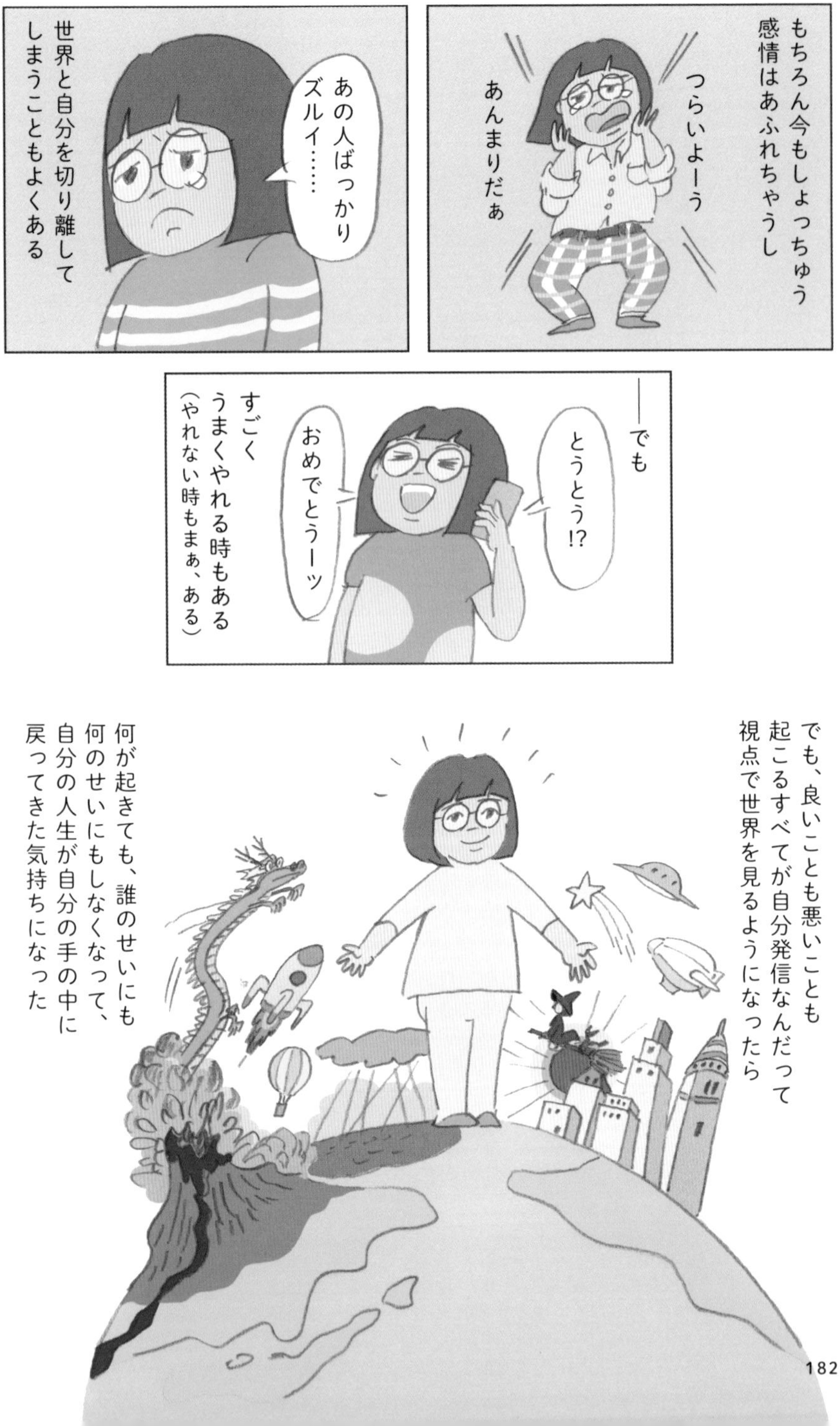
もちろん今もしょっちゅう
感情はあふれちゃうし
つらいよーう
あんまりだぁ
あの人ばっかり
ズルイ……
世界と自分を切り離して
しまうこともよくある
――でも
とうとう!?
おめでとうーッ
すごく
うまくやれる時もある
（やれない時もまぁ、ある）
でも、良いことも悪いことも
起こるすべてが自分発信なんだって
視点で世界を見るようになったら
何が起きても、誰のせいにも
何のせいにもしなくなって、
自分の人生が自分の手の中に
戻ってきた気持ちになった

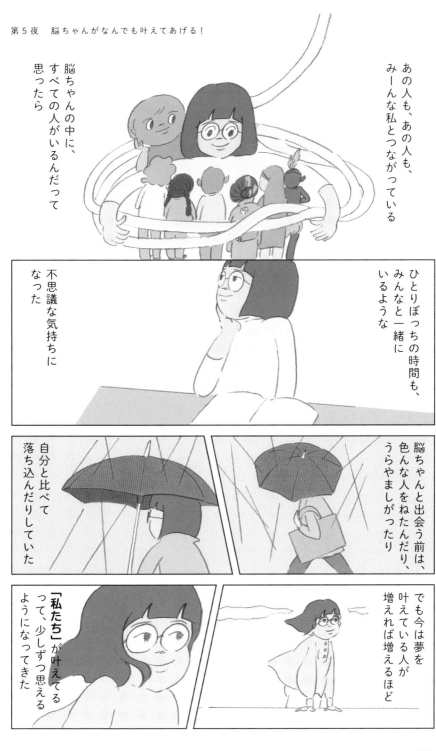

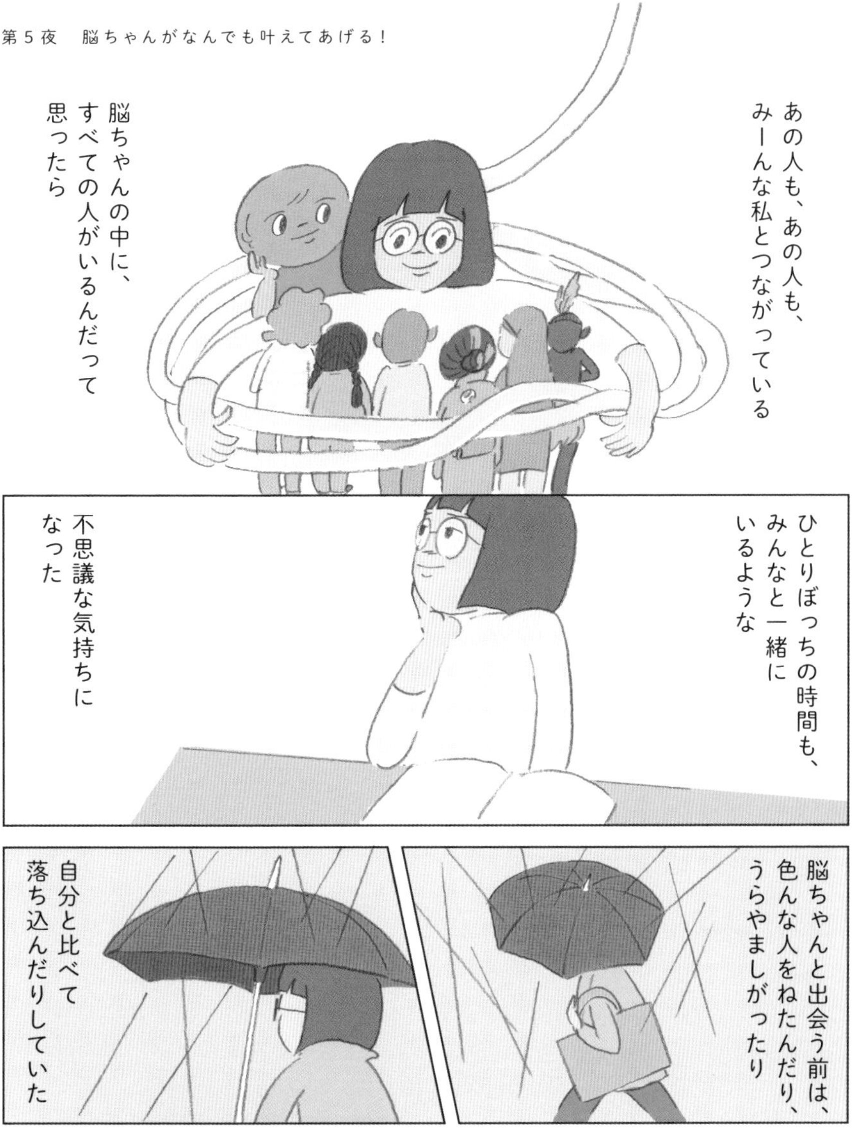
あの人も、あの人も、みーんな私とつながっている
脳ちゃんの中に、すべての人がいるんだって思ったら
ひとりぼっちの時間も、みんなと一緒にいるような
不思議な気持ちになった
脳ちゃんと出会う前は、色んな人をねたんだり、うらやましがったり
自分と比べて落ち込んだりしていた
でも今は夢を叶えている人が増えれば増えるほど
「私たち」が叶えてるって、少しずつ思えるようになってきた

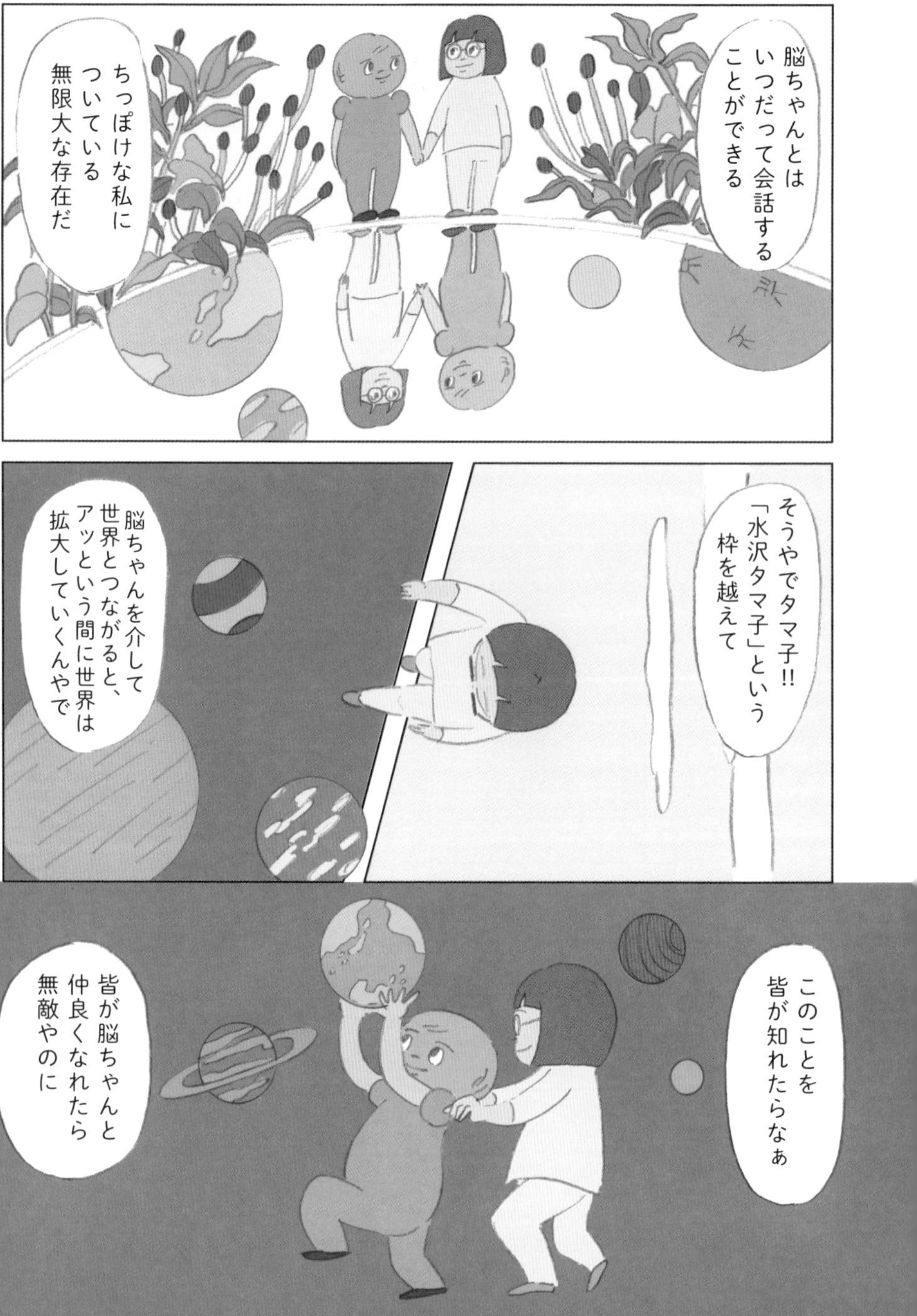
脳ちゃんとはいつだって会話することができる
ちっぽけな私についている無限大な存在だ
そうやでタマ子!!「水沢タマ子」という枠を越えて
脳ちゃんを介して世界とつながると、アッという間に世界は拡大していくんやで
このことを皆が知れたらなぁ
皆が脳ちゃんと仲良くなれたら無敵やのに

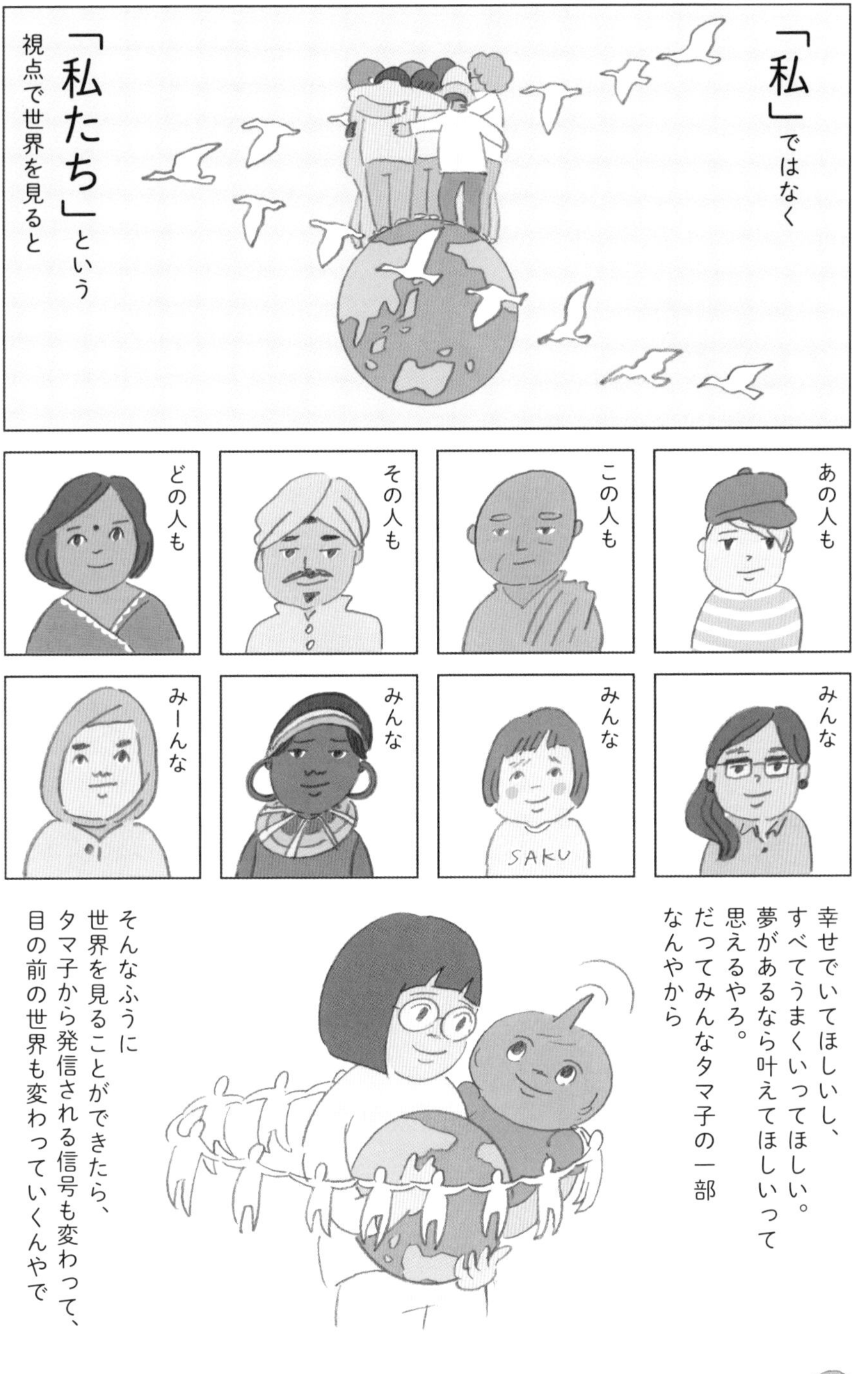
「私」ではなく
「私たち」という
視点で世界を見ると
あの人も
この人も
その人も
どの人も
みんな
みんな
SAKU
みんな
みーんな
幸せでいてほしいし、
すべてうまくいってほしい。
夢があるなら叶えてほしいって
思えるやろ。
だってみんなタマ子の一部
なんやから
そんなふうに
世界を見ることができたら、
タマ子から発信される信号も変わって、
目の前の世界も変わっていくんやで

タマ子の目の前に広がる世界は
タマ子そのものなんやで

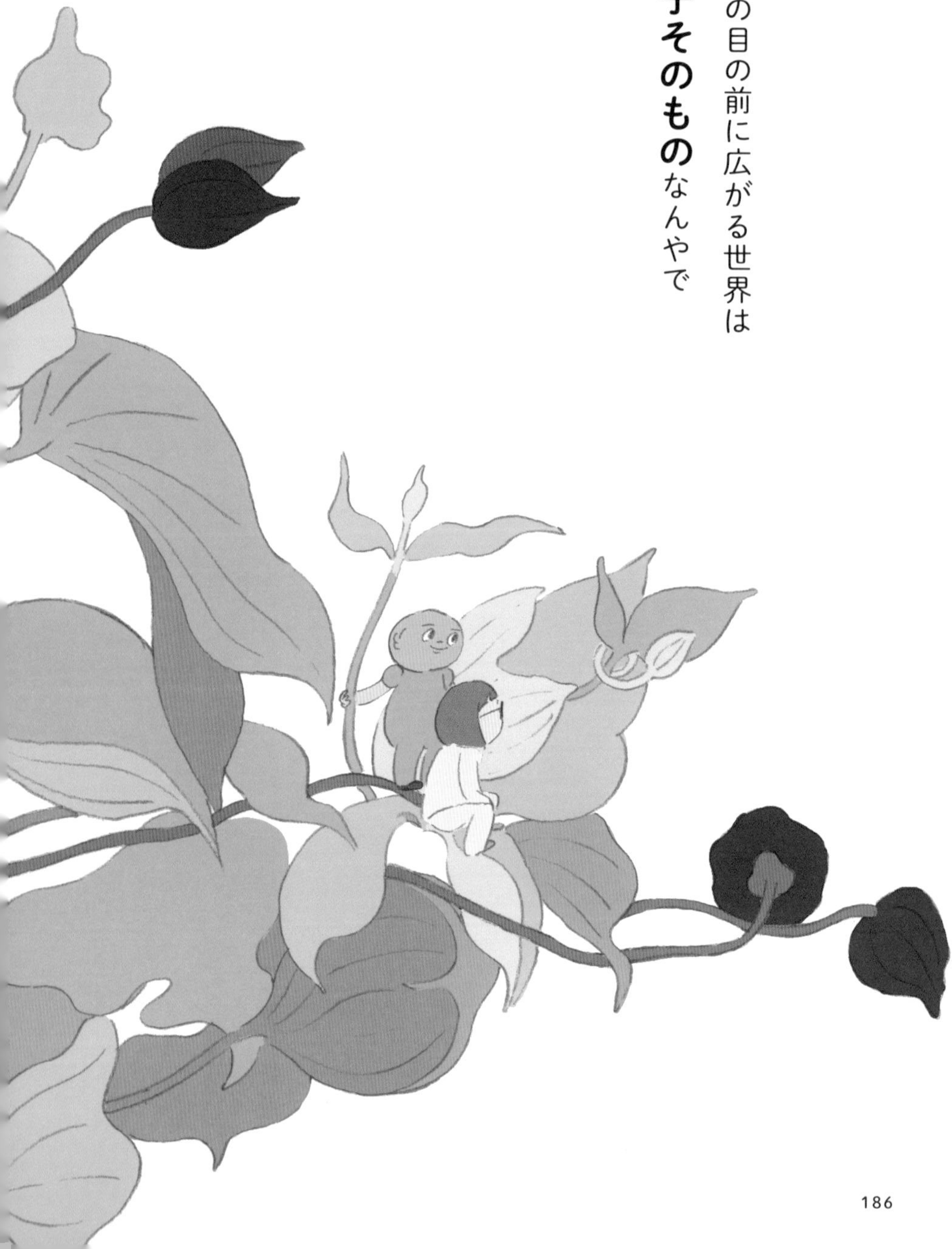

タマ子、一緒に世界を
ステキでスバラシイもんに
変えていこな

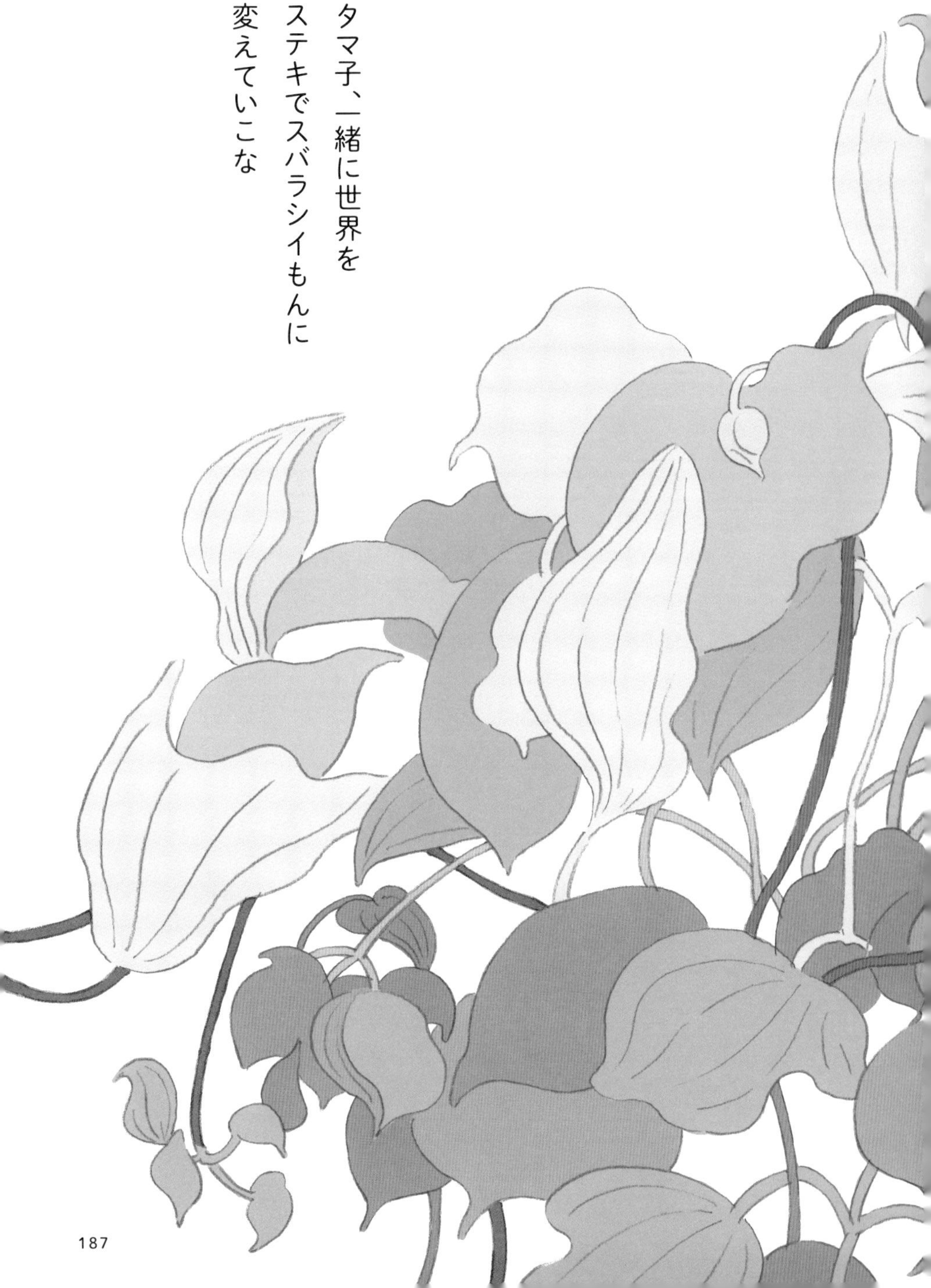

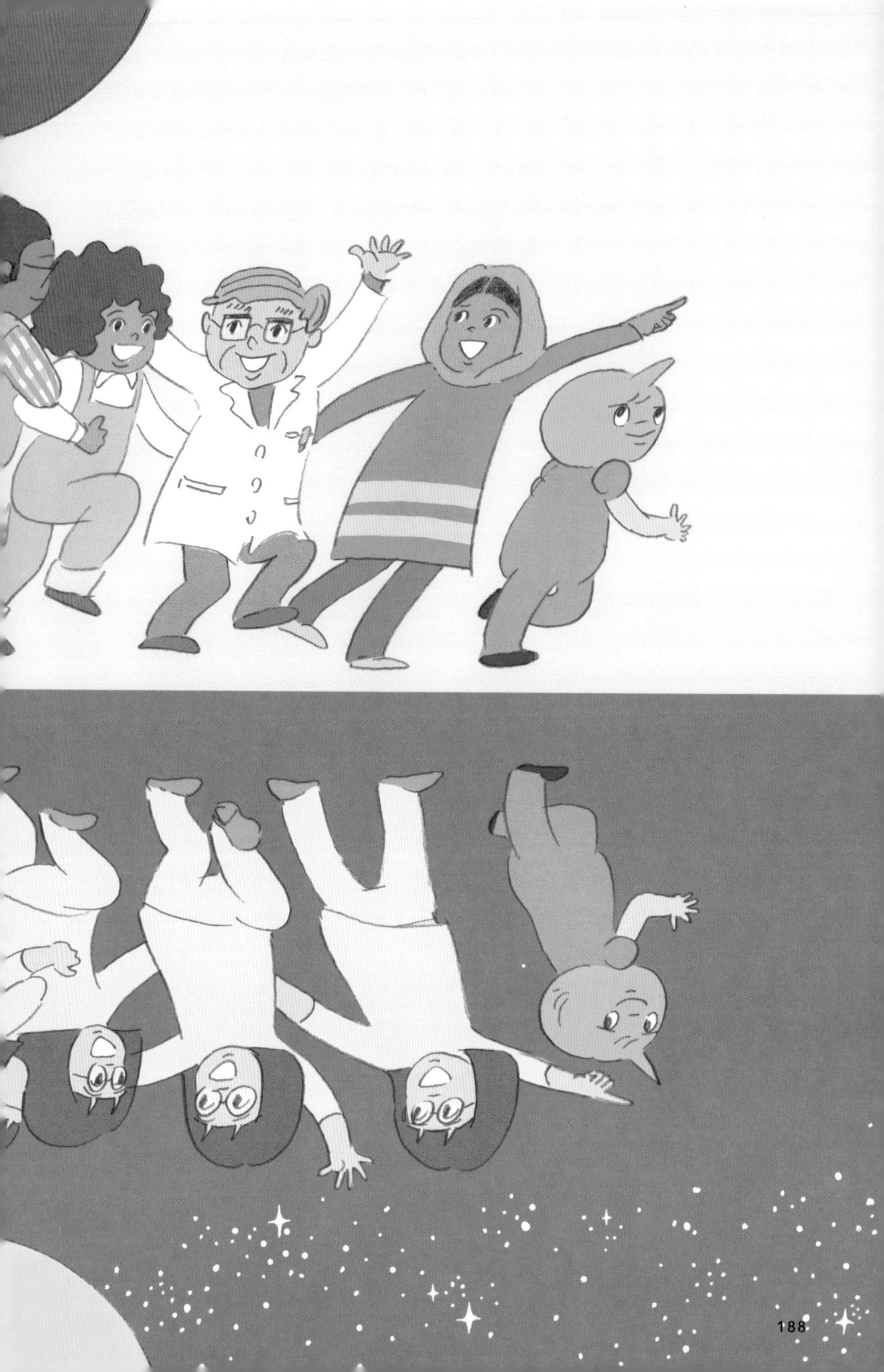

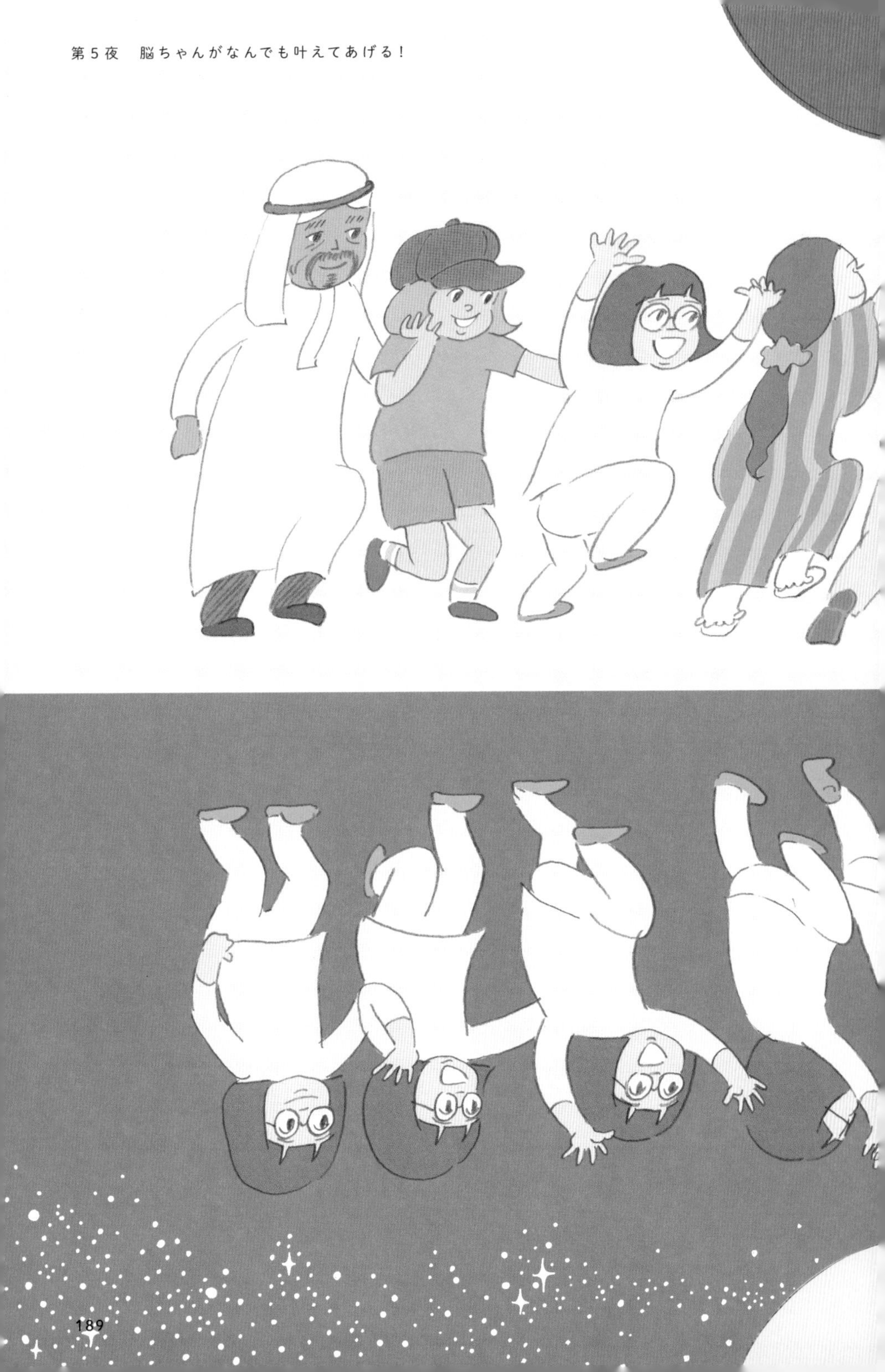

水沢タマ子、32歳。
前までと同じように見えて、
彼女はどうやら
全く違う「未来」から
思い出した「今」を、
歩みはじめたようだ。

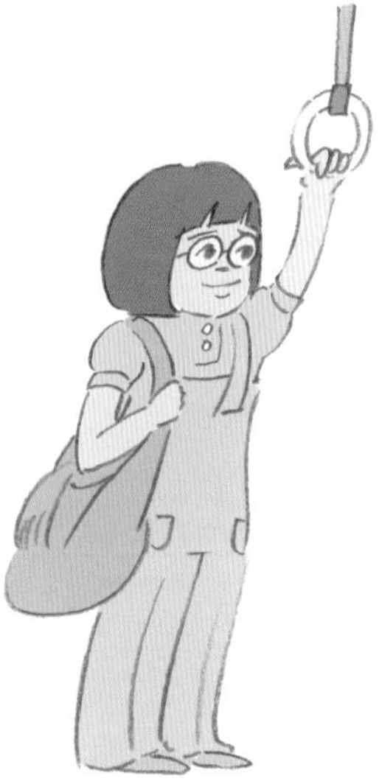

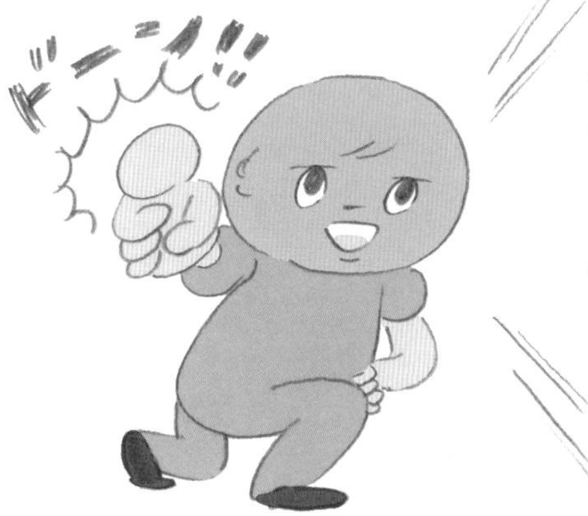

さあ次は
あなたが脳ちゃんと
仲良くなる番や！

デザイン
吉田孝宏、八田さつき
校正
ペーパーハウス
DTP
朝日メディアインターナショナル株式会社
編集
岸田健児（サンマーク出版）
スペシャルサンクス
大坪茜丸、山本ロビン、荒木香澄、
坂和卓、千葉みづき

竹中りんご

イラストレーター。
現・京都芸術大学映像専攻を卒業後、
伊藤ゼミの助手を経て映像関係の仕事に就き、
様々な大手企業の広告に携わる。
2012年より独立し、「デザインあ（NHK）」の
一部コンテンツのプランニングを担当。
その他、ベネッセやKIRINなど、
大手企業の動画広告にも携わったり、
書籍の挿絵や装画を手掛けたり、
脳の力を駆使しながら
様々な夢を叶え続けている。

脳ちゃんとタマ子

2023年7月1日　初版印刷
2023年7月10日　初版発行

著　者　竹中りんご
発行人　黒川精一
発行所　株式会社サンマーク出版
〒169-0074
東京都新宿区北新宿2-21-1
（電話）03-5348-7800
印　刷　株式会社暁印刷
製　本　株式会社若林製本工場

定価はカバー、帯にあります。
落丁、乱丁本はお取り替えいたします。
ISBN978-4-7631-3905-4　C0095
サンマーク出版ホームページ
https://www.sunmark.co.jp